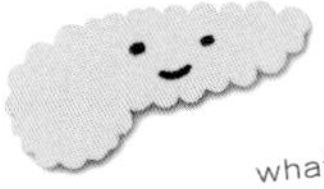

what, why & how for dietitian

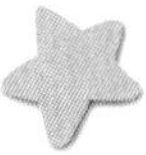

栄養士・管理栄養士のための

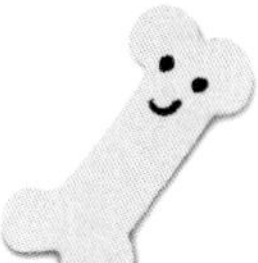
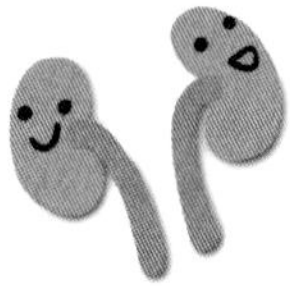

なぜ？どうして？

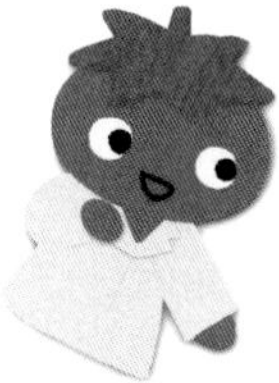

3

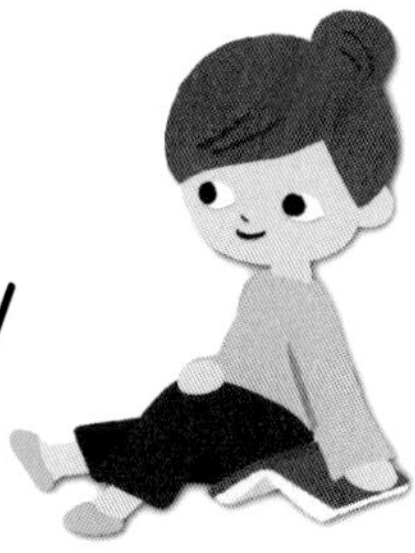

人体の構造と機能/臨床栄養学②

MEDIC MEDIA

栄養士・管理栄養士のための
なぜ？ どうして？

『栄養士・管理栄養士のためのなぜ？どうして？』は，管理栄養士が活躍する現場を舞台にした，ストーリーを読みながら学ぶ参考書です．

3巻「人体の構造と機能／臨床栄養学②」では，治療の一環として栄養管理が重要とされている糖尿病と慢性腎臓病（CKD）という，管理栄養士にとって重要な疾患テーマについて，関連事項も含めると本文の半分以上を割いて解説しております．その他にも甲状腺疾患や骨代謝，感染症という，国家試験でも頻出のテーマを前版に引き続き収録しました．なお，感染症の章では，2020年から世界中を騒がせた「新型コロナウイルス感染症」について追加しております．

本書は，管理栄養士国家試験に出題された内容をもとに構成されていますが，受験勉強のみならず，管理栄養士の仕事の広がりや可能性，そして何よりもおもしろさを感じられる1冊になればと願っております．

本書の制作・編集にあたり，ご協力いただいた管理栄養士，医師，看護師および各分野の先生方に，心より御礼申し上げます．

2021年12月

編者一同

『栄養士・管理栄養士のための **なぜ？どうして？**』とは…

「ちょっとドジだけど元気いっぱいの新米管理栄養士『栄子』」と
「何でも知っているスーパートマト」の会話を読み進むうちに，
管理栄養士国家試験を解ける知識が自然に身についていく楽しい読み物です．
各分野のスペシャリストによるレクチャーをちりばめ，
現場の栄養士や管理栄養士にも役立つ情報を豊富に盛り込んでいます．
肩の力をぬいて，息抜き感覚で読んでみてください．
「勉強が苦手！」という方にもぴったりの本です．

※『栄養士・管理栄養士のためのなぜ？ どうして？』は，過去の管理栄養士国家試験で問われた内容をもとに構成されています．

3巻の内容に含まれている主な過去の管理栄養士国家試験問題

1型糖尿病	20071, 19125, 19076, 17075, 16139, 16034, 15082
2型糖尿病の成り立ちと治療	21068, 21024, 20007, 17085, 16149, 16070
2型糖尿病の悪化防止	21116, 20120, 19125, 18124, 17125, 17124, 17120, 16124, 15132, 15036, 15033
ホルモンのはたらきと甲状腺疾患	21033, 21032, 20131, 20032, 20031, 19134, 19076, 19035, 18137, 18136, 18033, 18032, 17135, 16130, 16130, 16035, 15041
慢性腎臓病（CKD）	21031, 20079, 20025, 19190, 19189, 19131, 19082, 19075, 19033, 18030, 18024, 16081, 16033, 16032, 16024
腎臓の構造と機能／ネフローゼ症候群	21180, 21125, 20129, 19132, 19034, 18134, 18133, 18031, 17133, 17085, 17051, 16128, 16127, 16022, 15160, 15140
透析療法	21126, 21113, 21079, 20130, 20128, 20080, 19133, 19082, 19034, 19025, 18135, 18122, 18117, 18082, 18031, 18030, 17134, 17133, 17041, 17027, 16129, 16033, 16023, 15140, 15139, 15088, 15029
骨代謝とビタミン，ミネラル	20078, 20036, 19038, 18081, 18080, 18036, 18026, 17082, 17074, 17033, 16039, 16034, 15086, 15085, 15040
感染症	21042, 20042, 19044, 18044, 17056, 17044, 17011, 16044, 15050, 15014

※5桁の数字＝出題年 下2桁＋問題番号（例：18021＝2018年21番）
※管理栄養士国家試験で実際に問われた問題を一部本文中にも掲載しています．問題の詳しい解説は『クエスチョン・バンク管理栄養士国家試験問題解説』をご覧ください．
※栄子とトマトの会話の内容だけでなく，コメント，ひとくちメモ，レクチャーなど全体に，上記の過去問の内容がちりばめられています．

https://eiyo.medicmedia.com

メディックメディアのwebサイトからも情報発信！

続巻の刊行案内や最新情報，各書籍の参照頁対応表など，
お役に立つ情報をいち早くお知らせします．

学習のヒント

楽しく読んで『Check it out！』で復習☆

『なぜ？どうして？』を読んで「理解する」ことも大事ですが，管理栄養士国家試験の問題を解くためには，せっかく身につけた知識を「忘れないように頭に定着させておく」ことが必要になります．

どうしたら記憶が知識として定着していくのでしょうか？

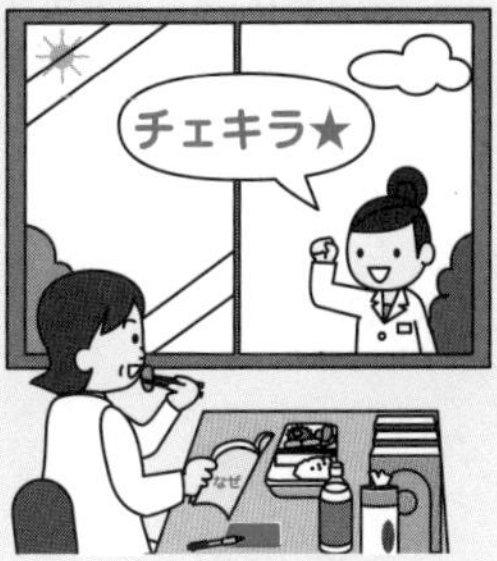

答えは簡単．大事なことを中心に繰り返して覚えればいいのです．

『なぜ？どうして？』の各章の章末には，「Check it out！」（チェキラ）という特別なページがあります．重要事項は赤字になっているので，赤いシートを使って，覚えるまでくり返し確認しましょう．

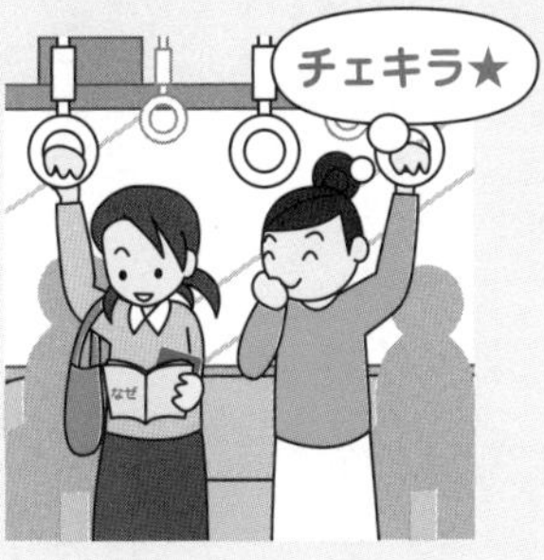

『なぜ？どうして？』で学んだ内容は，『クエスチョン・バンク管理栄養士国家試験問題解説（QB）』で実際に問題を解くことで，実力をアップさせることができます．『QB』でつまずいたら，関連する内容について『なぜ？どうして？』をチェックしてみましょう．この流れをくり返せば，習得した知識があなたのものになるはずです．

執筆・取材協力者一覧
（50音順・敬称略）

石田　均	市立長浜病院 ヘルスケア研究センター センター長
芋田知絵	伊藤病院 看護部 病棟主任
竹中　優	神戸女子大学 家政学部 管理栄養士養成課程 教授
西村一弘	駒沢女子大学 人間健康学部 健康栄養学科 教授
細井孝之	医療法人財団健康院 健康院クリニック 理事長・院長
山口敏行	東日本成人矯正医療センター 感染制御部門長
吉村　弘	伊藤病院 内科部長

イラスト
佐々木　敦志

カバー・表紙デザイン
安食　正之
［(有) 北路社］

カバーイラスト
川原　桂子

本書の使い方

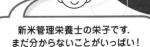

新米管理栄養士の栄子です.
まだ分からないことがいっぱい!
いつもトマトに助けてもらってます.

なんでも知ってるスーパートマトです!
分からないことがあったら
気軽に聞いてね!

comment

あわせて知っておきたい補足的な情報は「コメント」としています.

国試ひとくちメモ

国家試験で問われた関連情報を「国試ひとくちメモ」として掲載しています.

21011-3
肝硬変

管理栄養士国家試験で問われた内容は波線で表示!
波線の範囲は,過去の管理栄養士国家試験で関連する内容が問われた箇所です.肩に載っている数字は関連する管理栄養士国家試験の問題と選択肢の番号です.特に大事なところは赤字で表示しています.

(p21参照)

本の内部参照ページを掲載しています.

Check it out!

Check it out!(チェキラ) で知識の確認を!
各章の終わりに,その章で特に覚えておきたいポイントをまとめた「Check it out!」のコーナーを設けました.付録の赤シートで重要な単語が消えるようになっていますので,知識の確認にご利用ください.

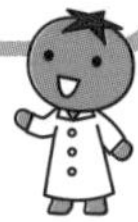

栄養士・管理栄養士のための

なぜ? どうして?③

CONTENTS

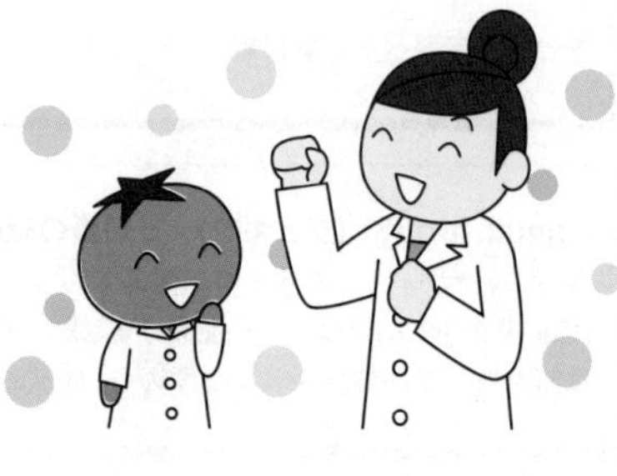

1 1型糖尿病

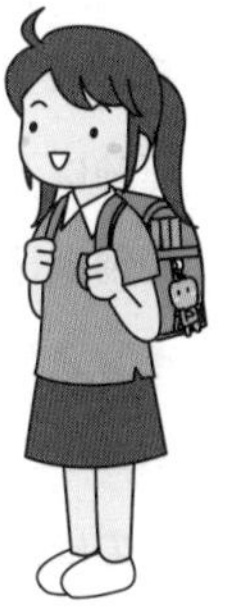

2 2型糖尿病の成り立ちと治療

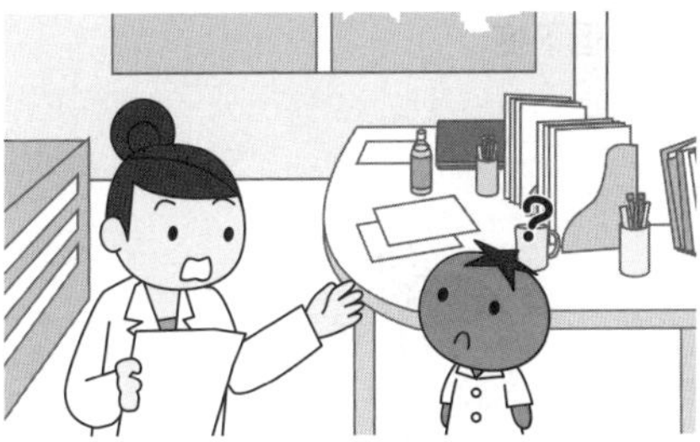

CONTENTS

3 2型糖尿病の悪化防止

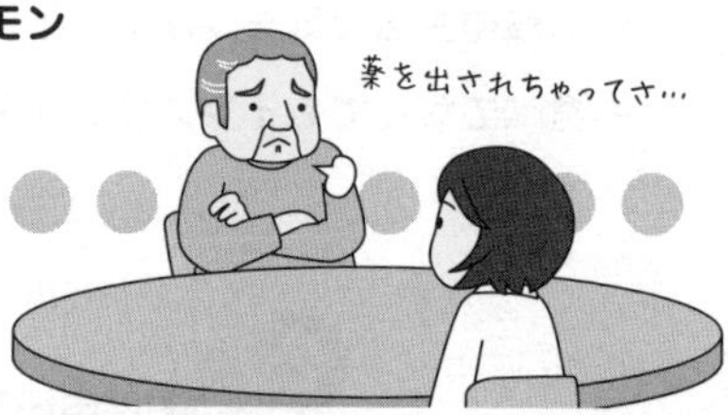

4 ホルモンのはたらきと甲状腺疾患

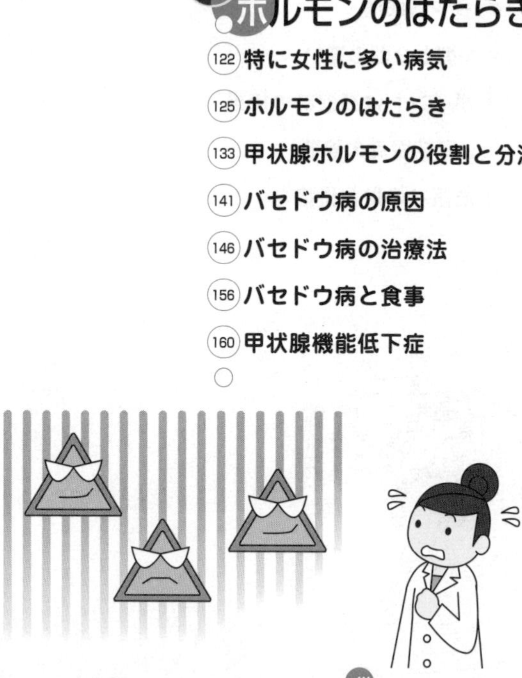

5 腎臓の構造と機能／ネフローゼ症候群

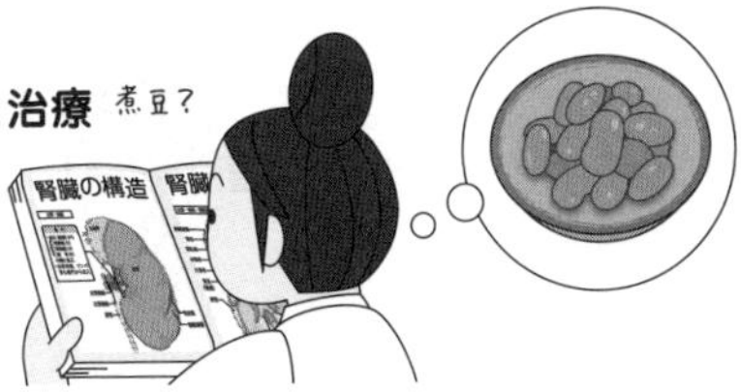

6 慢性腎臓病（CKD）

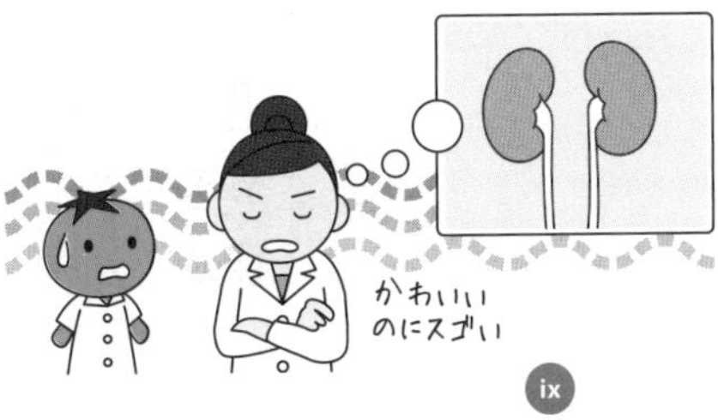

7 透析療法

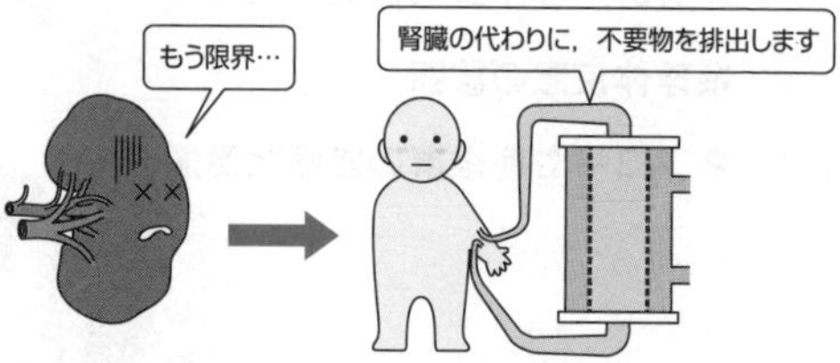
もう限界…
腎臓の代わりに，不要物を排出します

8 骨代謝とビタミン，ミネラル

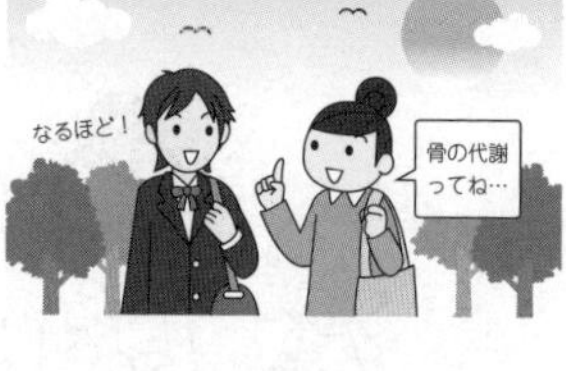
なるほど！
骨の代謝ってね…

9 感染症

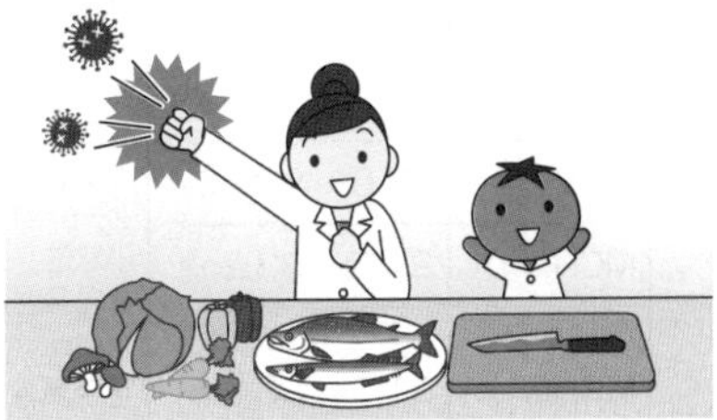

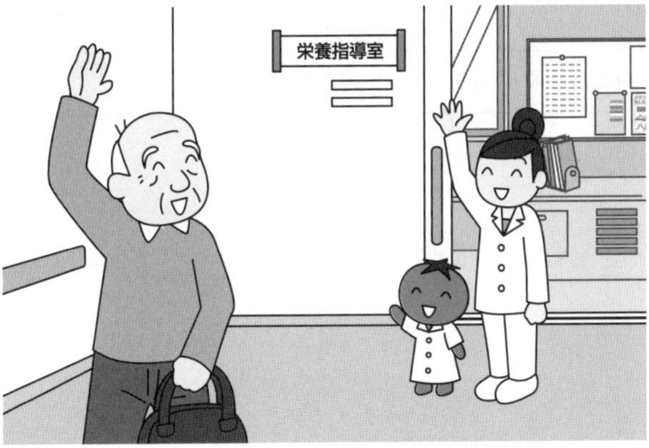

主な臨床検査値

	臨床検査項目	基準値*（参考値）	ポイント
血液検査	白血球（WBC）	3.3～8.6 $10^3/\mu L$	↑細菌・ウイルス感染症，血液疾患，悪性腫瘍など ↓血液疾患，化学療法，放射線療法など
	赤血球（RBC）	男性 4.35～5.55 $10^6/\mu L$	↑胃癌，脱水など ↓貧血，出血，悪性腫瘍，妊娠など
		女性 3.86～4.92 $10^6/\mu L$	
	ヘモグロビン（Hb）	男性 13～17g/dL	＜貧血の成因と分類＞ **赤血球の産生・成熟障害**：鉄欠乏性貧血，巨赤芽球性貧血，再生不良性貧血，腎性貧血 **赤血球の破壊亢進**：溶血性貧血
		女性 11～16g/dL	
	ヘマトクリット（Ht）	男性 40.7～50.1%	
		女性 35.1～44.4%	
	MCV	83.6～98.2fL	＜赤血球指数による貧血の分類＞ （MCV　MCH　MCHC） 小球性低色素性貧血　↓　↓　↓　鉄欠乏性貧血 正球性正色素性貧血　→　→　→　溶血性貧血，再生不良性貧血 大球性高色素性貧血　↑　↑　→　巨赤芽球性貧血
	MCH	27.5～33.2pg	
	MCHC	31.7～35.3%	
	血小板（PLT）	158～348 $10^3/\mu L$	**出血傾向の指標**： 血小板産生の低下（再生不良性貧血，急性白血病，悪性貧血），血小板消費の亢進で激減（肝硬変，播種性血管内凝固症候群）
	鉄（Fe）	40～188 μg/dL	↑鉄貯蔵の増加，造血障害，肝障害 ↓鉄欠乏，鉄需要の増加

	臨床検査項目	基準値*（参考値）	ポイント
たんぱく質系の検査	血清総たんぱく（TP）	6.5～8.0g/dL	↑脱水，慢性炎症 ↓低栄養，熱傷，肝疾患による合成障害など
	アルブミン（Alb）	4.5～5.5g/dL	↓栄養不良，漏出，代謝亢進，肝疾患による合成障害など
	プレアルブミン（トランスサイレチン）	22～34mg/dL	アルブミンよりも半減期が短く，最近2～4日のたんぱく質栄養状態の把握に用いる．
	C反応性たんぱく（CRP）	0.00～0.14mg/dL	炎症マーカー．炎症とくに感染症の重症度の鋭敏な指標．
糖質系の検査	空腹時血糖	73～109mg/dL：空腹時 100～109mg/dL：正常高値	食事の影響を受けて変動しやすい． 糖尿病の診断基準（p62参照）に含まれる．
	随時血糖	70～139mg/dL	
	ヘモグロビンA1c（HbA1c）	4.9～6.0%：NGSP値	Hbとグルコースが結合したもの． 1～2ヶ月間の平均的な血糖値がわかる． 糖尿病の診断基準（p62参照）に含まれる．
	グリコアルブミン（GA）	11～16%	血清アルブミンが血中の糖と結合した糖化たんぱく．過去2週間程度の血糖コントロール状態を表す．
	1,5-AG（アンヒドログルシトール）	14～40μg/mL	グルコースに類似した構造を持つ． 高血糖では尿中排泄料が増加するため，値が低下する．
脂質系の検査	総コレステロール（TC）	≦220mg/dL	それぞれの指標は，脂質異常症の診断などに用いられる． LDLコレステロールは直接測定することも可能． LDL-C＝TC － HDL－TG/5
	トリグリセリド（TG）	男性 40～248 mg/dL 女性 30～117 mg/dL	
	HDLコレステロール	男性 38～90 mg/dL 女性 48～103 mg/dL	
	LDLコレステロール	65～163mg/dL	

	臨床検査項目	基準値*（参考値）	ポイント
肝・胆道系の検査	AST（GOT） アスパラギン酸アミノトランスフェラーゼ	13～30U/L	↑主に心筋・骨格筋障害，他に肝障害，溶血性疾患など
	ALT（GPT） アラニンアミノトランスフェラーゼ	男性 10～42U/L 女性 7～23U/L	肝機能障害の指標だが，ASTと異なり肝臓により特異的．肝硬変では肝細胞の減少のためあまり上昇しない． AST＜ALT：非アルコール性脂肪性肝炎，胆石症 AST＞ALT：アルコール性肝障害，肝硬変
	γ-GT	男性 13～64U/L 女性 9～32U/L	↑肝・胆道系疾患，アルコール性肝障害
	総ビリルビン（T-Bil）	0.4～1.5mg/dL	ビリルビンはヘモグロビンの代謝産物であり，直接ビリルビンと間接ビリルビンがある．
	アルカリフォスファターゼ（ALP）	106～322U/L	↑肝・胆道系疾患，骨疾患
	コリンエステラーゼ（ChE）	男性 240～486U/L 女性 201～421U/L	肝臓で合成される．肝細胞の合成機能を調べるのに有用． ↓肝硬変，劇症肝炎，慢性肝炎，肝がんなど ↑脂肪肝，ネフローゼ症候群，甲状腺機能亢進症など

	臨床検査項目	基準値*（参考値）	ポイント
腎臓系の検査	尿酸（UA）	男性 3～7mg/dL	尿酸の産生は，①プリン体生合成亢進，②細胞崩壊亢進による核酸分解増加，③プリン体を含む食品の過剰摂取などで増加する．産生増加，腎排泄障害になると血清尿酸値が増加して過飽和状態となり，7mg/dL以上になると痛風発作を起こしやすくなる．
		女性 2～7mg/dL	
	尿量	1,000～1,500mL/日	**多尿**：2,500～3,000mL， 乏尿：400mL以下， 無尿：100mL以下（0でなくとも無尿）
	尿pH	4.5～7.5	
	尿比重	1.006～1.030	
	尿素窒素（BUN）	9～21mg/dL	たんぱく質の終末代謝産物．腎機能障害で増加する．
	クレアチニン（Cr）	男性 0.7～1.2 mg/dL	腎糸球体で濾過され，尿細管で全く再吸収されないので糸球体機能をよく表す． 筋肉内でクレアチン＋クレアチンリン酸から産生される．
		女性 0.46～0.79 mg/dL	
	クレアチニンクリアランス（Ccr）	91～130mL/分	糸球体の濾過能力を示す指標（糸球体濾過量）である．
電解質	K	3.6～5.0mEg/L	
	Ca	8.4～10.0mg/dL	
	IP	2.7～4.6mg/dL	

＊基準値（参考値）は，測定した施設や方法，参照する資料によって異なる．上記の基準値は複数の資料と，過去の国家試験の問題文を参考に作成した．本書ではこのリストの値を参考値として用いている．

MEMO

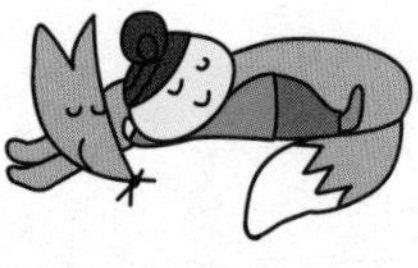

Chapter

1

1型糖尿病

糖尿病は，慢性的な高血糖となる疾患であり，大きく分けて1型と2型の2種類があります．まずは，糖代謝の基礎を理解したうえで，1型糖尿病の原因と治療について学びましょう．

糖尿病ってどんな病気？

 最近Eちゃんって子が入院してきたの.

Profile

Eちゃん

9歳　女の子

身長 145cm，体重 36kg.
小学3年生の女の子．痩せ型.
サッカー部に入っている.
2日ほどだるさが続いた後，ぐったりとした状態となり，救急車で運ばれてきた.

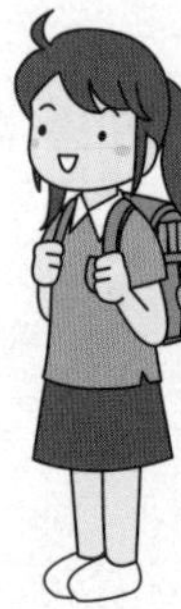

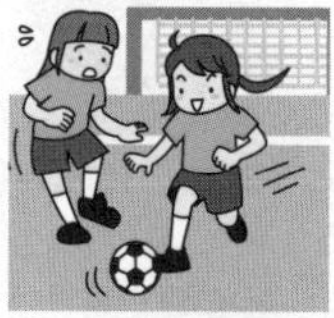

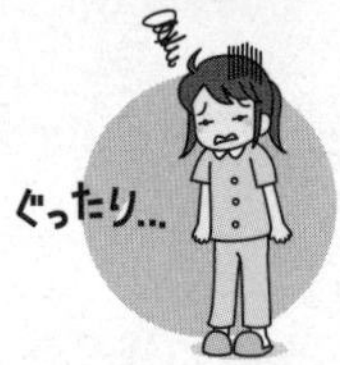

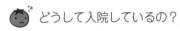

どうして入院しているの？

Eちゃん，しばらくだるさが続いた後，
ぐったりした状態で搬送されてきたみたいなの．
1型糖尿病と診断されたんだけど，
糖尿病って緊急搬送されるような病気だったんだね．

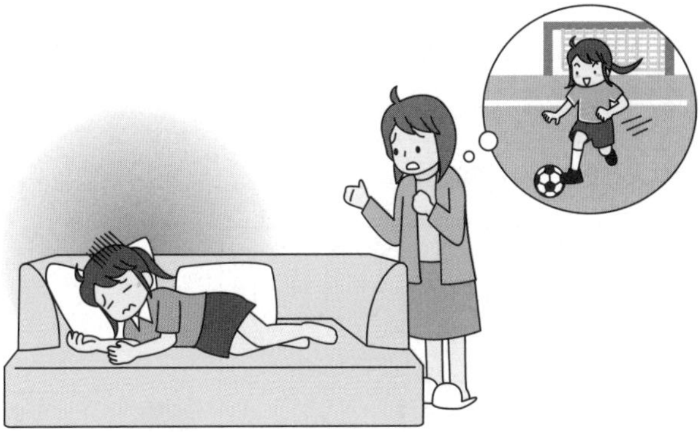

そうだったの…．そうよ，糖尿病は怖い病気なの．
きちんと血糖値をコントロールできていないと，
気がつかないうちに昏睡（こんすい）状態に陥ることもあるわ．

「血糖値のコントロール」って
いまひとつピンとこないんだけど……．

詳しく説明するわね．Eちゃんの場合，食事は摂れるし，腸管での栄養素の吸収も問題ないと考えてよさそうね．問題は，吸収後の糖（グルコース）の使われ方なのよ．

グルコースなどの栄養素は，体に吸収されたら血中に運ばれて，その後，筋肉や脂肪組織などの細胞に取り込まれたり，肝臓で代謝されたりするのよね（1巻2章参照）．

そうなんだけど，Eちゃんは血中のグルコース（血糖）を細胞にうまく取り込めない状態なの．

▼ **健康な人とEちゃんとの違い**

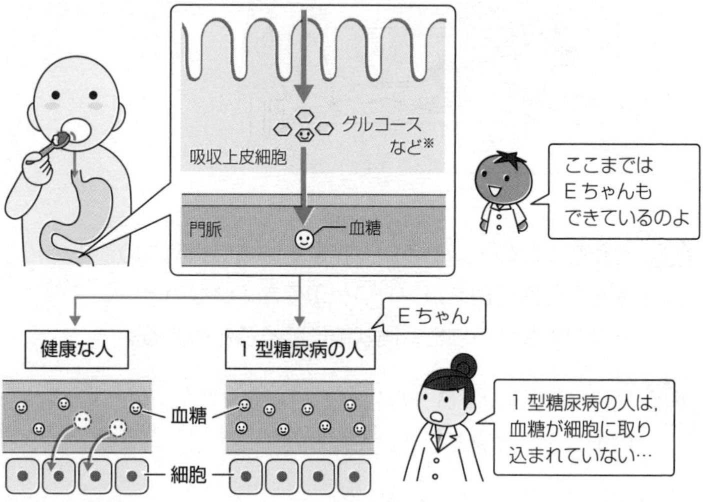

※ただし，脂質の多くはリンパ管を経由して血中に流入する．

どうして糖尿病の人はそんなことになるの？

それは，血中から細胞へのグルコースの取り込みに不可欠な，**インスリン**というホルモンの分泌が不足しているからよ．

インスリンって，膵臓から分泌されるんだっけ？

ええ．1型糖尿病の人は，自己免疫などの原因によって膵臓が傷ついて，インスリンの分泌が不十分になってしまっているの．

▼ インスリンの特徴　17053-3, 19076-4, 20071-2

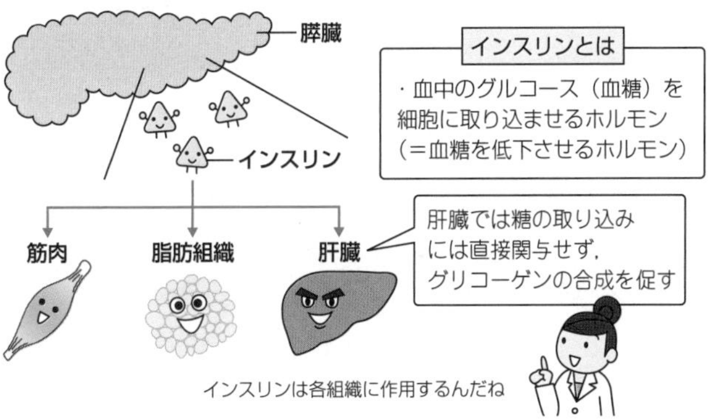

comment

肝臓での血糖の取り込みは，GLUT2という糖輸送体によって行われており，この取り込みにインスリンは直接関与していません．ただし，インスリンは肝臓で取り込んだ糖の放出を抑制し，結果的にグルコースからのグリコーゲンの合成を促進します．

インスリンって，こんなにいろいろな組織に作用するんだ．

そうなの．だから，1型糖尿病の人は
グルコースがうまく取り込めなくて大変なのよ．
健康な人と，1型糖尿病の人との
細胞の血糖取り込みについてみてみましょう．

▼ 健康な人と1型糖尿病の人との血糖取り込みの比較

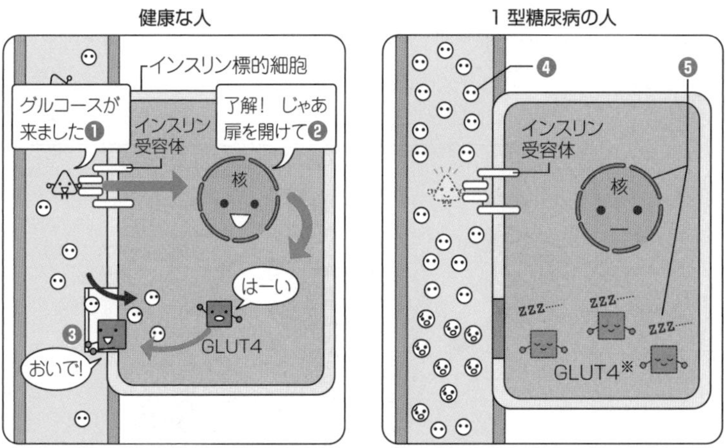

❶インスリンが受容体に結合
❷ ❶を受けて核がGLUT4に指令を送る
❸細胞膜上に移動したGLUT4により，グルコースが細胞内に取り込まれる

インスリン（ ）が受容体に結合すると，GLUT4がはたらくようになるんだ

❶～❸健康な人では起こる一連の流れが，1型糖尿病の場合は起こらない．
❹インスリンが分泌されないため，細胞にグルコース（血糖）が取り込まれない．
❺細胞の核はGLUT4に指令を出さない．
※GLUT4は司令によって細胞膜上に移動しないと働くことができない

これは大変だ……．グルコースが取り込めないと，エネルギーも不足しちゃうよね．なぜインスリンの分泌にこんなに差があるの？

それは，1型糖尿病が膵臓の**β細胞**が破壊されて起こる病気だからよ．膵臓の構造を確認しておきましょうか．

▼ 膵臓の構造

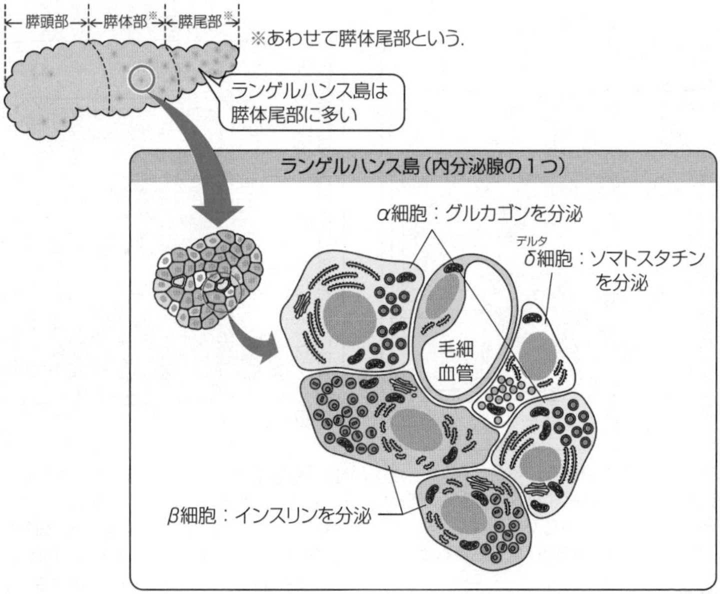

インスリンを分泌するのは膵臓のβ細胞なんだね.
1型糖尿病では，どうして破壊されてしまうんだろう.

自己免疫が原因のものと，
原因不明のものがあるの．自己免疫が原因の場合，
もともと特定のヒト白血球型抗原（HLA）をもっていることが
多いの．そのうえで，ウイルスなどの感染が
発症の引き金になると考えられているわ.

HLA：human leukocyte antigen（ヒト白血球型抗原）

▼ 1型糖尿病の成因と病態

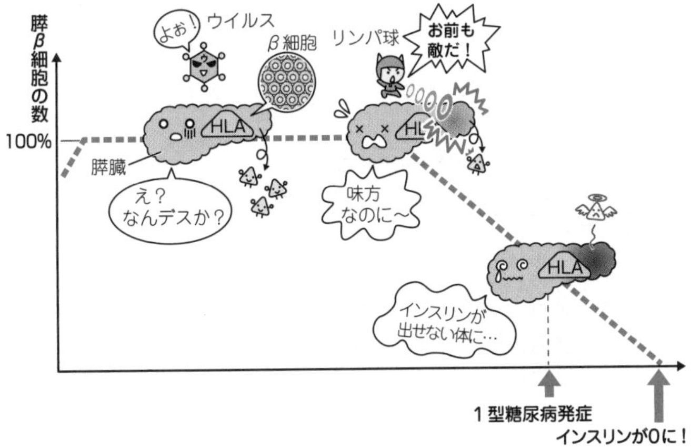

免疫，何してくれちゃってるの……．じゃあ，
体内で膵臓のβ細胞が攻撃されて，破壊されちゃうんだ．

そう．だから1型糖尿病の多くは，
免疫システムの異常による**自己免疫疾患**といえるの．
インスリンは体内では膵臓でしか分泌できないから，
分泌が減少すると，インスリンの
注射が欠かせなくなるのよ．

インスリンのように細胞に
血糖を取り込んでくれるホルモンはほかにないの？

残念だけど，ないと考えられているわ．
インスリン拮抗ホルモンといって，インスリンとは逆に，
血糖値が下がった時（空腹時）に分泌されて，
血糖を増やそうとするホルモンはあるんだけどね．

▼ **主なインスリン拮抗ホルモン**

ホルモン名	分泌器官
グルカゴン	●膵ランゲルハンス島α細胞
カテコールアミン（ドパミン，ノルアドレナリン，アドレナリン）	●交感神経 ●副腎髄質
コルチゾール	●副腎皮質
成長ホルモン	●下垂体前葉

comment

血糖を上げるホルモンがいくつかあるにもかかわらず，下げるホルモンがインスリン1つだけなのは，人類が歴史的にいつも飢えと隣り合わせの時代を生きてきたことに関係があります．今でこそ「飽食の時代」と呼ばれるようになりましたが，これまでは厳しい食糧事情に耐えて生き抜くため，血糖を上げるシステムを何重にもする必要がありました．一方，血糖を下げることの重要度は高くなかったのだと考えられます．

うーん，そうなんだ……．
膵臓の機能が復活することはあるの？

一度破壊された膵臓の機能は回復しないと
考えられているわ．だから，1型糖尿病の患者さんは
インスリンの注射が一生を通して毎日必要なのよ．
これを，インスリン依存状態というわ．

ということは，Eちゃん，まだ9歳なのに，
この先ずっと注射が必要なんだ…….

そう．でも，こればかりは慣れてもらうほかないわ．
Eちゃんにこの病気と向き合ってもらえるよう，
私たちもバックアップしていきましょう．

comment

インスリンポンプは，インスリンを充填した小さな器具（ポンプ）のことです．この器具を装着すると，自動的にインスリンを注入することができ，食後には追加注入も可能です．注射が不要となるため，患者さんのQOL向上が期待できます．患者さんご本人の環境と，この治療に習熟した医師などのサポートがあれば導入が可能です．

comment

インスリン製剤は，注射以外の方法として吸入するタイプや，インスリンの作用をもつ飲み薬が研究されていますが，まだ実用化には至っていません．ほかにも，人工膵臓と呼ばれる，血糖値に応じてインスリンを調節しながら注入する装置が研究されています．

豆知識

糖尿病の分類

糖尿病は，その成因によって次のように分類されます.

▼ 糖尿病と糖代謝異常[注1)] の成因分類[注2)]

Ⅰ．1型	膵β細胞の破壊，通常は絶対的インスリン欠乏に至る A．自己免疫性 B．特発性
Ⅱ．2型	インスリン分泌低下を主体とするものと，インスリン抵抗性が主体で，それにインスリンの相対的不足を伴うものなどがある.
Ⅲ．その他の特定の機序，疾患によるもの	A．遺伝因子として遺伝子異常が同定されたもの ① 膵β細胞機能にかかわる遺伝子異常 ② インスリン作用の伝達機構にかかわる遺伝子異常 B．他の疾患，条件に伴うもの ① 膵外分泌疾患 ② 内分泌疾患 ③ 肝疾患 ④ 薬剤や化学物質によるもの ⑤ 感染症 ⑥ 免疫機序によるまれな病態 ⑦ その他の遺伝的症候群で糖尿病を伴うことの多いもの
Ⅳ．妊娠糖尿病	

注1）一部には，糖尿病特有の合併症をきたすかどうか確認されていないものも含まれる.
注2）現時点ではいずれにも分類できないものは，分類不能とする.
日本糖尿病学会：糖尿病の分類と診断基準に関する委員会報告（国際標準化対応版），糖尿病55(7)，p490，2012

また，１型糖尿病は発症の様式によって次の３つに分類されます.

▼ 1型糖尿病の分類

①急性発症１型糖尿病
②劇症１型糖尿病
③緩徐進行型１型糖尿病

急性発症１型糖尿病は，一般的に高血糖症状が出現して3カ月以内にケトーシスやケトアシドーシス (p109参照) に陥り，直ちにインスリン療法を必要とします．

劇症１型糖尿病は，高血糖症状が出現して約１週間以内にケトーシスやケトアシドーシスに陥るなど，急激に重篤化するため特に注意が必要です．発症したときにはすでにインスリン分泌がほとんどできなくなっているため，直ちにインスリン治療が必要です．

緩徐進行１型糖尿病は，診断されたときにはケトーシスやケトアシドーシスには至っておらず，直ちにはインスリン療法を必要としません．

なお，成因分類では，急性発症１型糖尿病と緩徐進行型１型糖尿病は，ランゲルハンス島に関連する何らかの自己抗体が陽性であることが多く，自己免疫性に分類されます．劇症１型糖尿病の多くは自己免疫の関与が不明で，通常は特発性（原因が特定できない）に分類されます．

２型糖尿病については２，３章で，妊娠糖尿病については５巻５章で解説しています．

豆知識

インスリンの構造

インスリンは，膵臓のβ細胞から分泌されるプロインスリンという1本のペプチド鎖が，酵素によって切断されることで産生されます．切断により，プロインスリンに含まれていたA鎖とB鎖がインスリンとなり，C鎖はCペプチドとなります．

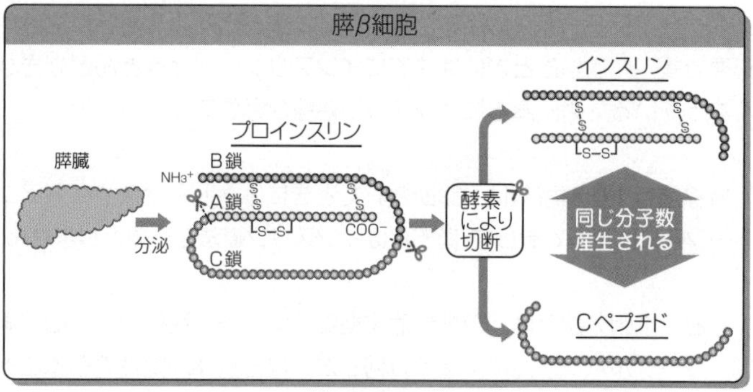

糖尿病の病状や治療について考える際には，患者さんのインスリン分泌能を知ることが非常に重要ですが，その測定には尿中インスリンではなく，尿中Cペプチドを用います．これは，Cペプチドがインスリンと同じ分子数産生され，かつ，インスリンとは異なり体内での代謝を受けずに排泄されるためです．つまり，尿中Cペプチド値が低下しているときは，β細胞からのインスリン分泌能も低下していることが間接的に分かるのです．

インスリン療法って？

今，病室をのぞいてきたら，Eちゃん，
インスリンを注射するのが怖いって泣いていたの…….

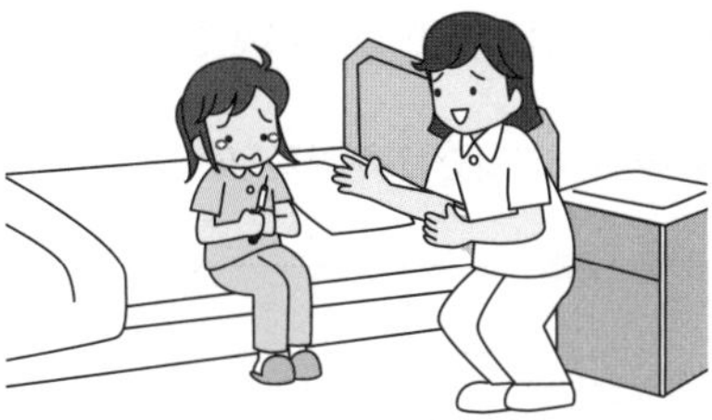

インスリン注射は，患者さんご自身が行う注射なの.
針がとても細くて，皮下組織に注射するだけなので，
実は思ったよりも痛みは少ないのよ.

▼ **インスリン注射を打つ場所の例**

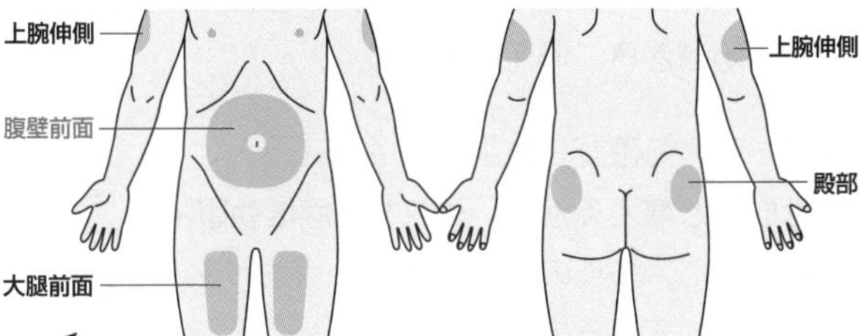
上腕伸側
腹壁前面
大腿前面
上腕伸側
殿部

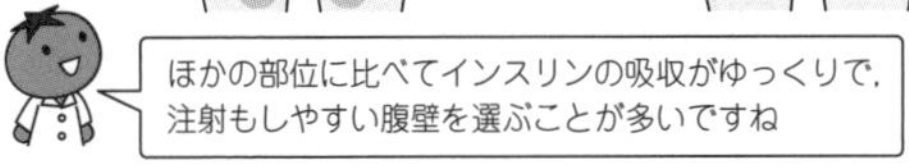
ほかの部位に比べてインスリンの吸収がゆっくりで，
注射もしやすい腹壁を選ぶことが多いですね

comment

小児で注射の回数が多い場合は，しばしば，大腿と上腕の併用が選択されます.

うん．Eちゃんも，看護師さんに打ち方を
教えてもらったら，すぐに打てるようになっていたわ．
Eちゃんは1日4回もインスリン注射を打つ必要が
あるそうなんだけど，どうしてなんだろう．

健康な人のインスリン分泌の様子を
確認すれば，理由が分かるんじゃないかしら．

▼ 健康な人のインスリン分泌のリズム

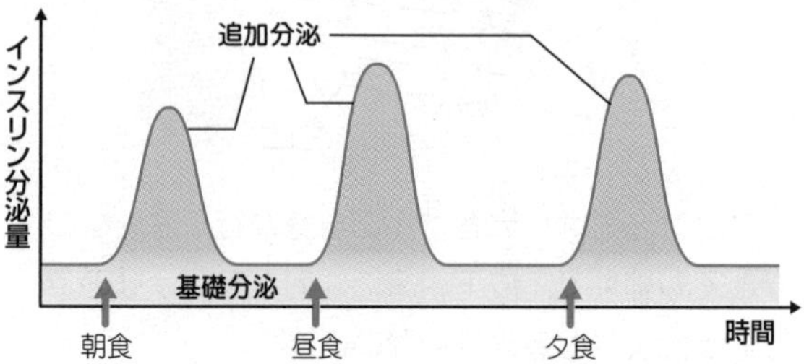

ふーん．インスリンは常に少しずつ分泌されていて，
食後には分泌がさらに増えるんだね．

そうなの．この前確認したように（p7参照），
食後には血糖が増えるから，それを細胞に効率よく
取り込むために，多くのインスリンを
分泌して対応しているの．

Eちゃんの場合，このインスリン分泌のリズムがまったくないわけだから…….

インスリン製剤を注射によって補う必要があるわよね．ただ，ひとくちに「インスリン製剤」といっても，いくつかのタイプに分かれているから，状況に応じて最適なものを選択する必要があるの．

▼ インスリン製剤のタイプ

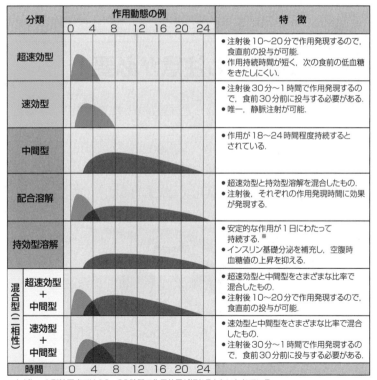

分類		作用動態の例（0 4 8 12 16 20 24）	特徴
超速効型			●注射後10～20分で作用発現するので，食直前の投与が可能． ●作用持続時間が短く，次の食前の低血糖をきたしにくい．
速効型			●注射後30分～1時間で作用発現するので，食前30分前に投与する必要がある． ●唯一，静脈注射が可能．
中間型			●作用が18～24時間程度持続するとされている．
配合溶解			●超速効型と持効型溶解を混合したもの． ●注射後，それぞれの作用発現時間に効果が発現する．
持効型溶解			●安定的な作用が1日にわたって持続する．※ ●インスリン基礎分泌を補充し，空腹時血糖値の上昇を抑える．
混合型（二相性）	超速効型＋中間型		●超速効型と中間型をさまざまな比率で混合したもの． ●注射後10～20分で作用発現するので，食直前の投与が可能．
	速効型＋中間型		●速効型と中間型をさまざまな比率で混合したもの． ●注射後30分～1時間で作用発現するので，食前30分前に投与する必要がある．
時間		0 4 8 12 16 20 24	

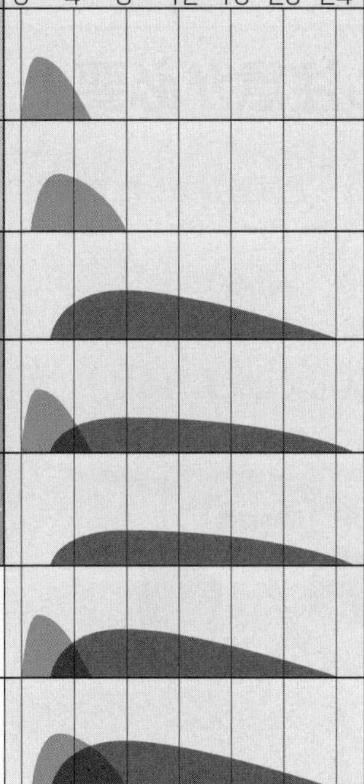

※ただし，1型糖尿病では16～20時間で作用効果が切れるともいわれている．

看護師さんに聞いたら，Eちゃんの場合，
食前には超速効型（計3回），就寝前に持効型（1回）
のインスリンを注射して，
あわせて4回の注射をしていただくそうよ．
様子をみながら，組み合わせも検討するんですって．

Eちゃんの血糖値の具合を確認しながら，しばらく様子をみていきましょう．

低血糖にも注意が必要！

Eちゃん，昨日の夜ちょっと問題があったそうなの．
夕食の前にインスリンを打って，
普通に夕食も食べたのに，その後
血糖値が下がりすぎてしまったみたいで……．
冷汗をかいて，息切れもしていたんだって．

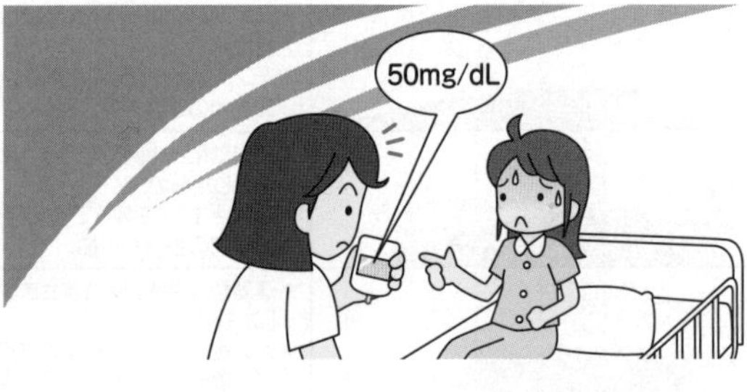

看護師さんが急いでグルコースを摂取させて，
なんとか治まったそうなの．
今後，インスリンの量を見直す可能性もあるそうよ．

そうだったの．Eちゃんは成長期でもあるし，
血糖値の安定に注意が必要ね．

うん．私，1型糖尿病は高血糖が問題だとばかり
思っていたんだけど，低血糖にもなるんだね．

そうね．1型糖尿病の方は，**血糖値を安定させる**のが
治療のポイント，というより，ほとんどこれに尽きるの．
健康な人であれば，血糖の増減に体が反応してくれるのだけど…

▼ 健康な人の血糖値の調節イメージ

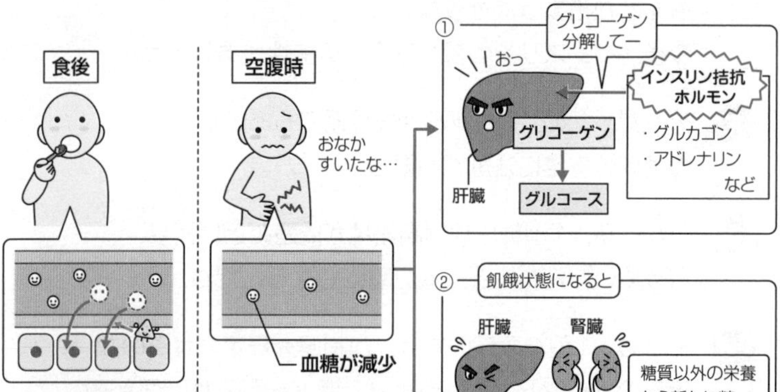

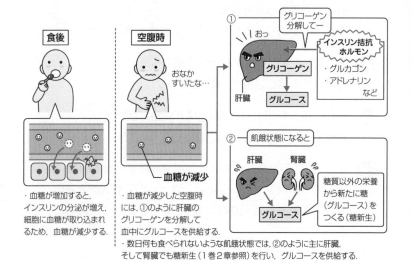

・血糖が増加すると，インスリンの分泌が増え，細胞に血糖が取り込まれるため，血糖が減少する．

・血糖が減少した空腹時には，①のように肝臓のグリコーゲンを分解して血中にグルコースを供給する．
・数日何も食べられないような飢餓状態では，②のように主に肝臓，そして腎臓でも糖新生（1巻2章参照）を行い，グルコースを供給する．

▼ 1型糖尿病の人の血糖値の調節イメージ

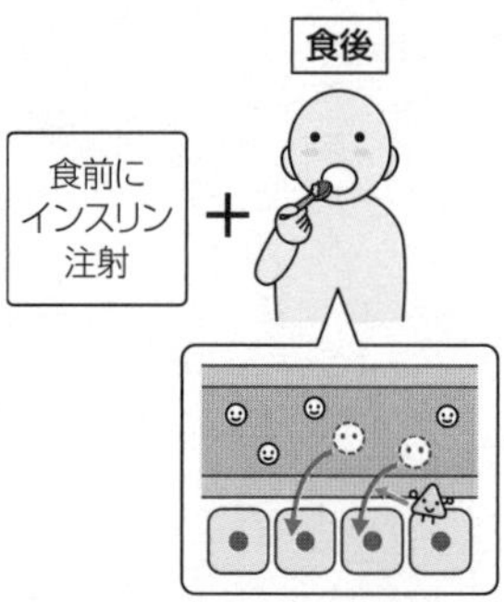

・注射により血中にインスリンを
　増加させてあるので，細胞中に血糖を
　取り込める．
・インスリンの作用が強すぎれば低血糖に，
　弱すぎれば高血糖になるリスクがある．

なるほどね．健康な人と比べると，1型糖尿病の人は
インスリンを注射して糖を細胞に取り込んでもらう
必要があるし，かといってインスリンが多すぎると
低血糖になるし……という状態なんだね．

そうなの．だから，今回のように，
低血糖の症状が現れたときには
インスリンが効きすぎていると考えられるから，
早急な**グルコース**の摂取が重要になるの．

もし，うまくグルコースが摂れなかったら？

場合によっては生命に関わるわ．血糖値は，
空腹時は70～90（mg/dL），食後は120～150（mg/dL）
程度なんだけど．60（mg/dL）以下になると，
低血糖の症状が現れてくるの．

▼ **血糖値の範囲と低血糖**

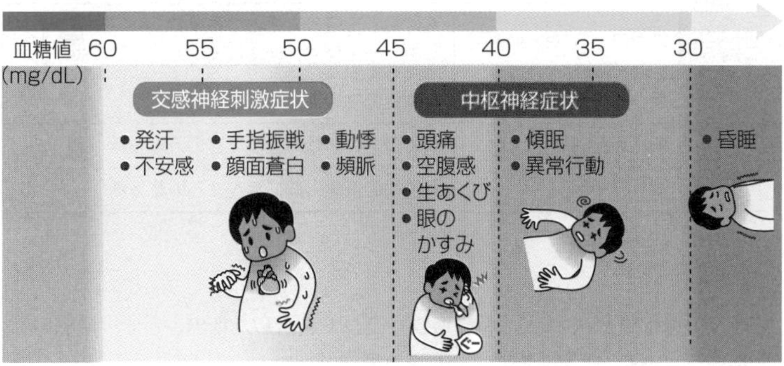

今回のEちゃんの値は50（mg/dL）だったそうよ．
看護師さんが適切に処置してくれて良かった……．
そういえば，今回はグルコースを摂取したそうだけど，
アイスクリームとか，甘いものでも良いのかしら？

それだと，脂質も多くて糖の吸収が遅れてしまうから，
なるべく**糖質の占める比率が高い食べ物**をすすめるべきね．

じゃあ，おにぎりはどう？　糖質が多そうだし．

悪くはないけれど，血糖が低下している最中は，
速効性のある単糖（グルコース）が最適ね．
次の食事までに少し時間がある場合は，
おにぎりなどの多糖類をおすすめしましょう．

▼ 単糖類，二糖類，多糖類の分類

分類	主な種類	特徴
単糖類	グルコース（ブドウ糖）	●はちみつなどに含まれる．
	フルクトース（果糖）	●果実，はちみつなどに含まれる．
二糖類	スクロース（ショ糖）	●砂糖の主成分．さとうきびやテンサイなどに含まれる．
	ラクトース（乳糖）	●哺乳動物の乳汁中に含まれる．
多糖類	でんぷん	●穀類，いも類，豆類などの貯蔵多糖．
	グリコーゲン	●動物の肝臓・筋に存在する貯蔵多糖．

comment

オリゴ糖は単糖が3～10個程度グリコシド結合した糖のことで，単糖の種類によって，三糖，四糖などに分かれます．

▼ 単糖類・二糖類・多糖類

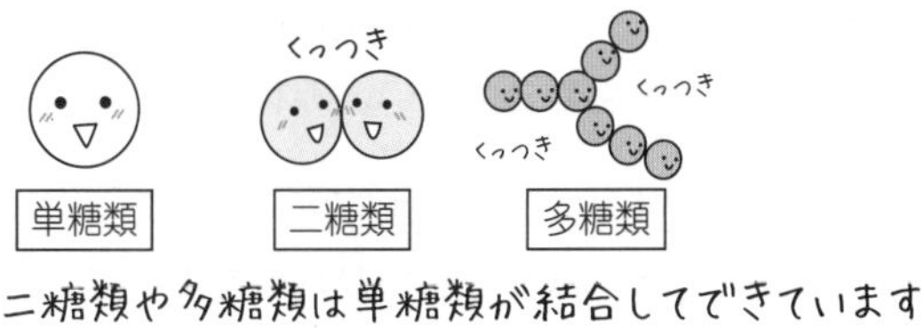

糖類の中でも，特に単糖類のグルコースがおすすめなのはどうして？

それは，でんぷんのような多糖類に比べて，**単糖類は吸収のスピードが速い**からよ．

▼ 糖質の吸収速度の違い

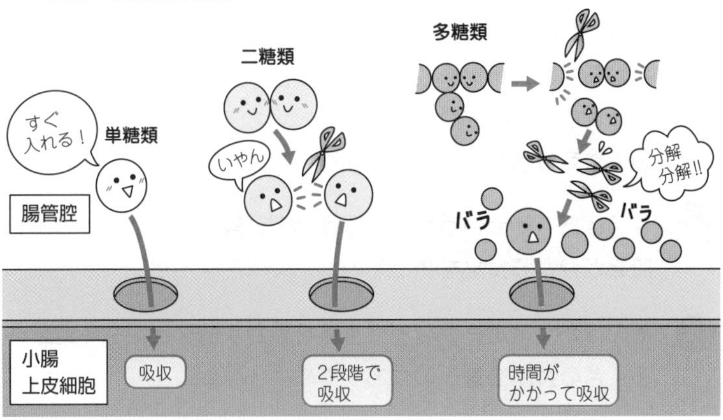

そっか．Eちゃんの場合は低血糖で，
速く糖を吸収しなくちゃいけない状況だったから，
吸収の速い単糖類を含むものがいいのね．

そういうこと．ちなみに，Eちゃんは
低血糖になったとき，ほかにも何か食べるように
教えられたんじゃないかしら？

よく分かるわね．そう．
低血糖が治まったのを確認した後に，
ビスケットを食べるように指導されたそうよ．

グルコースは吸収速度が速いから，急いで血糖を
増やしたいときには有効なんだけど，それだけだと
深夜や早朝にまた血糖値が下がるかもしれないの．
だから，ビスケットやおにぎりなど，
ゆっくりと吸収される**多糖類**を
多く含む食品を摂るようにするのがおすすめね．

なるほど．そういうケースでは糖の分解に
時間がかかる食品を摂っていただくべきなんだ．

そのほか，スポーツなどで身体を動かす前などにも多糖類を
多く含む食品を選ぶのがおすすめよ（p30参照）．

comment

チョコレートやアイスクリームは糖質を多く含んでいますが，脂質なども含んでおり，糖質の吸収が遅くなるため，血糖降下時に摂ることはおすすめできません．また，ほかに身近な食品では100%オレンジジュースも糖質を多く含みますが，その中心はフルクトースです．フルクトースはグルコースと同じ単糖類ですが，構造にはかなり違いがあり，急いで低血糖を改善させるには不適です．緊急時には，グルコースの摂取が望ましいといえます．

了解！　Eちゃん，血糖のコントロールを
うまくできるようになってほしいなぁ．
今回は，低血糖が起きてしまったから，
夜寝る前に打つ持効型溶解インスリン製剤の量を
減らすみたいだわ．

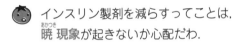

インスリン製剤を減らすってことは，
暁（あかつき）現象が起きないか心配だわ．

暁現象ってなに？

ここは，**ソモジー効果**とあわせて学ぶと理解しやすいわね．
先生に教えていただきましょう

lecture

暁現象とソモジー効果

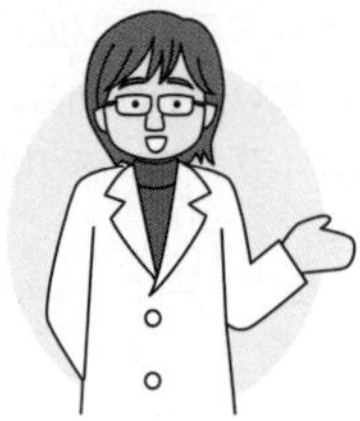

糖尿病専門医

暁現象とソモジー効果はどちらも朝食前の血糖値が上昇する現象ですが，その機序が異なります．

暁現象には，成長ホルモンなどインスリン拮抗ホルモンの作用が関与しています．人間では明け方（空腹時）に，その後の活動のためインスリン拮抗ホルモンがはたらいて血糖値が上昇する日内変動があります．通常は，それに伴いインスリン分泌が増えますが，１型糖尿病患者などで就寝前のインスリン製剤が足りないと，明け方に上昇する血糖値に対応できず，高血糖状態になってしまうのです．

ソモジー効果は，インスリンの効果が強すぎて起こります．夜間にインスリンが過剰になることで低血糖状態に陥り，その反動で分泌が高まったインスリン拮抗ホルモンによって，早朝に高血糖状態になります．

いずれも早朝高血糖を示すため，夜間の様子や血糖値をチェックして判断する必要があります．なお，暁現象がみられる場合は，投与するインスリンが明け方まで持続するよう，インスリンの種類や量を見直します．ソモジー効果の場合は夜間高血糖を起こさないように，就寝前のインスリンの減量や補食を検討します．それぞれ原因が異なるため，対処方法も異なります．

うーん．それにしても，
低血糖になったり高血糖になったり，やっぱり
糖尿病って血糖をコントロールするのが難しい病気なのね．

そうね．だから，血糖値の変動には気を使う必要があるわ．
今は，**自分で血糖値を測定できる機器**もあるから，
Eちゃんにも伝えてあげてね．

了解！　早速行ってくるわ．

comment

患者さんは病院に行かなくても，簡易血糖測定装置を用いて自身の血糖値を確認することができます．
2型糖尿病の患者さんが薬物療法を行う際や，生活習慣をチェックする目的でも利用されます．

▼ **血糖自己測定**

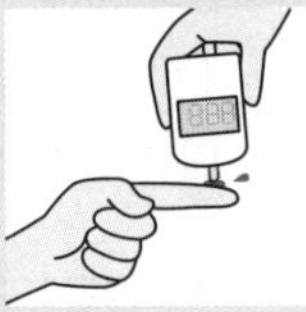

普段の生活で気をつけること

Eちゃん，状態が落ち着いてきたから，
来週から学校に通えることになったの！

あら，良かったじゃない．

それで，これからご両親が栄養相談に来るそうよ．
食事の量やバランスはどう考えるべきかしら？

まず，成長期には，男の子も女の子も
エネルギーの必要量がとても多くなるの．
1型糖尿病に罹患している成長期の患者さんには，
健康な人と同様のエネルギーを摂取していただくべきね．

▼ **推定エネルギー必要量（6歳～17歳．単位はkcal）**

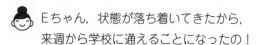

性別	男性			女性		
身体活動レベル	低い	ふつう	高い	低い	ふつう	高い
0～5（月）	－	550	－	－	500	－
6～8（月）	－	650	－	－	600	－
9～11（月）	－	700	－	－	650	－
1～2（歳）	－	950	－	－	900	－
3～5（歳）	－	1,300	－	－	1,250	－
6～7（歳）	1,350	1,550	1,750	1,250	1,450	1,650
8～9（歳）	1,600	1,850	2,100	1,500	1,700	1,900
10～11（歳）	1,950	2,250	2,500	1,850	2,100	2,350
12～14（歳）	2,300	2,600	2,900	2,150	2,400	2,700
15～17（歳）	2,500	2,800	3,150	2,050	2,300	2,550

「日本人の食事摂取基準」2020年版をもとに作成

comment

1型ではなく，2型糖尿病に罹患している場合は，状況に応じて上記数値の90～95%程度のエネルギー摂取を指示する場合もあります．

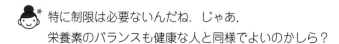

特に制限は必要ないんだね．じゃあ，
栄養素のバランスも健康な人と同様でよいのかしら？

それで大丈夫よ．それぞれの栄養素は，エネルギー必要量をもとに，次のバランスで考えればよいわ．

▼ **栄養素のバランスの目安**

炭水化物	50～65%エネルギー
たんぱく質	目標量 13～20%エネルギー
脂　質	20～30%エネルギー

（「日本人の食事摂取基準」2020年版をもとに作成）

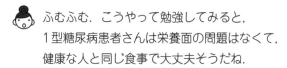

ふむふむ．こうやって勉強してみると，
1型糖尿病患者さんは栄養面の問題はなくて，
健康な人と同じ食事で大丈夫そうだね．

確かに，食事について特段気にするべきことはないわ．
ただし，やっぱり**血糖値が上下**しやすいことは
いつも意識しておくべきね．たとえばEちゃんは小学生
だから，体育の時間などはちょっと気をつけたいわ．

うーん．確かに，体育の授業で体を動かすときは，
血糖が普段よりも必要なはずだよね．
どうすればいいんだろう．

たとえば，ビスケットなどのお菓子を
少し食べてもらうように指導することが多いの．

なるほど！　低血糖のところで，
少し時間をかけて血糖を増やす食品として
ビスケットが出てきたわよね（p24参照）．
普段の生活でも低血糖にならないように
こうやってケアするんだ．

ええ．どうしても間食が増えるから，
毎日のエネルギー摂取量が増えすぎないように
一応気をつけておきたいけれど，成長期の
患者さんであれば，それほど心配しなくていいわ．

了解！　Eちゃん，サッカーが好きで，
病気になったから続けられるか心配していたんだけど，
血糖を上手にコントロールできれば大丈夫？

もちろんよ．野球やスキー，サイクリングなど，
プロの世界で活躍する1型糖尿病の選手もいるのよ．
Eちゃんも，血糖コントロールを意識しながら
プレーすれば，問題ないわ．

よかった．後は，周りのお友達や先生の
理解も欠かせないわよね．

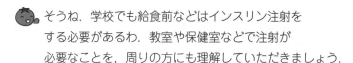

そうね．学校でも給食前などはインスリン注射をする必要があるわ．教室や保健室などで注射が必要なことを，周りの方にも理解していただきましょう．

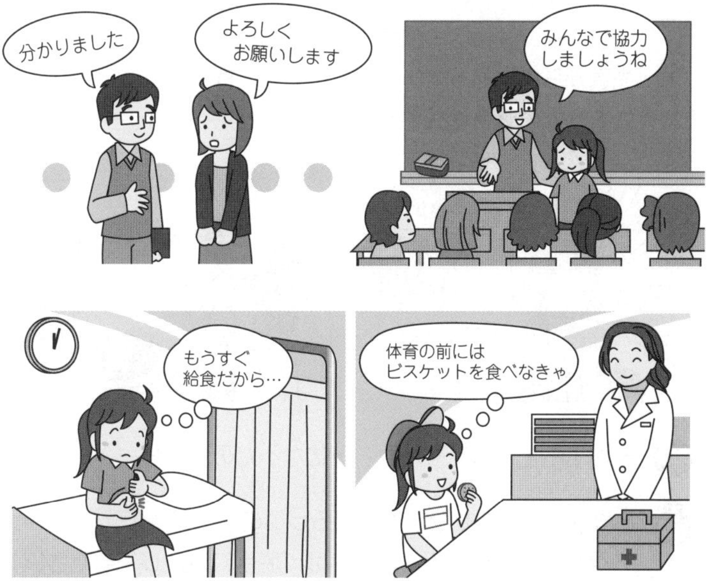
分かりました
よろしく お願いします
みんなで協力 しましょうね
もうすぐ 給食だから…
体育の前には ビスケットを食べなきゃ

comment

病気への理解がある学校も徐々に増えていますが，糖質の摂取やインスリン注射ができるかはデリケートな問題なので，患者さんや家族，場合によっては教員と相談しながら決めていきます．

確かに，周りの方に理解していただくのが大事なんだ．ご両親にもしっかりお伝えするわね．

食べてなくてもインスリンは必要

ねぇトマト！　Eちゃん，
インスリン注射にも慣れてきたから，
先週から家に帰っていたの．それが，昨日，
昏睡状態で緊急搬送されてきてしまって……．

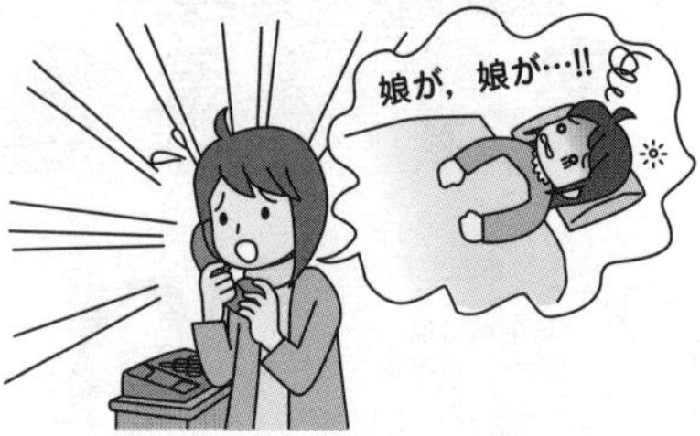

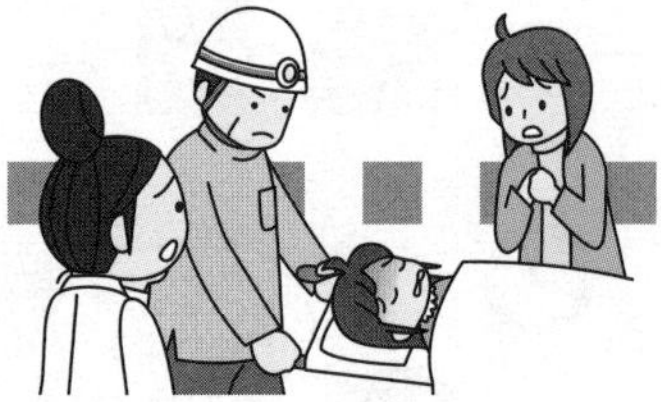

まあ！　どうしてそんなことになったのかしら．

Eちゃん，**かぜ**をひいていたらしいの．
ドクターに「体調不良のときは，脱水に注意してください」
と言われていたから，お母さんがスポーツドリンクを
飲ませていたらしいわ．

確かに，スポーツドリンクには
糖分が多く含まれているから注意が必要だけど
インスリン注射を打っていれば，
そんなに心配はないはずよ？

だけど，Eちゃん，食事をとっていなかったから，
インスリンを打つと低血糖になると思って，
注射を打たなかったらしいの…….

ただでさえ糖尿病患者さんは，かぜをひいたときには
高血糖状態になりやすいの. さらにスポーツドリンクを飲めば，
ますます血糖値が上がってしまうわ.

comment

かぜをひいたときや感染症に感染したときなどは，身体的なストレスがかかり，それによってインスリン拮抗ホルモンが大量に分泌されるため，糖尿病患者さんは高血糖状態に陥りやすくなります．このような状態をシックデイといいます.

それなのにインスリン注射を打たなかったら，
血糖値が下がらないね.
でも，Eちゃんの高血糖と昏睡って，
どうつながるの？

ちょっと複雑だから順を追って説明するわね.
まず，高血糖による昏睡を引き起こす要因には
①**糖尿病（性）ケトアシドーシス**
〔**DKA**；Diabetic ketoacidosis〕
②**高浸透圧高血糖状態**（p71参照）
の2つがあるの．1型糖尿病で多いのは①のDKAよ.
ここは，医師にレクチャーしてもらいましょう.

糖尿病（性）ケトアシドーシス（DKA）

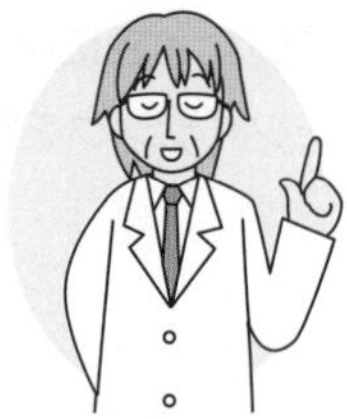

小児科医

糖尿病ケトアシドーシスとは，血糖値の上昇により，ケトアシドーシスと脱水が同時に引き起こされた状態です．糖尿病の急性合併症の1つであり，1型糖尿病患者さんに多くみられます．

その発症までの流れをみていきましょう．1型糖尿病患者さんは，インスリン注射を中断したり，感染症に罹患したりすると，細胞にグルコースを取り込めなくなり，高血糖をきたします（右図①）．これがケトアシドーシス，脱水の原因となるのです．

ケトアシドーシスとは，ケトン体の増加が原因で起こる，血中pH酸性状態のことです．

右図①のように，細胞に糖を取り込めない場合，脂質をエネルギーとして利用しようと脂肪組織の分解が起こる結果，ケトン体を生じます．ケトン体は酸性であるため，過剰に産生されると血液が酸性に傾き，ケトアシドーシスを引き起こします（右図②）．

また，脂肪組織や筋では，グルコースが細胞に行き渡っていないため，糖新生によりグルコースを補おうとします．さらに，肝臓に貯蔵されたグリコーゲンの分解も起こるため，血糖値はますます上がり，血漿浸透圧が上昇します．水分は，浸透圧の高い方に引きつけられるため，細胞中から血中に水分が移動します．これがエスカレートし，細胞に本来必要な水分まで血中に移動してしまうと，脱水状態に陥ります（右図③）．

治療が遅れ，重症化すると昏睡状態に至ることもあるため，早急に脱水の補正や血糖値を低下させる必要があります（p36参照）．

▼ 糖尿病（性）ケトアシドーシス(DKA)の発症の流れ

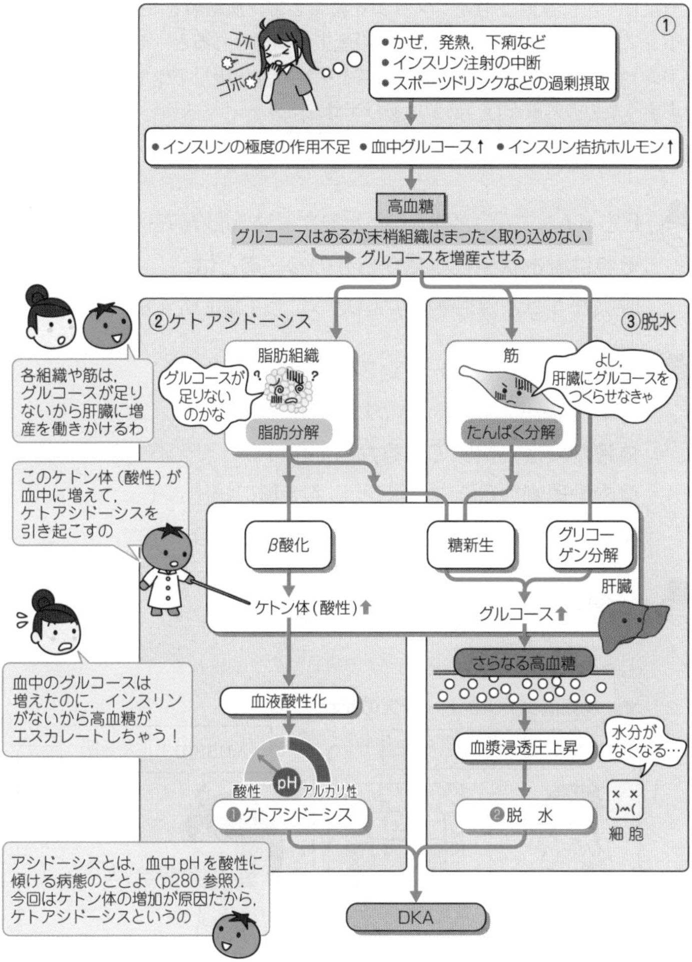

Chapter 1 1型糖尿病

comment

糖尿病ケトアシドーシスの治療では，まず生理食塩水を投与して脱水を補正し，次に速効型のインスリンを投与して，血糖値を安定させます．インスリンの投与によりケトン体の産生が抑制されると，それに伴ってアシドーシスが改善するため，よほど重症でない限りアシドーシスを補正するための処置を行う必要はありません．

Eちゃん，**のどが渇いて，水をたくさん飲んでいた**らしいの．
それは脱水状態だったからなのね．あとは，
呼吸がずっと深呼吸みたいだったって聞いたわ．

それは，ケトアシドーシスの症状よ．
Kussmaul（クスマウル）大呼吸というわ．
体液が酸性に傾いているから，
体内の過剰なCO_2を呼気として大量に排出して
酸の濃度を調節しようとしている状態なの．

なるほどね．

▼ 糖尿病ケトアシドーシスの症状

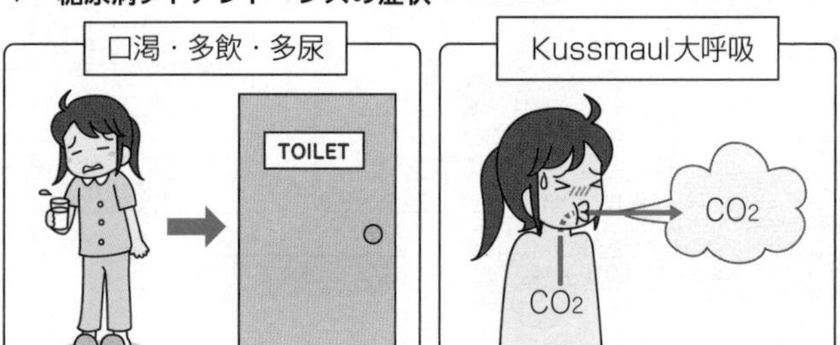

comment

Kussmaul大呼吸は，深く大きな呼吸を繰り返すことによって二酸化炭素を排出し，少しでもアシドーシス（p280参照）を補正しようとする反応です．糖尿病ケトアシドーシスや慢性腎不全などでみられます．

糖尿病ケトアシドーシスは，
きちんと対処しなければ，死に至る危険な状況よ．
今回は無事で良かったけれど，
具合が悪くなってしまったときは，
早めに医師に相談してもらうようにしましょう．

はい！

Check it out!

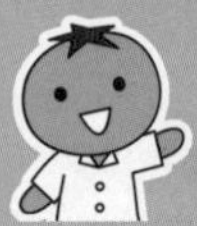

覚えられましたか？

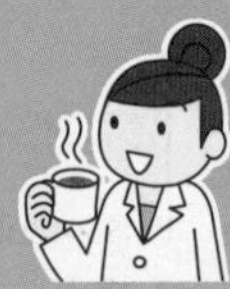

この章の重要事項を赤シートで隠してチェック！

- □ 1型糖尿病は，膵臓のβ細胞が破壊されることで起こる．原因不明なものと，自己免疫が原因のものがある．後者の場合，特定の白血球型抗原（HLA）を持っていることが多い．(p8-9)
- □ 血中からのグルコースの取り込み（血糖を下げる）には，インスリンが不可欠である．それに対して，血糖を上げるホルモン（インスリン拮抗ホルモン）には，グルカゴン，カテコールアミン，コルチゾール，成長ホルモンがある．(p7,10)
- □ 1型糖尿病ではインスリン療法が必須である．健康な人では，基礎分泌と食後の追加分泌が起こるため，これらのインスリン分泌を補うよう，いくつかのタイプに分かれたインスリン製剤を組み合わせて用いることが多い．(p10,16,17)
- □ インスリンは効きすぎてしまうと低血糖状態となり，発汗，動悸，頭痛などの症状が現れる．最終的には昏睡に陥ってしまうこともあり，生命に関わる．(p18-21)
- □ 糖尿病ケトアシドーシスは，ケトン体増加により血中pHが酸性状態になるケトアシドーシスと，血漿浸透圧の上昇による脱水が原因となり起こる．意識障害や昏睡状態に至ることもある．(p34)

国試にチャレンジ

この章を読むと解けるようになる国試問題が別冊に収録されています．章の内容が理解できているか，チェックしてみましょう！

別冊 p.2 へ

QB・RBを活用しよう

この章と関連した問題集『クエスチョン・バンク』，参考書『レビューブック』のページを下記のQRコードで確認しましょう！

Chapter

2

2型糖尿病の成り立ちと治療

2型糖尿病は，国民のおよそ4人に1人が発症もしくはその素因があるといわれ，管理栄養士が関わる機会も多い疾患です．本章では，その診断基準や食事療法について学んでいきましょう．

今や国民病

ねえ，トマト．
ちょっと聞いて．

あら，どうしたの？

私最近，糖尿病病棟にお勤めの
M管理栄養士の栄養指導を
見学させてもらっているんだけどね…．

Profile

M管理栄養士
31歳　女性

MM病院の糖尿病病棟に勤める管理栄養士．
勤続8年目．
栄養相談が分かりやすく，面白いと評判．医師からの信頼も厚い．

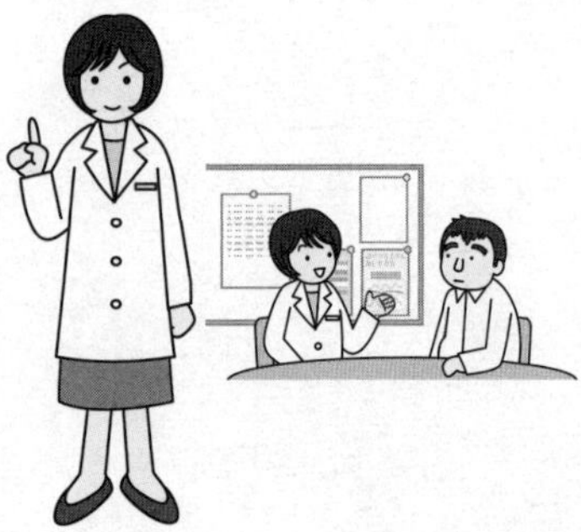

comment

糖尿病病棟は，糖尿病患者さんを専門的に受け入れている病棟です．日本糖尿病学会認定の専門医や研修指導医が常駐しているなど，糖尿病治療のための環境が整っています．

あなたがそんな勉強熱心だったなんて…….
ちょっと感動しちゃうわ.

糖尿病といえば，栄養管理が
重要な病気っていうイメージがあるもの.
それで，今日，栄養指導にいらした，
２型糖尿病の患者さんについてなんだけど…….

どんな患者さんか教えて.

58歳の男性で「F先生」って呼ばれている方よ.
以前から血糖値の高さを指摘されていたんだけど，
面倒だからって，なかなか受診しなかったんですって.

Profile

Fさん

58歳　男性

身長170cm，体重70kg，
BMI 24.2kg/m^2.
以前から高血糖を指摘されていたが放置．最近だるさが続いたため，久しぶりに受診したところ，空腹時血糖が高値だったため再検査を行った．その後，HbA1cも高値を示したため，2型糖尿病と診断された．職業は小説家で，数多くの有名な賞を受賞，今もいくつもの連載を抱えている.

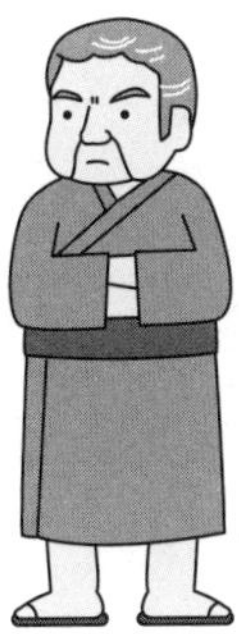

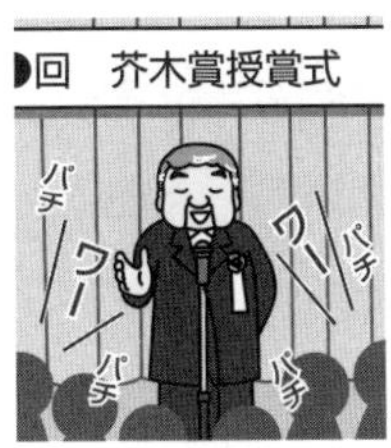

今回は，どうして病院にいらしたの？

最初はかぜだと思って受診されたみたい.
だけど，血液検査をしたら血糖値が高かったらしくて…….
再検査を行った結果，糖尿病と診断されたのよ.

なるほどね．F先生の印象はどうだった？

ちょっと**肥満**気味ね.
1型糖尿病のEちゃんとは，
年齢から体格から，ぜんぜん違うことばかりだわ.

2型糖尿病は肥満が原因となることもあるわ.
それにね，日本では糖尿病患者さんのほとんどが，
F先生のような2型糖尿病なの.
糖尿病の対策や管理は，
今や**国民全体の課題**といっても過言ではないわ.

国試ひとくちメモ

「糖尿病が強く疑われる者」は70歳以上が最多：「糖尿病が強く疑われる者」の人口比に占める割合は男性 19.7%，女性 10.8%となっており，直近10年において大きな増減はありません．年齢階級別にみると高年齢層でその割合が高い傾向があり，70歳以上では男性26.4%と女性19.6%で糖尿病が強く疑われるとされています．（令和元〔2019〕年，厚生労働省：国民健康・栄養調査）（20007）

comment

なお，日本人は膵臓でのインスリン分泌能が欧米人に比べて低く，BMIが低値で太っていなくても，2型糖尿病になりやすいと考えられています．

そうなんだ．しっかり勉強しておきたいわ！

じゃあ，まずは2型糖尿病の特徴からおさえていきましょう．

1型と2型の違い

まず，Eちゃんの1型糖尿病と，
F先生の2型糖尿病とで
糖の取り込みを比較してみましょう．

▼ 1型糖尿病と2型糖尿病の血糖取り込みの比較

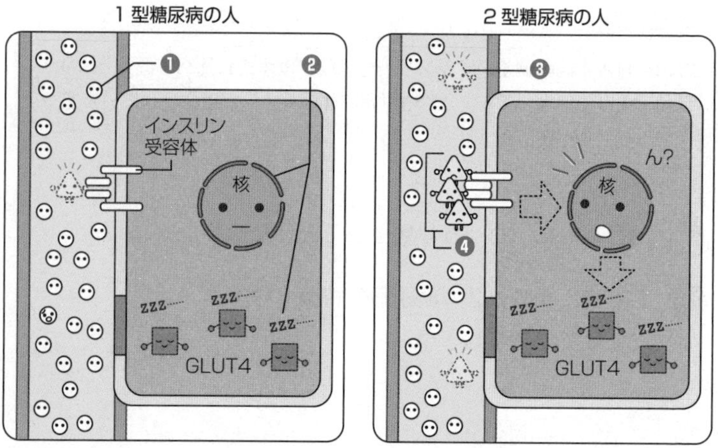

❶インスリンがないため，細胞に
グルコース（血糖）が取り込まれない．
❷細胞の核はGLUT4に指令を出さない．

❸インスリンの分泌は軽度に減少している
（個人差がある）．
❹細胞にインスリンの刺激が伝達されにく
くなっているため，グルコースを取り込
むために多くのインスリンが必要となる．

あれっ，確かにちょっと違うね．
2型糖尿病ではインスリンの分泌は減少しているけど，
ゼロではないんだ．だけど細胞にグルコースを
取り込むのが大変そう……．

そうなの．２型糖尿病の場合，
インスリン分泌は１型糖尿病のケースほど著しく障害されないことが多いの．

そうなんだ．でも，分泌されたインスリンの細胞での作用は出にくくなっているみたい．

そう．これを**インスリン抵抗性**というの．
２型糖尿病では，
分泌されるインスリン量が少なくなっていて，
しかもグルコースを細胞に取り込むのに
インスリンがたくさん必要になる，
というのが問題なのよ．

なるほど．

ちなみに，２型糖尿病では，
インスリン分泌の低下は１型糖尿病よりも
軽度のことが多いから，１型の人のように，
インスリンを毎食ごとに打たなくてもよいことが多いのよ．

▼ １型糖尿病と２型糖尿病におけるインスリン動態

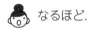

	１型糖尿病	２型糖尿病
インスリン分泌能	著しく低下または分泌なし ⇒インスリン依存状態	多くは軽度低下 ⇒重症化すれば インスリン依存状態
インスリン抵抗性	多くの場合，なし	あり

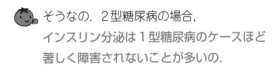

そういう違いがあるんだね．でも，F先生は
どうして2型糖尿病になってしまったんだろう．
糖尿病って，生活習慣病っていうイメージがあるけど．

F先生は売れっ子の小説家だから，忙しさで生活習慣が
乱れていたことも原因の1つかもしれないわね．
だけど，それだけじゃなくて，2型糖尿病には
遺伝的な原因もあることが明らかになっているの．
2型糖尿病を発症する人は，
もともとエネルギーを体に蓄えやすい遺伝子を
もっていることが多いことが分かっているのよ．

そんな遺伝子があるの？

ええ．もう少し基本から説明していきましょう．
そもそも，すべての生物の遺伝情報は，DNAに含まれる
塩基の並び方（塩基配列）によって決定されているの．

▼ **塩基配列**

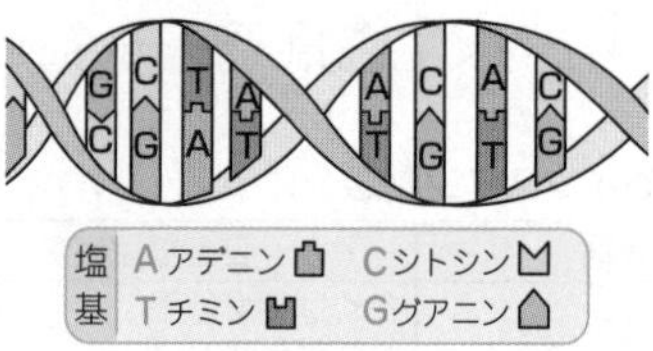

これは勉強したことあるわ．遺伝情報が
伝えられて，たんぱく質がつくられるのよね．

そう．でも，遺伝情報が何らかの原因によって
正しく伝わらないことがあって，これを
遺伝子変異というの．遺伝子変異というのは，
DNAを複製する際に，エラーなどが起こって
もとのDNAの情報が書き換わって
伝わっちゃうものと考えればいいわ．

遺伝子変異も言葉は知っていたけど，
そういうことなんだ．

そして，集団の1％以上の人に
同じ遺伝子変異がみられるとき，
この遺伝子変異を，**「遺伝子多型」**というの．

なるほど．

遺伝子多型にはいくつかのタイプがあるんだけど，
遺伝子の中で1つの塩基だけが異なるものを，
一塩基多型（SNPs（スニップス））というの．この一塩基多型の
1つに倹約遺伝子という遺伝子があって，
これが2型糖尿病の発症に関わると考えられるの．
専門の医師にくわしく教えていただきましょう．

lecture

一塩基多型と倹約遺伝子

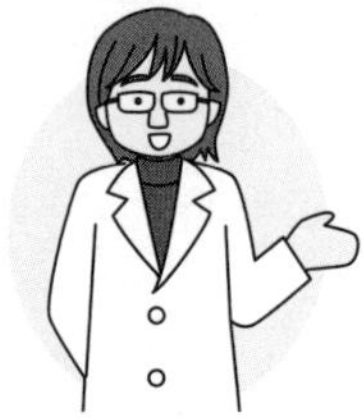

糖尿病専門医

1つの遺伝子は，とても長い塩基配列をもっており，この塩基配列が，生体内のたんぱく質の設計図になっています．この塩基配列の中のたった1つの塩基が異なるだけで，違う遺伝子が発現されることがあります．このとき，配列が異なる特定の塩基の位置に「一塩基多型がある」といいます．

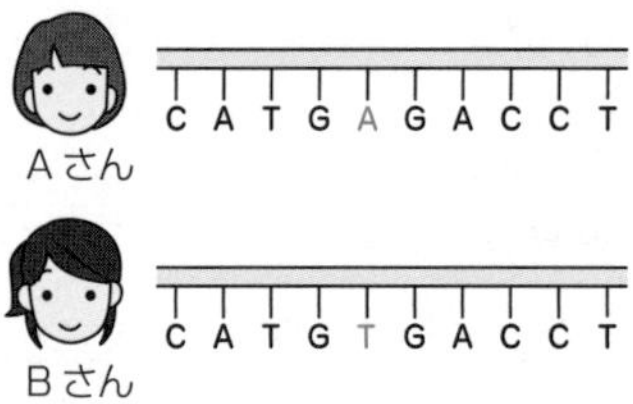

このちょっとした違いにより，本来つくるべきたんぱく質がつくれなくなる可能性があります．すると，場合によっては代謝に影響したり，疾患の原因となったりする可能性もあります．このように，一塩基多型は重要な変異といえるのです．

倹約遺伝子は，この一塩基多型の1つで，エネルギー消費に関わるたんぱく質がもつ遺伝子のうち，エネルギー消費を最小限にするため変異したと考えられる遺伝子[21068-5]を総称したものです．アメリカのニールが提唱しました．

たとえば，本来1単位食べなければ生きられない状況で，倹約遺伝子をもつ人だと0.9単位食べれば生きられるとします．そう考えると，倹約遺伝子をもつ人は生存に有利であるといえます．しかし，飢えよりも食べすぎの問題の方が大きい場合，「倹約遺伝子をもつ人は，もたない人よりも肥満になりやすい」と言えるのです．

このように，倹約遺伝子は肥満や2型糖尿病の発症にも関わっていると考えられています．

国試ひとくちメモ

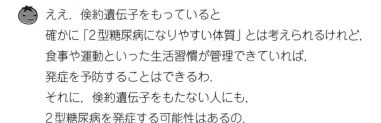

2型糖尿病と遺伝子：現在，2型糖尿病に関連する遺伝子が数多く発見されており，β_3アドレナリン受容体（β_3AR）や脱共役たんぱく質1（UCP1）などの変異が倹約遺伝子と考えられています．また，高血圧など，そのほかの生活習慣病についても，関連する遺伝子について研究が進められています．（21068-4）

倹約遺伝子は，エネルギーを蓄えやすい遺伝子なんだね．
でも，その遺伝子があるからといって，
必ず糖尿病になるわけではないんでしょ？

ええ．倹約遺伝子をもっていると
確かに「2型糖尿病になりやすい体質」とは考えられるけれど，
食事や運動といった生活習慣が管理できていれば，
発症を予防することはできるわ．
それに，倹約遺伝子をもたない人にも，
2型糖尿病を発症する可能性はあるの．

じゃあ，生活習慣を見直せば，
高血糖を改善していくこともできるのかな？

その通り．2型糖尿病の治療の基本は，
食生活の改善と**運動**よ．

でもF先生の場合，生活習慣の改善はちょっと大変かも…….

どうして？

実はF先生，糖尿病と診断されたその日に，
初回の栄養指導を受けられたの．M管理栄養士が
ライフスタイルについて伺っていたけど…….

どんなことが気になったの？

まず，**飲酒量**が多いことね．週に3日は，
出版社の人やご友人たちと飲み歩いているみたいよ．
ご自宅で夕食を召し上がる日も，
必ず日本酒で2合は晩酌をなさるということだったわ．
毎日飲酒なさるのってよくないんじゃないかしら．

日本酒（清酒）100mL あたりの
アルコール含有量：約 12g

↓

日本酒（清酒）1合
（180mL）あたりの
アルコール含有量：約 21.6g

comment

アルコールには食欲を増進させる効果があるため，食べすぎ，ひいては肥満につながる可能性があります．また，アルコール代謝時には肝臓でのグリコーゲン合成が減少するおそれもあります．

お酒は禁止ではないけれど，アルコール摂取は含有量で
1日20～25g程度に留めるのが望ましいのよ．
日本酒なら1日1合程度が望ましいわ．2合は，
アルコール換算すると40g以上になるし，要注意ね．

そうだよね．しかも運動も全然なさらないんですって．
小説家だからデスクワークが基本だし，歩くのも億劫（おっくう）で，
ちょっとの外出でもタクシーを使っちゃうらしいのよ．

それは困ったわね．

あと，何より気がかりなのは
ご本人に，生活を改善しようという意思がみられないことね．
最初の栄養指導も，しぶしぶ受けに来たって感じだったわ．

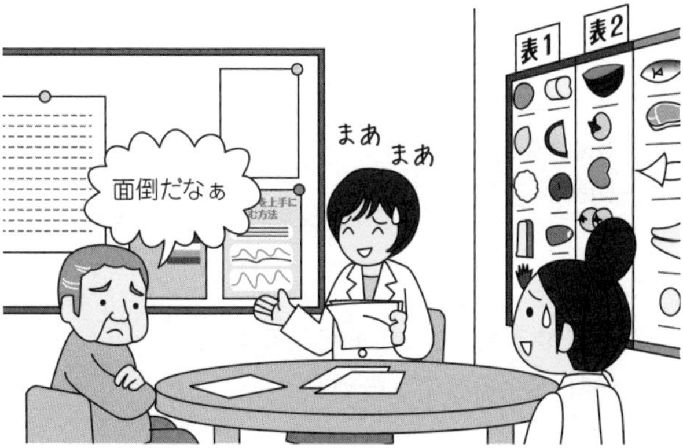

治療を怠って，高血糖状態が持続すると，
失明，**透析**の導入，**足の切断**といった，
今後の人生に大きく影響する**合併症**（p70参照）を
引き起こすことになりかねないわ．

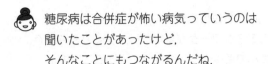

糖尿病は合併症が怖い病気っていうのは
聞いたことがあったけど，
そんなことにもつながるんだね．

そうならないために，これからは，
食生活や運動習慣を見直していただいて，
血糖に関する検査値を改善することを
目標にしてもらわなきゃ．検査値については，
これから詳しく説明していくわ．

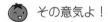

comment

食事療法と運動療法だけで血糖コントロールの改善がみられない場合は，薬物療法も併用します（p94参照）．

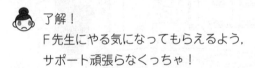

了解！
F先生にやる気になってもらえるよう，
サポート頑張らなくっちゃ！

その意気よ！

ポイントは高血糖の持続

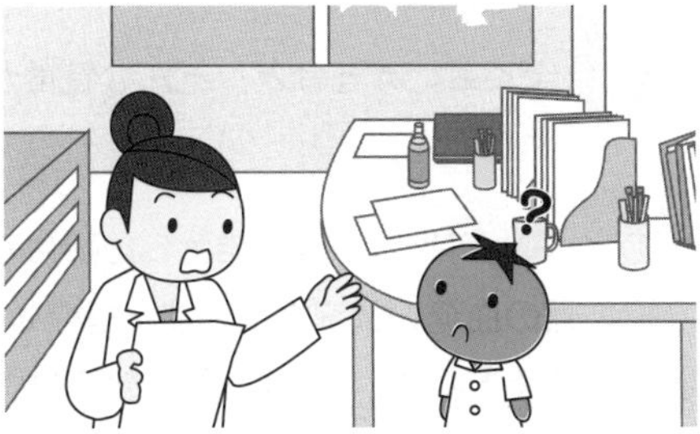

ねぇ，トマト．
いまF先生の検査値を確認していたんだけど，
どれに注目したらいいのかよく分からないの．
どの数値に注目すべきなんだろう？

▼ **F先生の主な検査結果**

検査項目	基準範囲	診断時の値
空腹時血糖（mg/dL）	73～109	140
HbA1c（%）	4.5～6.2程度	7.5
血清アルブミン（g/dL）	4.5～5.5	5.0
LDLコレステロール（mg/dL）	65～163	120
トリグリセリド（TG）（mg/dL）	40～248	133

糖尿病患者さんの日常の血糖値の
コントロール状態を評価する代表的な指標は，
HbA1c（ヘモグロビンエーワンシー）よ．

HbA1c って，よく耳にするけど，どんな特徴があるの？

HbA1cとは，
赤血球中の**HbAとグルコースが結合した割合**で，
過去**1～2**カ月の血糖の状況を反映する指標なの．
高血糖状態が続くと，HbA1cは**高**値になるわ．17085-2

▼ **HbA1cのイメージ**

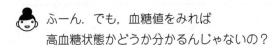

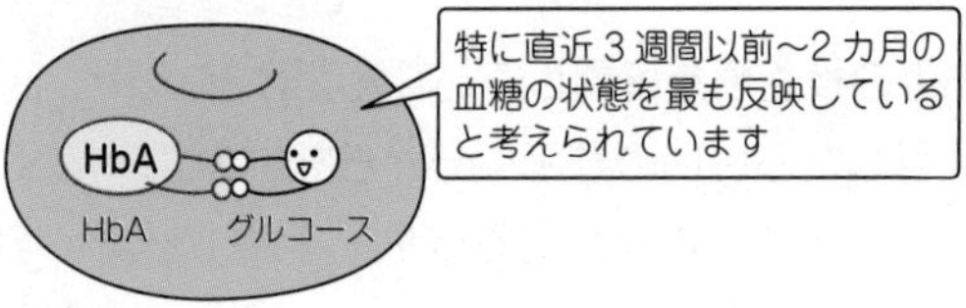
特に直近３週間以前～2 カ月の血糖の状態を最も反映していると考えられています
HbA
HbA
グルコース

comment

ヘモグロビンには，HbA以外にもHbA2，HbFがありますが，成人のヘモグロビンの90%以上はHbAであり，グルコースと結合するのもHbAだけです．

ふーん．でも，血糖値をみれば
高血糖状態かどうか分かるんじゃないの？

HbA：adult hemoglobin（成人ヘモグロビン）
HbF：fetal hemoglobin（胎児〔性〕ヘモグロビン）

確かに，血糖値からは，今その患者さんが
高血糖であることは分かるけど，
高血糖状態の持続をとらえるのには向かないの．
思い出して．血糖値は，食事の影響を受けて，
すぐに値が変動したでしょう（p20参照）．

はっ！　そういえば，血糖値が上がると，
インスリンの分泌が増えて，血糖が減少するんだったね．

そう．血糖値は，
食前，食後で大きく変わるから，
高血糖状態が続いているかどうかを
この値だけで知るのは難しいというわけ．

ふむふむ．HbA1c値は
すぐに食事の影響を受けるわけじゃないのね．

ええ．だから，たとえ今の血糖値が低くても，
HbA1c値が高ければ，その患者さんに
高血糖状態が続いていたことが分かるのよ．
その場合は血糖値の変動幅が
大きいと考えられるから，むしろ注意が必要なの．

なるほど～．

▼ **血糖値とHbA1c値（F先生の場合）**

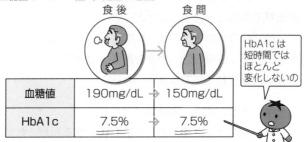

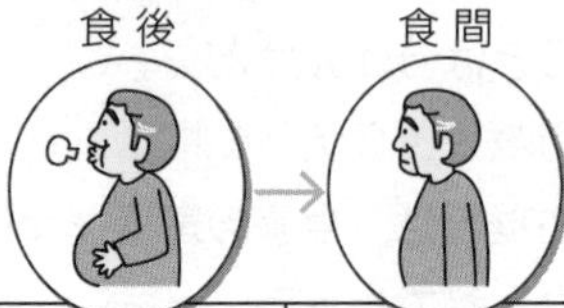

血糖値	190mg/dL →	150mg/dL
HbA1c	7.5% →	7.5%

糖尿病の患者さんは，慢性的な高血糖状態だから，
HbA1cのように**高血糖の持続を示す指標**は
患者さんの状態を知るうえで，特に重要視されるのよ．

ふーん．1つ疑問があるんだけど，
HbAとグルコースは結合するから，
食後にはHbA1cがたくさんできて，
HbA1c値も上がるんじゃないの？

確かに新しくHbA1cはできるけど，
検査値には，できたばかりのHbA1cは反映されないの．

どういうこと？

そもそもHbA1cには,
食後すぐにできる
緩やかな結合の不安定型と
時間をかけて強固な結合となる安定型があるの.

▼ 不安定型HbA1cと安定型HbA1c

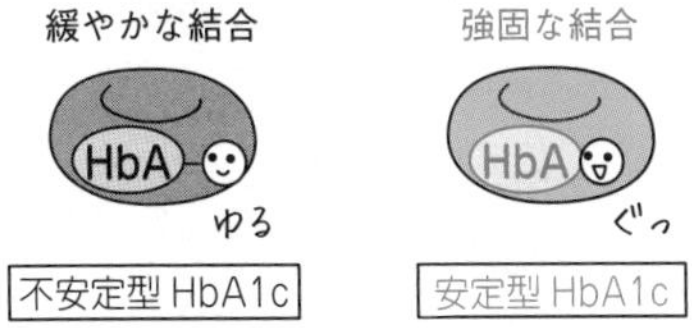

じゃあ,検査値に反映されているのは,
安定型のHbA1c ってこと?

そういうこと.くわしく見ていきましょう.
HbA1cは,はじめのうちは結合が緩やかな不安定型だから,
血糖値が下がると結合が外れてほとんど消失するわ.

▼ HbA1cの生成

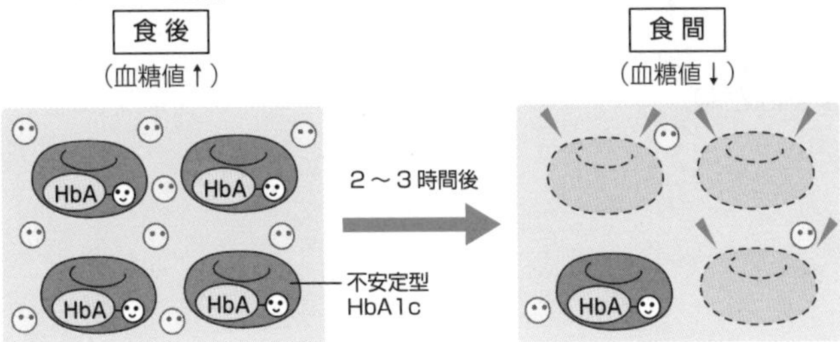

うんうん．でも，
一部の不安定型HbA1cは血中に残るんだね．

そう．この不安定型のHbA1cが，1～2カ月の間，
血中にあり続けると，HbAとグルコースは離れなくなって，
安定型HbA1cになるのよ．

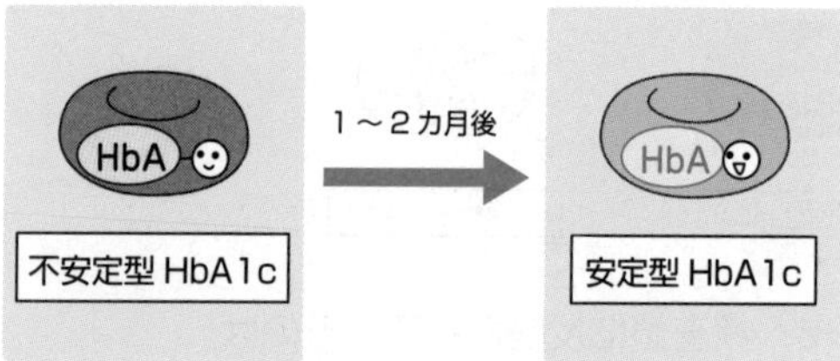

ということは，血糖値が正常な人でも，
少しは安定型HbA1cがつくられているってこと？

ええ，ただ，HbAを含む赤血球の寿命が120日で，
それに伴って消滅する安定型HbA1cもあるから，
増えすぎることはないの．

なるほどね．

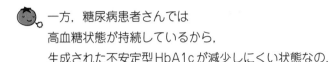

一方，糖尿病患者さんでは
高血糖状態が持続しているから，
生成された不安定型HbA1cが減少しにくい状態なの.

▼ **HbA1cの生成（慢性的な高血糖状態）**

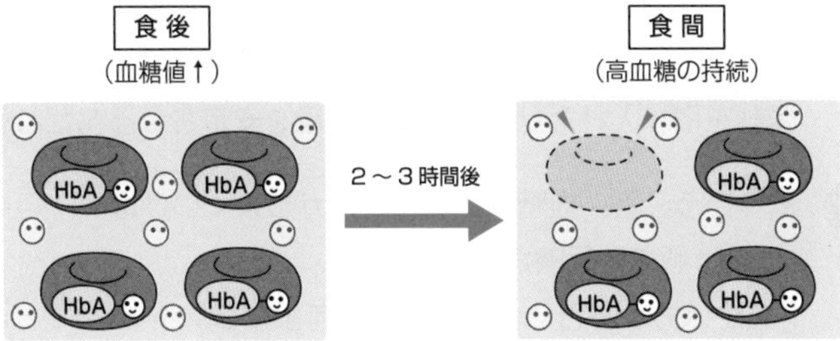

本当だ．ということは，
安定型になるHbA1cの数も増える？

そう．つまり，
検査結果に反映されるHbA1c値も上昇するというわけ.

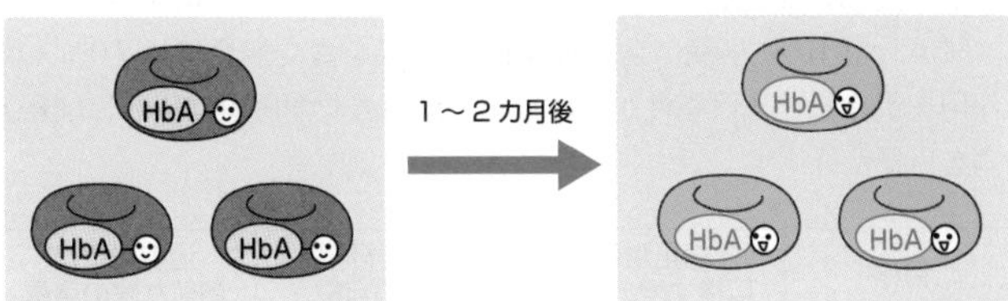

なるほどね．高血糖が持続するのって，
やっぱりマズい状態なの？

もちろん．高血糖の持続は，
いろいろな合併症の原因になるのよ (p70参照)．

そうだった．だからこそ，食生活を改善したり，
運動を取り入れたりして，血糖の量を安定させるんだね．

そういうこと．血糖コントロールがうまくいけば，
HbA1c値にも反映されていくわ．
F先生はもうお若いとはいえない年齢だし，
お身体にご負担をかけすぎないよう，HbA1c値は
現在の7.5%から7.0%に下げることを目標にしましょう．

comment

血糖コントロールの目標は，年齢や罹病期間などの要素を考慮したうえで個別に設定します．食事療法，運動療法のみで達成可能，あるいは薬物療法中でも低血糖などの副作用を引き起こす可能性の低い患者さんでは，HbA1c値6.0%未満，合併症予防に主眼を置く場合には7.0%未満，副作用を引き起こす可能性が高いなど，治療強化が困難な場合には8.0%未満を目標とします．

目標	血糖正常化を目指す際の目標	合併症予防のための目標	治療強化が困難な際の目標
HbA1c（%）	6.0未満	7.0未満	8.0未満

なお，高齢の糖尿病患者さん向けの血糖コントロール目標が，2016年に初めて設定されました．上記の数値とは異なる部分もあるので，必ず確認しておきましょう (p92参照)．

了解.
これから，しっかりF先生のHbA1c値に注目していくわ.

comment

現在，血糖コントロールの状況を知るために最もよく用いられているのはHbA1cですが，そのほか，状況に応じて，グリコアルブミン（GA）や1,5-AG（1,5-アンヒドログルシトール）なども用いられます (p68参照).

2型糖尿病の診断

ここまでみてきたように，糖尿病を考えるうえで
HbA1cはとても重要な指標だから，
糖尿病の**診断基準**にも含まれているの.
診断フローチャートを確認しておきましょう.

▼ 糖尿病診断フローチャート

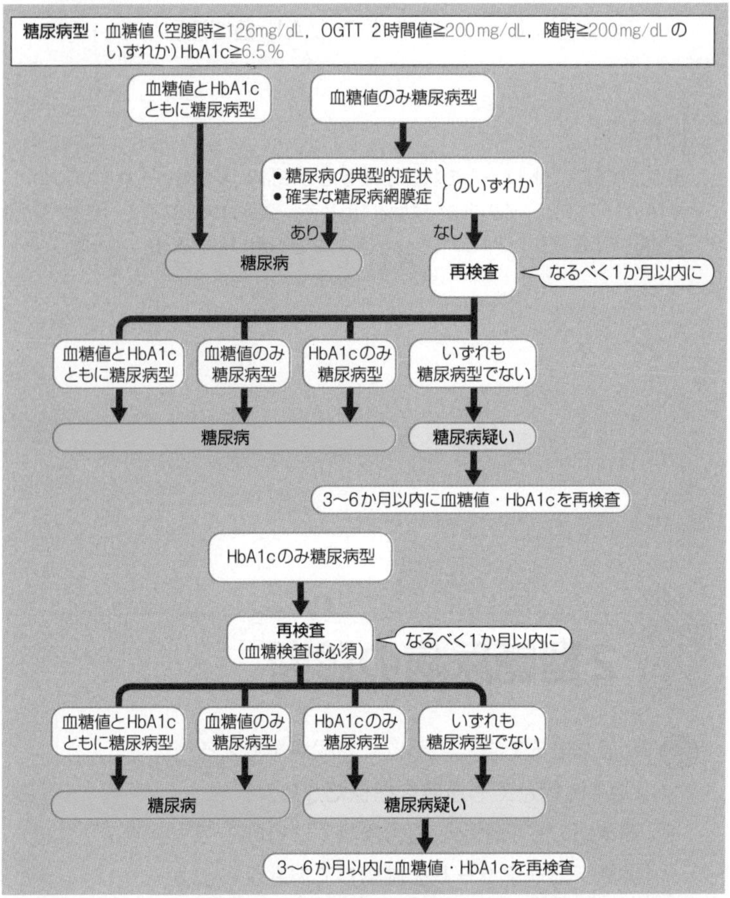

日本糖尿病学会．糖尿病の分類と診断基準に関する委員会報告（国際標準化対応版）：糖尿病2012；55（7）494より改変

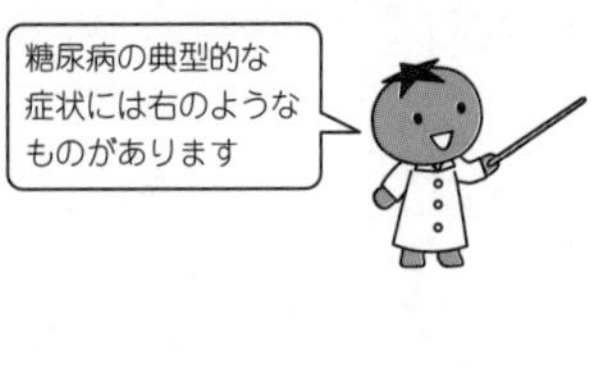
糖尿病の典型的な症状には右のようなものがあります

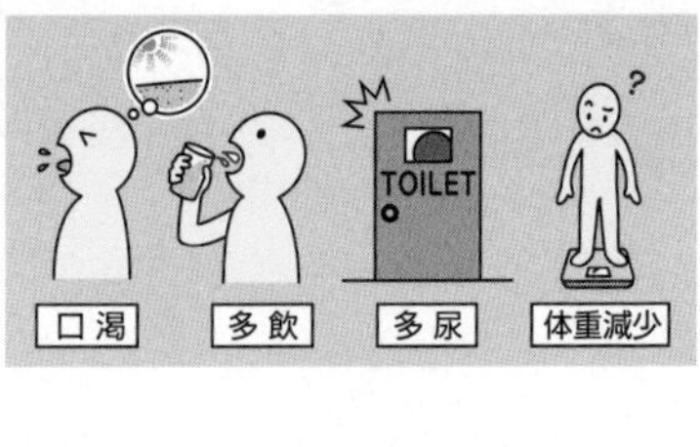

comment

従来，糖尿病の確定診断には2回の検査が必要でしたが，糖尿病の早期診断・早期介入を促進するため，2010年の診断基準改訂により，HbA1cと血糖値の同時測定を行うことで最短1回の検査で診断できるようになりました．

F先生は，空腹時血糖値が126mg/dL以上，
HbA1c値が6.5%以上でともに糖尿病型だったから，
糖尿病と診断されたのね．

そういうこと．

それにしても，糖尿病の診断には，
ほかにも用いられる検査値があるんだね．
OGTT※2時間値っていうのは何？

75gのグルコースの水溶液（OGTT試験液）を飲んで，
2時間後に測定した血糖値のことよ．
糖質が大量に含まれているから，
食後の血糖値を再現できるわ．
どうしてそんなことすると思う？

※OGTT（経口糖負荷試験）：Oral Glucose Tolerance Test

うーん，本来なら，食後には
インスリン追加分泌が起こるから，
しばらくしたら血糖値も正常に戻るはずだよね．

そうね．じゃあそれが，
糖尿病患者さんだとどうかしら．

糖尿病患者さんは，
グルコースをうまく細胞に取り込めないから，
食後の血糖値がずっと高いままになるわ！

そう．糖代謝が正常な場合，
2時間後には通常の血糖値に戻るんだけど，
糖尿病の患者さんでは食後の高血糖が続くから，
OGTT2時間値も高くなるわね．

▼ OGTT2時間値の比較

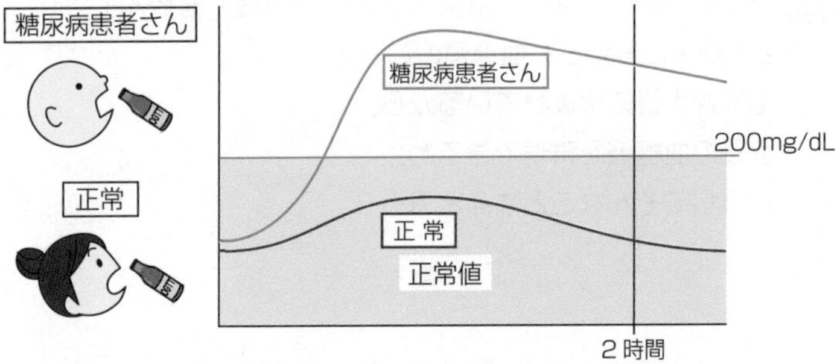

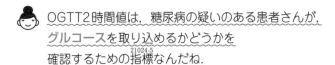

OGTT2時間値は，糖尿病の疑いのある患者さんが，グルコースを取り込めるかどうかを確認するための指標[21024-5]なんだね．

そういうこと．

あと，診断フローチャート（p62参照）にある随時血糖値についても質問があるんだけど，「随時」って，測定するのはいつでもいいってことなの？

ええ．随時血糖値とは，**食事との関連を考えずに測定される値**なの．

ふーん．
でも食後は血糖値が高くなるんだよね．
健康な人でも診断基準値の200mg/dLを超えることがあるんじゃない？

じゃあ，やってみたら？

うん．じゃあ，お昼はメガトマトバーガーにしよっと．

まずは食べる前の血糖値を測っておいて，食後と比較してみるといいわよ．

そうしてみる．（測定中…）80mg/dLだったわ．

さて，食後はどのくらいまで上がるかしらね．

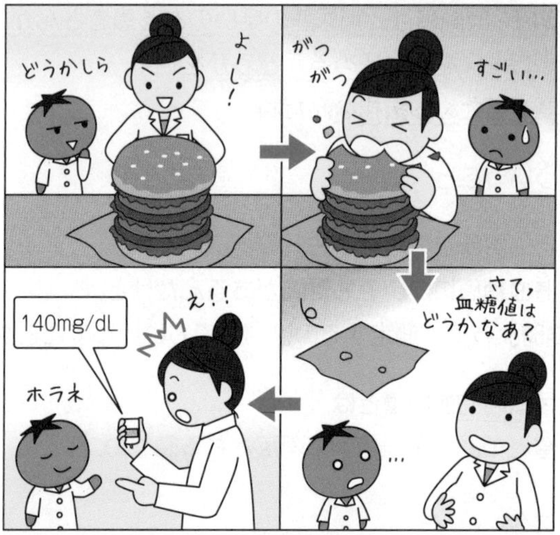
どうかしら
よーし!
がつ
がつ
すごい…
さて,
血糖値は
どうかなあ?
…
え!!
140mg/dL
ホラネ

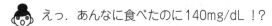

えっ．あんなに食べたのに140mg/dL !?

インスリン分泌能が正常な場合，
血糖値が200mg/dLを超えることはまずないわ．

そうなんだ．
それにしても，糖尿病と診断するときには，
いろんな検査値や症状をチェックして，
さまざまな角度から患者さんをみているんだね．

ええ．糖尿病を考えるうえでは，
どれも大切だから，しっかり復習しておいてね．

はーい！

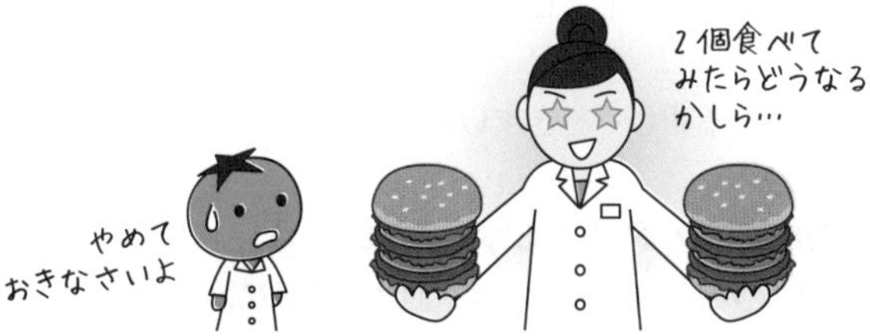
2個食べて
みたらどうなる
かしら…
やめて
おきなさいよ

豆知識

血糖状態を反映する指標

血糖コントロールの把握には，HbA1cが一般的に広く用いられています．しかし，HbA1cはヘモグロビンとグルコースが結合したものなので，溶血性貧血や大量に出血した場合など，ヘモグロビンを含む赤血球を過剰に失ってしまう場合では，実際の値よりも低値となってしまい，正確に測定することができなくなります．そのような場合には，血糖値を反映するほかの指標を用いることで，患者さんの血糖コントロールの状況を把握します．その代表的なものが，グリコアルブミン（GA）と1,5-AG（1,5-アンヒドログルシトール）です．それぞれの特徴を確認しておきましょう．

グリコアルブミン（GA：Glycoalbumin）

グリコアルブミン（GA）とは，血中でグルコースとアルブミンが結合したものです．アルブミンの半減期（全アルブミンの半量が入れ替わるまでに要する時間）が14～23日であるため，測定前およそ2週間の血糖コントロール状況を検査値から知ることができます．

HbA1cよりも短期的な血糖の状況を反映するので，厳格な血糖コントロールが必要な妊娠時の検査などで使用されます．

ただし，ネフローゼ症候群 (p197参照) など，多量のアルブミンを喪失している場合には低値となるため，注意が必要です．

1,5-AG（1,5-アンヒドログルシトール）

1,5-AGとは，多価アルコールの一種で，測定直前の2～3日における急激な糖代謝の変化を反映するため，教育入院（診断されたばかりの患者さんが病気について学習し，治療法を実践する短期入院）など，短期間における血糖コントロールの変化を知りたいときに用いられる指標です．

1,5-AGは多くの食材に含まれているため，私たちは食事のたびに経口摂取しています．摂取された1,5-AGは，小腸での吸収を経て血中に入り，全身を巡った後に，腎臓から尿中に排泄されます．

腎臓において，1,5-AGは糸球体（p179参照）でろ過され，原尿中にこし出されます．通常は，そのほとんどが血管中に再吸収されるため，尿中に排泄されるのはごく少量です．しかし，高血糖状態では，1,5-AGよりもグルコースが優先的に再吸収されるため，1,5-AGの再吸収が阻害され，通常時よりも多くの量が排泄されます．そのため，高血糖状態では，1,5-AGの血中濃度は低下します．

▼ **血糖値を反映する指標**

指標	特徴	基準値
グリコアルブミン（GA）	過去およそ2週間の血糖値を反映する	11～16%
1,5-AG（1,5-アンヒドログルシトール）	糖代謝異常の急激な変化を反映する	14～40 μg/mL

危険なのは合併症

今日，F先生が2度目の
栄養指導にいらっしゃったの.
まだ生活習慣を変えようって思えてないみたいなのよね.

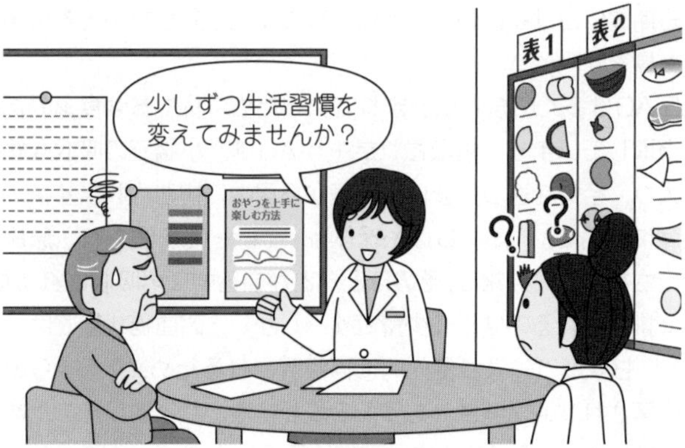
少しずつ生活習慣を
変えてみませんか？
おやつを上手に
楽しむ方法
表1
表2

糖尿病は進行すると合併症がこわいから，少しずつでも生活習慣を変えてほしいわね.

そうよね. M管理栄養士もそんなことをおっしゃっていたわ.
次の栄養指導では，合併症についても詳しくお伝えするみたいなんだけど，
予習がしたいから，トマト，教えてくれない？

いいわよ．まず，糖尿病の合併症は，
急性のものと慢性のものに分けることができるわ．

▼ 糖尿病の合併症（急性と慢性）

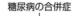

糖尿病の合併症

急性合併症

- 糖尿病ケトアシドーシス（p34 参照）
- 高浸透圧高血糖状態
- 感染症

慢性合併症（p73 参照）

細小血管障害
- 神経障害，網膜症，腎症

大血管障害
- 冠動脈疾患，脳血管障害　など

comment

高浸透圧高血糖状態はインスリン抵抗性に伴うインスリンの作用不足と，インスリン拮抗ホルモンの作用亢進によって生じる病態で，著しい高血糖や高浸透圧，脱水を起こし，これにより意識障害やけいれんなどをきたします．糖尿病ケトアシドーシスとは異なり，ケトアシドーシスは起こらないか，起こっても軽微です．2型糖尿病の高齢者に多くみられます．

急性合併症については，Eちゃんのところで少し勉強したわ．大変だったわよね．

そうね．ただ，慢性合併症も大変よ．
なにしろ，合併症の種類が多くて，かつヘビーなの．
説明も大変だから，まず糖尿病の方の身体の状態をイメージしてみましょう．

▼ 糖尿病患者さんの身体の状態（イメージ）

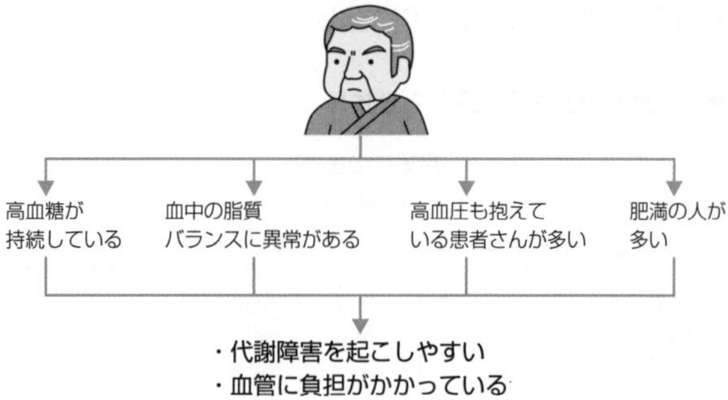

高血糖が
持続している
血中の脂質
バランスに異常がある
高血圧も抱えて
いる患者さんが多い
肥満の人が
多い
・代謝障害を起こしやすい
・血管に負担がかかっている

うーん，糖尿病と診断されている時点で
少なくとも高血糖の持続は間違いなくあるけど，
ほかの要素を抱えている可能性も確かに高そう．

それで，この状態がさらに持続したり，
悪化したりすると，血管への負担が大きくなるの．

確かに「高血糖が持続している」ということは，
血糖が全身の血管に負担をかけるわけだから，
どこに異常が起きてもおかしくないんだ……．

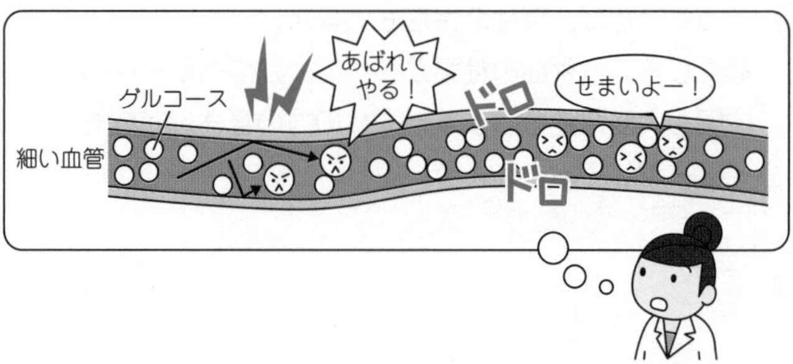

あばれて
やる！
せまいよー！
グルコース
細い血管
ドロ
ドロ

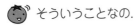

そういうことなの.
血管が負担に耐えられなくなると,
身体のいろいろなところに異常が現れるのよ.

▼ 糖尿病の慢性合併症

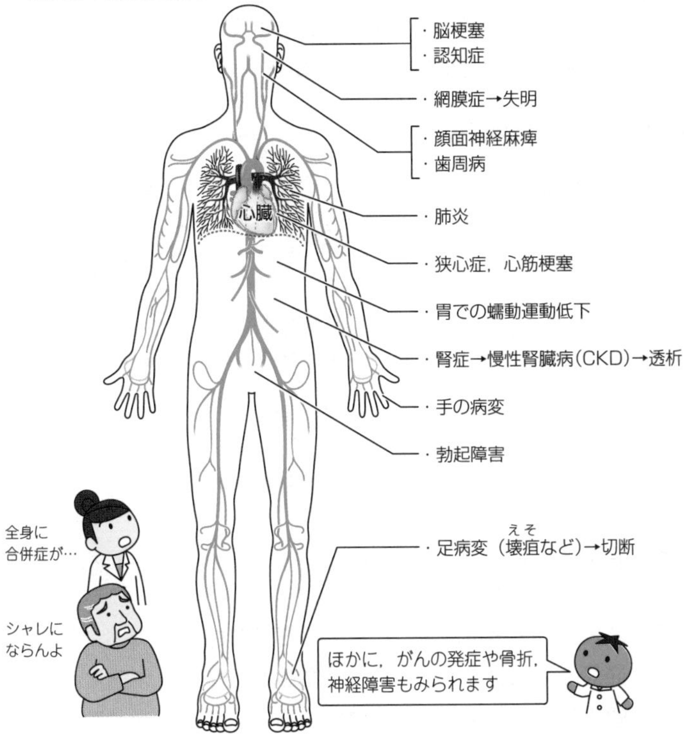

comment

上記の合併症のほかにも，骨病変（骨折リスクの増加）などとの関連も認められています.

こ，こんなに大変なの？
しかも，血管への負担とは関係なさそうな
認知症などのリスクまであるんだ．

そう．ちなみに，合併症で特によくみられる
神経障害，網膜症，腎症は，あわせて
糖尿病の三大合併症と呼ばれるの．

▼ 糖尿病の三大合併症

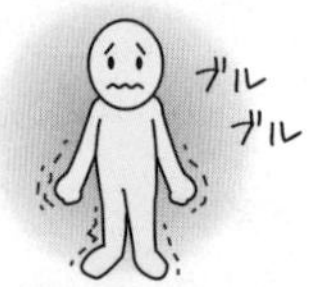

神経障害

- 感覚障害：手足のしびれなど
- 自律神経障害：起立性低血圧など
- 足病変

➡壊疽 ➡足の切断

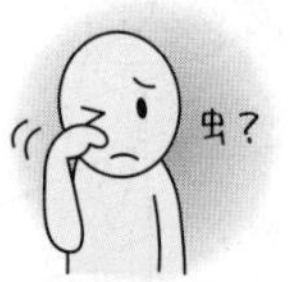

網膜症

- 飛蚊症※
- 視力低下

➡失明

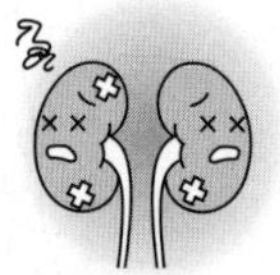

腎 症

➡重症化すると
透析（7 章参照）
導入

※視界に黒い虫やごみのようなものが飛んでいるように見える症状のこと．

重症化したら，どれも大変だ……．

ええ．三大合併症は，どれも小さな血管が
発症の原因となるの．心筋梗塞などの
直接的に死と結びつく合併症も怖いけれど，
むしろ多いのは，長期的に障害が続く合併症なのよ．

こんなに合併症があるなんて驚いたわ.

だから, きちんと治療しないと大変なの.
ただ, 血糖値を正常範囲に維持するよう,
生活習慣を改善して, 場合によっては**薬物療法**も
活用すれば, 合併症のリスクを減らすことは可能よ.

うん. 合併症の怖さを考えたら,
本気で治療しないといけないわよね.

そうね. これで, 次の栄養指導の予習はバッチリね.

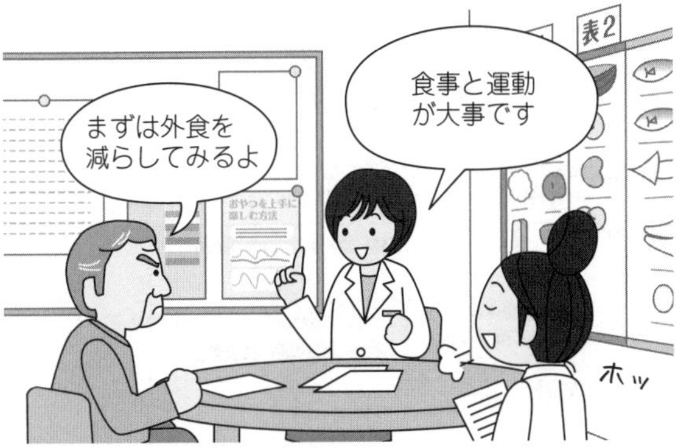
表2
食事と運動が大事です
まずは外食を減らしてみるよ
おやつを上手に楽しむ方法
ホッ

3回目の栄養指導にて…

豆知識

2型糖尿病の治療の流れ

2型糖尿病の治療では，食事療法と運動療法によって生活習慣の改善を中心に行います．その後，血糖コントロール目標の達成具合によって，経口血糖降下薬やインスリン療法などを検討していきます．

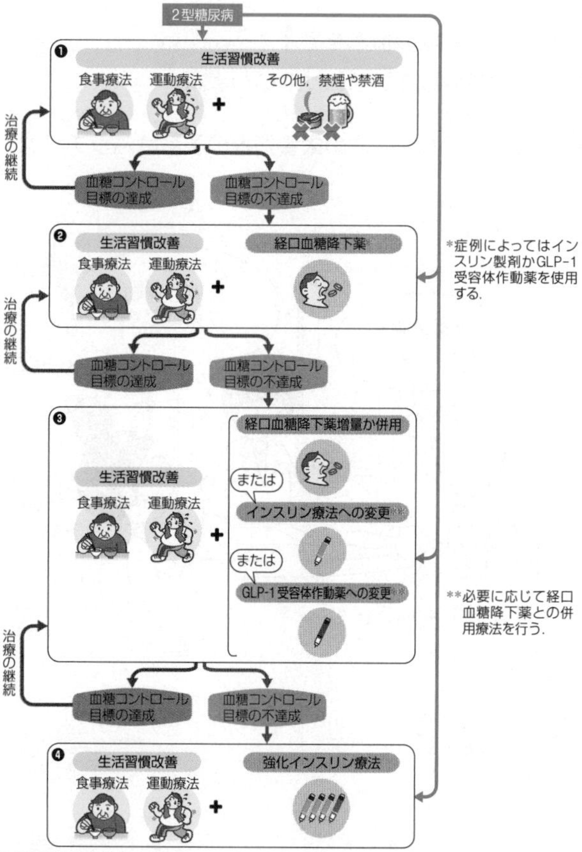

医療情報科学研究所 編：病気がみえる vol.3 糖尿病・代謝・内分泌．第5版，メディックメディア，2019，p.40より改変

❶治療の第一歩は，患者自身が糖尿病の病態を十分に理解し，適切な食事療法や運動療法を行い，生活習慣を改善していくことです．このため，患者への療育指導は治療の基本であり，継続して行っていく必要があります．

❷十分な食事療法・運動療法を2～3ヵ月間行っても良好な血糖コントロールが得られない場合，経口血糖降下薬の適応となります．薬剤の選択は，合併症や副作用を考慮し，個々の患者の病態に応じて行います．

体重減少や生活習慣の改善，血糖値改善により，薬剤の減量や中止が可能となることがあります．

疲弊した膵臓の負担を軽減する目的で，インスリン療法が行われることがあります．

❸第一選択の経口血糖降下薬の単独投与では良好な血糖コントロールが得られない場合，第一選択薬の増量，他剤への変更，作用機序の異なる薬剤の追加を考慮します．

必要があれば基礎インスリン製剤の併用，インスリン療法への変更などを行います．

❹食事療法，運動療法及び経口血糖降下薬によっても目標の達成ができない場合には，躊躇せずにインスリン療法を行います．

インスリン療法では，頻回注射による強化インスリン療法も含めて考慮します．

豆知識

糖尿病（性）腎症の概要と栄養管理

糖尿病腎症は，糖尿病患者さんの血糖コントロール不良が長期間（5年以上）持続することにより，糸球体の血管に障害が起こる疾患です．糸球体の機能低下に伴い，最初は尿中に微量のアルブミンが出現し，その後顕性たんぱく尿となり，多くはネフローゼ症候群レベルのたんぱく尿が出現します．それに伴って腎機能が著しく低下すると腎不全に移行し，透析導入が必要となります．

患者さんは糖尿病と慢性腎臓病（CKD）をあわせ持った状態であり，治療は血糖と血圧のコントロールが基本となります．糖尿病腎症の以下の分類のうち，顕性腎症以降はCKDの治療に準じた管理を行っていきます（施設によって治療方針は変わることがあります）．

糖尿病腎症病期分類（改定）*

病期	臨床的特徴	
	尿アルブミン値（mg/gCr）あるいは尿蛋白（g/gCr）	GFR（eGFR）（mL//1.73m^2）
第1期（腎症前期）	正常アルブミン尿（30未満）	30以上
第2期（早期腎症期）	微量アルブミン尿（30～299）	30以上
第3期（顕性腎症期）	顕性アルブミン尿（300以上）あるいは持続性蛋白尿（0.5以上）	30以上
第4期（腎不全期）	問わない	30未満
第5期（透析療法期）	透析療法中	

*糖尿病腎症は必ずしも第1期から順次第5期まで進行するものではない．本分類は、厚労省研究班の成績に基づき予後（腎，心血管，総死亡）を勘案した分類である．

日本糖尿病学会ホームページ：糖尿病性腎症合同委員会報告「糖尿病性腎症病期分類の改訂について」（引用改変）

糖尿病腎症の食事療法では，病期に応じて低たんぱく質食，併発する高血圧に対して食塩摂取量の制限(1日6g未満)を行います．また，腎不全期では高リン血症を併発した場合にリン摂取制限を，カリウムは顕性腎症期の高カリウム血症を併発した場合と腎不全期に摂取制限を行います．なお，糖尿病腎症の食事療法では，栄養障害やサルコペニア・フレイルのリスクの有無など，患者さん個々の病態に応じて実施を検討すべきです．

糖尿病やCKDの治療では，食事を管理することは予後に直結する非常に重要な要素です．患者さんにその点を十分に理解していただくことが，治療をうまく進めるための鍵となります．

Check it out!

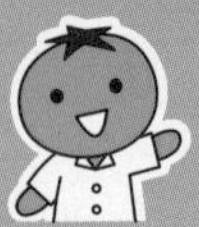

覚えられましたか？

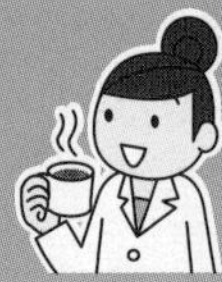

この章の重要事項を赤シートで隠してチェック！

- ☐ 1型糖尿病はインスリン分泌が著しく障害されるのに対し，2型糖尿病は分泌の低下は軽度であることが多く，インスリン抵抗性（細胞での取り込みの低下）が起こる．(p44-45)

- ☐ 2型糖尿病の発症には，生活習慣だけでなく，遺伝的な原因があることも明らかになっている．後者では倹約遺伝子の関与が考えられており，これはエネルギー消費を最小限にして体脂肪を蓄積しやすくなるために変異した一塩基多型（SNPs）の1つである．(p46-47)

- ☐ 血糖コントロール状態の評価に最も用いられている指標はHbA1c値であり，高値を示すと持続的な高血糖状態を表す．測定前1～2カ月間の血糖状態を反映している．(p54-59)

- ☐ 糖尿病の診断に用いられる指標には，空腹時血糖値，随時血糖値，HbA1c値，OGTT2時間値がある．また，口渇，多飲，多尿，体重減少といった糖尿病の典型的な症状も診断にかかわる．(p62)

- ☐ 糖尿病では，高血糖状態の持続により，合併症が引き起こされる．特に細小血管障害である神経障害・網膜症・腎症は糖尿病の三大合併症といわれている．(p71,74)

国試にチャレンジ

この章を読むと解けるようになる国試問題が別冊に収録されています．章の内容が理解できているか，チェックしてみましょう！

別冊 p.4 へ

QB・RBを活用しよう

この章と関連した問題集『クエスチョン・バンク』，参考書『レビューブック』のページを下記のQRコードで確認しましょう！

Chapter

3

2型糖尿病の悪化防止

2型糖尿病の治療では，食事療法と運動療法を基本にHbA1c値の改善を目指しますが，改善が十分でない場合は，薬物療法を併用します．合併症と治療薬について学んでいきましょう．

基本は生活習慣の改善

2型糖尿病の治療って，
やっぱり生活習慣の改善が基本になるんだよね？
食事の改善と，運動が必要だとは思うんだけど，
具体的にどう指導するべきなんだろう．

そうね．まず食事について説明していくわ．
F先生のプロフィールをもう一度確認しておきましょう．

comment

糖尿病における食事療法は，インスリン依存状態，インスリン非依存状態にかかわらず治療の基本となります．

Profile

F先生：著名な小説家

58歳　男性

身長170 cm，体重70 kg

2型糖尿病．診断当初は治療に真剣に取り組む意思があまりなかった．その後，栄養指導を通して合併症の恐ろしさを知り，生活習慣の改善に意欲をもつようになった．軽度の高血圧症も認められる．

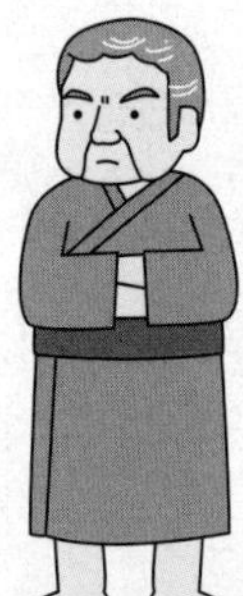

F先生，糖尿病だけじゃなく，高血圧症でもあるのね．
メタボリックシンドロームではないようだけど，
BMIも高めなのね……．

そうなの．それで，医師からの
指示エネルギー量が1,800kcalとなっているそうなの．
これって，どうやって決まるの？

目標体重×エネルギー係数で決まるのよ．
目標体重は，年齢によって異なるんだけど，58歳のF先生は［身長（m）］^{2}×22で算出するわ．

▼ 目標体重の目安

65歳未満：［身長（m）］^{2}×22
前期高齢者（65～74歳）：［身長（m）］^{2}×22～25
後期高齢者（75歳以上）：［身長（m）］^{2}×22～25※

※75歳以上の後期高齢者では現体重に基づき，フレイル，（基本的）ADL低下，併発症，体組成，身長の短縮，摂食状況や代謝状態の評価を踏まえ，適宜判断する．

▼ 身体活動量の目安（kcal/kg）

19125-1

軽い労作（大部分が座位の静的活動）	25～30
普通の労作（座位中心だが通勤・家事，軽い運動を含む）	30～35
重い労作（力仕事，活発な運動習慣がある）	35～

計算してみよう．F先生は身長が170cmだから，
目標体重（kg）＝1.7×1.7×22＝63.58（kg）ね．
63.58（目標体重）×25～30（kcal）≒1,590～1,900kcal
つまり，1,600～1,900kcalが適正エネルギー量なんだ．
ということは，指示エネルギー量は1,800kcalだから
その範囲の上限まではいかないんだね．

Chapter 3 2型糖尿病の悪化防止

そう．F先生の場合，目標体重よりも体重が多くて
減量が必要だから，少し低めに設定されたんでしょう．

なるほど．

ちなみに，臨床では医師から指示エネルギー量が
管理栄養士に送られて，それをもとに
栄養素のバランスを考えて，献立を作成するの．

▼ **糖尿病における栄養バランスの設定（初期設定）** 19125-2

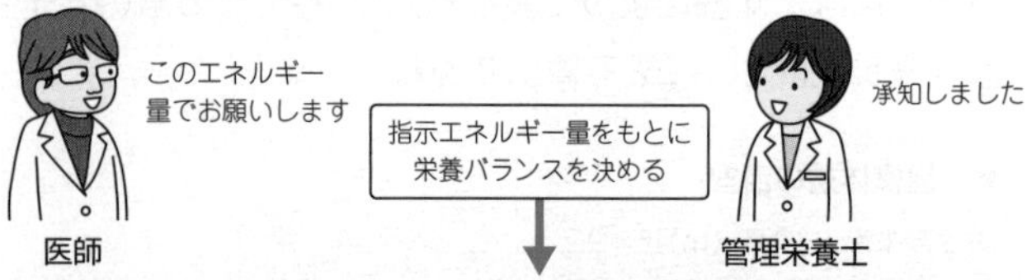
このエネルギー量でお願いします
指示エネルギー量をもとに栄養バランスを決める
承知しました
医師
管理栄養士

炭水化物	たんぱく質	脂質
40〜60%（食物繊維の豊富な食物を選択する）	20%まで	残り．ただし25%を超える場合は飽和脂肪酸を減らすなど，脂肪酸の組成に配慮する．

（「糖尿病治療ガイド 2020-2021」をもとに作成）※いずれも指示エネルギー量に占める割合

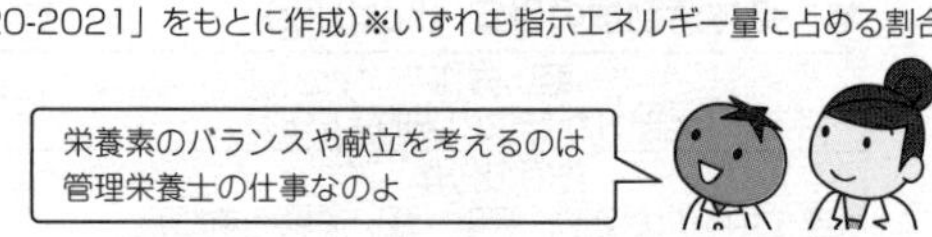
栄養素のバランスや献立を考えるのは
管理栄養士の仕事なのよ

普通の人と比べると，どうなんだろう．
ちょっと比較してみよう．

▼ **F先生（糖尿病）と健康な人との食事の比較**

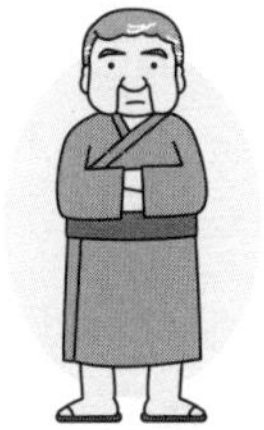

58歳　男性
身長170cm,
体重70kg
（目標体重：約64kg）
身体活動量：軽い労作

エネルギー	およそ1,600～1,900kcal（軽い労作の時）
炭水化物	指示エネルギー量の40～60%
たんぱく質	指示エネルギー量の20%まで
脂　質	炭水化物，たんぱく質の残り

（「糖尿病治療ガイド2020-2021」をもとに作成）

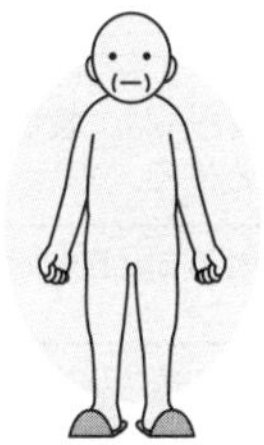

58歳　男性
身長170cm,
体重64kg
（標準体重）
持病なし

<table>
<tr><td rowspan="2">エネルギー</td><td>身体活動レベルⅠ</td><td>身体活動レベルⅡ</td><td>身体活動レベルⅢ</td></tr>
<tr><td>2,200（kcal）</td><td>2,600（kcal）</td><td>2,950（kcal）</td></tr>
<tr><td>炭水化物</td><td colspan="3">50～65%エネルギー</td></tr>
<tr><td rowspan="2">たんぱく質</td><td colspan="3">目標量</td></tr>
<tr><td colspan="3">13～20%エネルギー</td></tr>
<tr><td>脂　質</td><td colspan="3">20～30%エネルギー</td></tr>
</table>

（「日本人の食事摂取基準」2020年版，50～64歳男性を対象に定められた指標をもとに作成）

うーん．炭水化物，たんぱく質，脂質のバランスに
大きな差はないけど，エネルギーは結構違うわね．

そうね．F先生の場合，同世代で同じ身体活動レベルの
人に比べて400kcal/日の違いがあるから，
慣れるまではつらいかもしれないわ．
でも，F先生は糖尿病でBMIも高めよね．
少し減量していただくのが治療としても重要なのよ．

そうだよね．

ちなみに，糖尿病の患者さんは，
合併症の予防のため，ほかにも以下の点に
気をつけていただく必要があるわ．

▼ **糖尿病の合併症予防のための食事**

アルコール
・アルコール摂取は適量に（1日20～25g程度まで）。ただし，肝疾患や合併症など，問題がある症例では禁酒．

その他
・高トリグリセリド血症の場合は，飽和脂肪酸，ショ糖，果糖の摂りすぎに注意する．

食物繊維
・食物繊維を多く摂取するように努める（1日20g以上）．

食 塩
・高血圧を合併する患者さんは，食塩摂取量を6g/日未満※とする．

※高血圧発症予防のためには，高血圧発症前から減塩（男性7.5 g/日未満，女性6.5g/日未満）をすすめる．

（「糖尿病治療ガイド2020-2021」〔文光堂〕をもとに作成）

糖尿病腎症の合併がある方向けの
食事についてはp78を確認しましょう

国試ひとくちメモ

糖尿病の食事療法では『糖尿病食事療法のための食品交換表』（日本糖尿病学会編・著）を用いて栄養指導を行います．（20120-1）

豆知識

『糖尿病食事療法のための食品交換表』の概要と活用方法

糖尿病治療において食事療法は欠かせません．『糖尿病食事療法のための食品交換表』（日本糖尿病学会）は，患者さんが好みに応じて自由に献立作成できるよう作成されました．昭和40年に初版が発行され，今では多くの糖尿病患者や治療に関わる医療従事者に活用されています．正しく使用することで，適切な食品の選択や食事の量を簡単に確認することができます．

▼ 食品交換表の活用方法

食品交換表では，多くの食品を栄養素ごとに6つの食品グループと調味料に分けてあります．21116-1

炭水化物を多く含む食品（Ⅰ群）	表1	●穀物 ●いも ●炭水化物の多い野菜と種実 ●豆（大豆を除く）
	表2	●くだもの
たんぱく質を多く含む食品（Ⅱ群）	表3	●魚介 ●大豆とその製品 ●卵，チーズ ●肉
	表4	●牛乳と乳製品（チーズを除く）
脂質を多く含む食品（Ⅲ群）	表5	●油脂 ●脂質の多い種実 ●多脂性食品
ビタミン，ミネラルを多く含む食品（Ⅳ群）	表6	●野菜（炭水化物の多い一部の野菜を除く） ●海藻 ●きのこ ●こんにゃく
調味料		●みそ，みりん，砂糖など

また食品交換表では1単位＝80 kcalと設定されています．21116-2 食品交換表には食品の1単位あたりの重量（g）が記載されています．

なお，食品交換表は同じ表の食品とは交換できますが，違う表の食品とは交換できません．たとえば，ごはん（表1）50gと鶏卵（表3）50gは同じ1単位ですが，違う表に属するので交換できません．しかし，ごはん50gとうどん（ゆで）80gはどちらも表1なので，交換して食べることができます．

F先生の場合，高血圧症でもあるから
食塩摂取量は6g/日未満にしていただく必要があるわね．
アルコールも控えていただこう……って，
今の生活スタイルとかなり変わっちゃいそうけど，
ちゃんと守っていただけるかしら…….

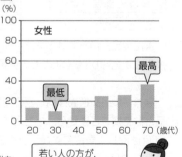

そうね．簡単ではないけれど，
守っていただけるように，サポートしたいわね．
それじゃあ，次に運動療法についても説明するわね．

運動はどの程度行うべき？

F先生は身体を動かすのが全然
好きじゃないみたいなんだけど…….

糖尿病の有無にかかわらず，運動習慣がない方は
とても多いのよ．

▼ **運動習慣のある者※の割合（20歳以上）**

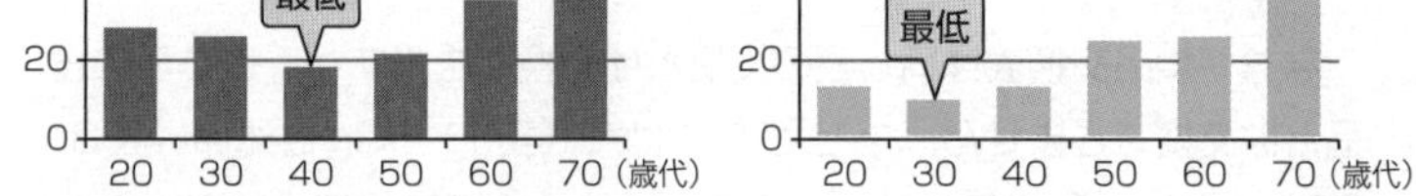

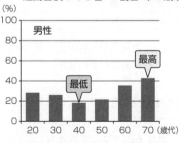

（令和元年　国民健康栄養調査をもとに作成）
※「運動習慣のある者」とは，1 回 30 分以上の運動を
週 2 回以上実施し，1 年以上継続している者．

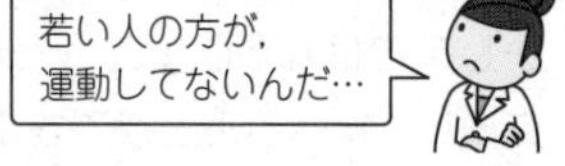

運動習慣がない方が多いのはどうしてだろう？

身体を動かす環境が十分に
整備されていないことも関係していると思うわ.
ただ，運動にはさまざまな効果があるから，
ぜひ習慣にしていただきたいのよ.

▼ 運動（有酸素運動）の効果

20120-3

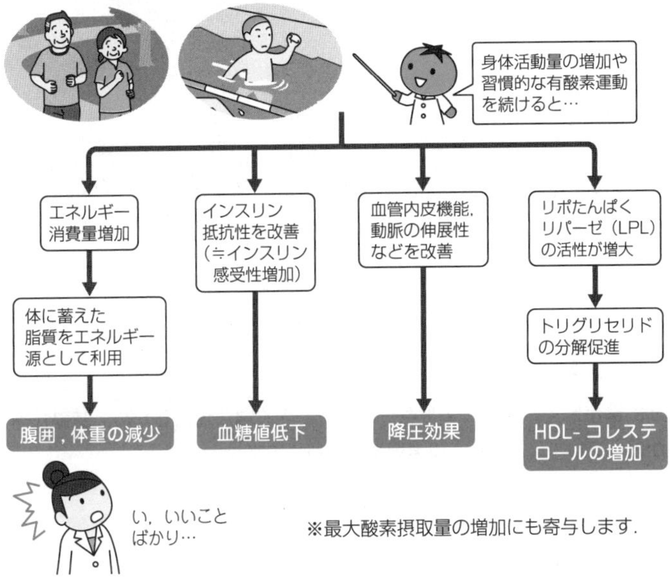
身体活動量の増加や
習慣的な有酸素運動
を続けると…
エネルギー
消費量増加
体に蓄えた
脂質をエネルギー
源として利用
腹囲，体重の減少
インスリン
抵抗性を改善
(≒インスリン
感受性増加)
血糖値低下
血管内皮機能,
動脈の伸展性
などを改善
降圧効果
リポたんぱく
リパーゼ (LPL)
の活性が増大
トリグリセリド
の分解促進
HDL- コレステ
ロールの増加
い，いいこと
ばかり…
※最大酸素摂取量の増加にも寄与します.

身体に良いことは分かっていても，
継続するのは簡単じゃないのかなぁ.
有酸素運動以外でできることってないの？

「糖尿病治療ガイド2020-2021」では，
運動を「有酸素運動」と「レジスタンス運動」に分けて，
それぞれの目安を設定しているの．

▼ 有酸素運動とレジスタンス運動

有酸素運動

酸素の供給に見合った強度の運動．継続して行うとインスリン感受性が増大する．

例↓

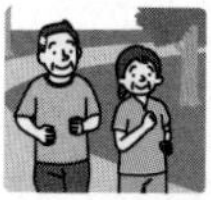

ウォーキング
やジョギング

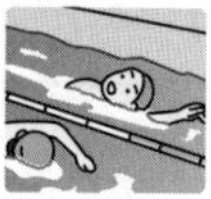

水泳

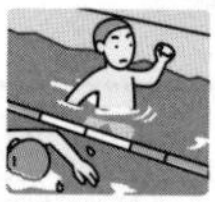

水中
ウォーキング

レジスタンス運動

重りや抵抗負荷に対して動作を行う運動．負荷を強くすると無酸素運動に分類される．筋肉量の増加などが期待できる．

例↓

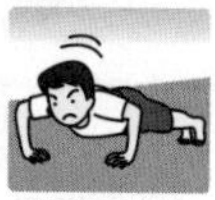

腕立て伏せ

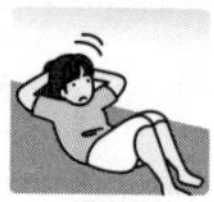

腹筋

ちなみに，水中ウォーキングは有酸素運動でもあり，
レジスタンス運動でもあるからおすすめよ

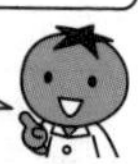

comment

筋肉量が増えると，エネルギーが消費できる場が増えるため，基礎代謝がアップし，エネルギーの消費量も増加します．

▼ 運動時間と頻度

頻度：	週に3回以上，運動をしない日が2日間以上続かないようにする
強度：	中等度の有酸素運動
時間：	20分以上/回（1週間で計150分以上）
	＋
	週に2，3回のレジスタンス運動

週に3回以上の運動？
F先生にはかなり厳しい気がするけど…….

最初から指示通りできなくても大丈夫よ．大事なのは，
食事を改善して，運動も取り入れることの重要性を，
患者さんにきちんと理解していただくことなの．

簡単ではなさそうだけど…….
F先生にも糖尿病の食事療法や運動療法に
しっかり向き合っていただくようにしよう．

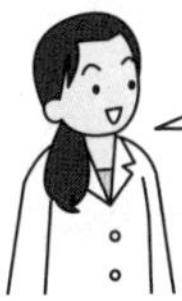

運動するのが難しい方には，
日常生活行動によるエネルギー消費を増やすため，日常動作を少しだけ変えていただくようアドバイスします

例：エレベーター→階段の利用
タクシー　　→徒歩　など

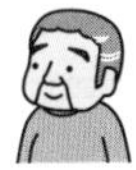

comment

糖尿病患者のうち65歳以上の場合は，高齢者糖尿病といわれます．血糖コントロール目標および食事療法，運動療法の考え方が成人とは異なるため確認が必要です（p92参照）．

豆知識

高齢者糖尿病の概要

糖尿病のうち65歳以上の場合は高齢者糖尿病といわれます．臨床上の特徴として，口渇，多飲，多尿などの高血糖症状が出にくく，低血糖になりやすいことなどが挙げられます．また高齢者では，脱水や感染症が原因で高浸透圧高血糖状態を引き起こしやすくなります．QOLを維持しながら適切な治療を行う必要があります．高齢者糖尿病の血糖コントロール目標は，認知機能やADL，併存疾患などを考慮して次の3つのカテゴリーに分類されます．

▼ **高齢者糖尿病の血糖コントロール目標（HbA1c値）**

		カテゴリーI		カテゴリーII	カテゴリーIII
患者の特徴・健康状態注1)		①認知機能正常 かつ ②ADL自立		①軽度認知障害～軽度認知症 または ②手段的ADL低下，基本的ADL自立	①中等度以上の認知症 または ②基本的ADL低下 または ③多くの併存疾患や機能障害
重症低血糖が危惧される薬剤（インスリン製剤，SU薬，グリニド薬など）の使用	なし 注2)	**7.0**%未満		**7.0**%未満	**8.0**%未満
	あり 注3)	65歳以上75歳未満 **7.5**%未満 （下限6.5%）	75歳以上 **8.0**%未満 （下限7.0%）	**8.0**%未満 （下限7.0%）	**8.5**%未満 （下限7.5%）

治療目標は，年齢，罹病期間，低血糖の危険性，サポート体制などに加え，高齢者では認知機能や基本的ADL，手段的ADL，併存疾患なども考慮して個別に設定する．ただし，加齢に伴って重症低血糖の危険性が高くなることに十分注意する．

注1）認知機能や基本的ADL（着衣，移動，入浴，トイレの使用など），手段的ADL（IADL：買い物，食事の準備，服薬管理，金銭管理など）の評価に関しては，日本老年医学会のホームページ（https://www.jpn-geriat-soc.or.jp/）を参照する．エンドオブライフの状態では，著しい高血糖を防止し，それに伴う脱水や急性合併症を予防する治療を優先する．

注2）高齢者糖尿病においても，合併症予防のための目標は7.0%未満である．ただし，適切な食事療法や運動療法だけで達成可能な場合，または薬物療法の副作用なく達成可能な場合の目標を6.0%未満，治療の強化が難しい場合の目標を8.0%未満とする．下限を設けない．カテゴリーIIIに該当する状態で，多剤併用による有害作用が懸念される場合や，重篤な併存疾患を有し，社会的サポートが乏しい場合などには，8.5%未満を目標とすることも許容される．

注3）糖尿病罹病期間も考慮し，合併症発症・進展阻止が優先される場合には，重症低血糖を予防する対策を講じつつ，個々の高齢者ごとに個別の目標や下限を設定してもよい．65歳未満からこれらの薬剤を用いて治療中であり，かつ血糖コントロール状態が図の目標や下限を下回る場合には，基本的に現状を維持するが，重症低血糖に十分注意する．グリニド薬は，種類・使用量・血糖値等を勘案し，重症低血糖が危惧されない薬剤に分類される場合もある．

【重要な注意事項】糖尿病治療薬の使用にあたっては，日本老年医学会編「高齢者の安全な薬物療法ガイドライン」を参照すること．薬剤使用時には多剤併用を避け，副作用の出現に十分に注意する．

日本老年医学会・日本糖尿病学会 編・著：高齢者糖尿病診療ガイドライン2017，南江堂，2017，p.46

高齢者糖尿病の食事療法は，低栄養やサルコペニアに気をつけながら行う必要があります．

▼ 高齢者糖尿病の食事療法（日本糖尿病学会「高齢者糖尿病治療ガイド2021」）

エネルギー	・総エネルギー摂取量（kcal/日）＝目標体重（kg）※1×エネルギー係数（kcal/kg）※2 ※1　原則として年齢を考慮に入れた目標体重を用いる． ※1，2　目標体重とエネルギー係数の考え方は「糖尿病の食事療法」を参照する（p83参照）．
炭水化物	・50～60%（指示エネルギー比率）
たんぱく質	・～20%（指示エネルギー比率） ・摂取不足によるサルコペニアやフレイルに注意する．健康な高齢者で1.0～1.2 g/kg体重/日，低栄養または低栄養のリスクがある高齢者で1.2～1.5 g/kg体重/日を推奨している．
脂質	・指示エネルギーに対し，炭水化物とたんぱく質の残りとする（25%を超える場合は，飽和脂肪酸を減じるなど脂肪酸組成に配慮する）．
その他	・血糖や脂質コントロールの観点から，緑黄色野菜の摂取をすすめる． ・心不全や腎不全を合併する場合，食塩摂取量6g/日未満とする． ・カルシウムを十分に摂取する．

高齢者においても定期的な身体活動，歩行などの運動療法は代謝異常の改善や生命予後，ADLの維持，フレイル予防，認知機能低下に効果的です．高齢者に適した運動療法は以下のとおりです．

▼ 運動療法の種類

有酸素運動
・歩行
・ジョギング
・水泳 等

有酸素運動／レジスタンス運動
・水中歩行 等

レジスタンス運動
・腹筋
・ダンベル
・腕立て伏せ
・スクワット 等

バランス運動
・片足立位保持
・ステップ練習
・体幹バランス運動 等

ストレッチング
・大腿四頭筋伸ばし
・アキレス腱伸ばし
・胸・肩・腕周囲筋肉伸ばし 等

▼ 強度

・中等度（最大酸素摂取量 VO_2max 50%前後）の運動を行うことがすすめられる
・目標心拍数＝安静時心拍数＋0.5×（最大心拍数-安静時心拍数）
※最大心拍数＝220-年齢
・不整脈等により心拍数を指標に出来ないときは「楽である」「ややきつい」を目安に行う

▼ 運動時間と頻度

・有酸素運動
中強度，週150分かそれ以上
・レジスタンス運動
連続しない日程で週に2～3回
・両方の運動を行うことが望ましい
・日常生活行動によるエネルギー消費の増加

薬物療法の導入

（……4カ月後）

F先生，とても熱心に治療に取り組まれていたんだけど，
2カ月前はHbA1c値が7.2%，昨日は7.3%で，
目標の7.0%までは下がらなかったんだよね．

そうだったの…….
努力しているのに結果が出なくて，
F先生もおつらいでしょうね．

うん．それで，やっぱり合併症が心配だから，
今回から**薬物療法**が導入されることになって，
薬が処方されたんですって．

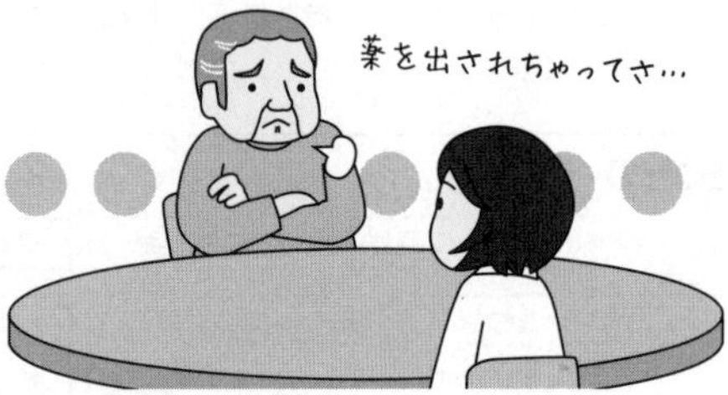

どんなお薬かしら？

DPP-4阻害薬っていう，
インスリンの分泌を促進するお薬なんだって．
これって，インクレチン関連薬っていうのよね．

そうよ．経口血糖降下薬のひとつでもあるわ．

comment

2021年9月現在，日本で使用されている（薬価収載されている）インクレチン関連薬には，経口薬であるDPP-4阻害薬（p102参照）と，経口または注射薬であるGLP-1受容体作動薬（p103参照）の2種類があります．

えーっと．そもそも経口血糖降下薬ってなんだっけ？

読んで字のごとく，血糖値を下げる飲み薬よ．
2型糖尿病の患者さんの場合，
食事と運動で血糖の改善がみられなければ，
多くの場合，経口血糖降下薬の適応となるわ．

経口血糖降下薬にはいくつか種類があるって
聞いたんだけど…….

ええ．2021年9月現在，
国内で使用されている経口血糖降下薬には，
以下のようなものがあるの．

▼ **経口血糖降下薬の種類**

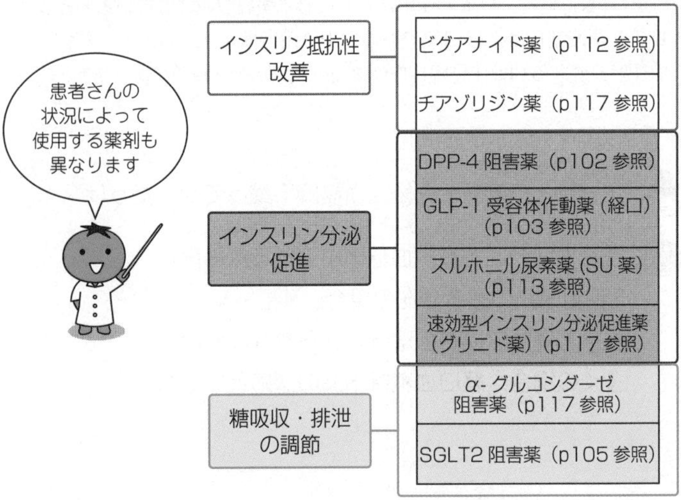

へえー！　薬剤ごとに目的も違うんだ．
薬を飲んで血糖値が下がるなら，
食事療法や運動療法はしなくてもよさそうだけど…….

とんでもない！　確かに経口血糖降下薬を使えば，
血糖値は下がるけれど，それは糖尿病患者さんにとって
根本的な解決になっているわけではないの．
M管理栄養士にくわしく伺ってみましょう．

lecture

薬剤の導入と生活習慣改善の重要性

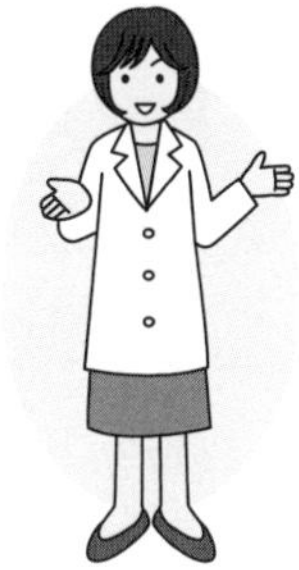
M管理栄養士

2型糖尿病の治療では，食事療法と運動療法でHbA1c値を低下させることが基本となりますが，生活習慣の改善だけでHbA1c値を十分に下げられない場合には，薬物療法を導入します．

薬物療法では，患者さんのタイプにあわせてインスリンの分泌を促進したり，インスリン抵抗性を改善したりしていきます．薬剤を使用すれば，HbA1c値の低下は容易ですが，それはあくまで対症療法であり，食事療法と運動療法も行い，原因となる生活習慣を改善しなければ，根本的な解決にはなりません．

栄養指導では，患者さんに食事の改善や運動の重要性を理解していただけるようにはたらきかけましょう．

comment

1型糖尿病患者さんはインスリンを分泌することができず，放置すれば死に至るため，インスリン注射が必須です．一方，2型糖尿病患者さんは，インスリン抵抗性はあるものの，多少分泌されるインスリン分泌能を活かすために，経口血糖降下薬がよく用いられています．なお，2型糖尿病患者さんであっても，インスリン分泌能が極端に低下している場合などでは，インスリン注射が必要となります．

あくまでも，生活習慣の改善が治療の基本になるんだ．
それだけでは十分にHbA1c値を下げられないから，
F先生にはDPP-4阻害薬が処方されたんだね．

そのようね．

▼ **2型糖尿病治療の三本柱**

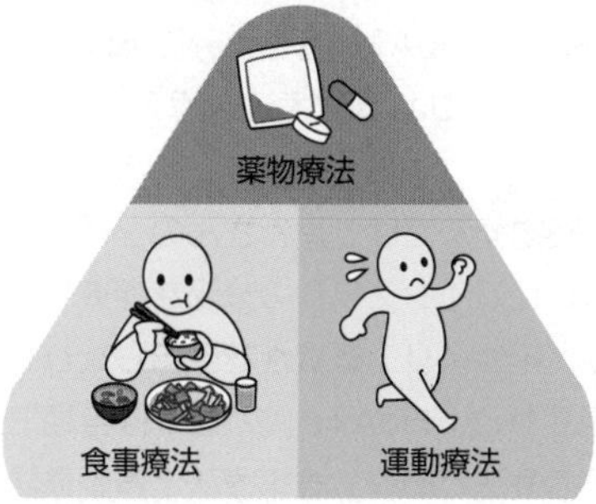

DPP-4阻害薬などのインクレチン関連薬は今
注目されていると聞いたんだけど，どうしてなんだろう．
ほかにもインスリン分泌を促進するお薬はあるのに．

インクレチン関連薬には，ほかの薬にはない特徴が
あるからね．くわしく勉強していきましょう．

はーい！

インスリン分泌を促すホルモン

そもそもインクレチンとは，食事摂取に伴って
消化管（主に小腸）から分泌され，
インスリンの分泌を促進するホルモンの総称よ．
現在は，GIP と GLP-1 の２種類が確認されているわ．

▼ インクレチンの分泌

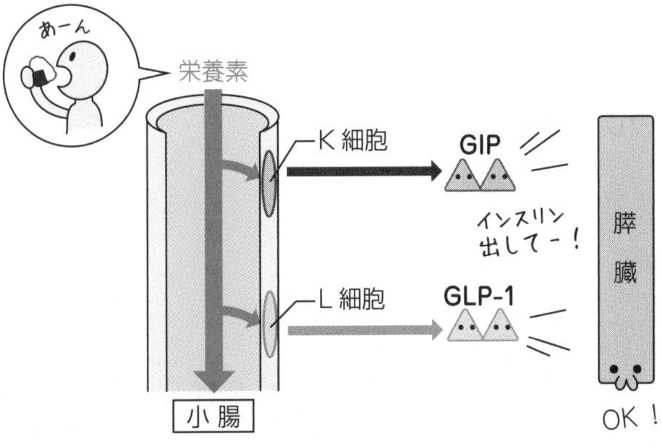

栄養素の流入を感知して，小腸 K 細胞から GIP が，
L 細胞から GLP-1 がそれぞれ分泌されます．

そんなホルモンがあるんだね．

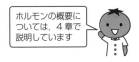

ホルモンの概要については，４章で説明しています

GIP：glucose-dependent insulinotropic polypeptide（グルコース依存性インスリン分泌刺激ポリペプチド）
GLP-1：glucagon-like peptide-1（グルカゴン様ペプチド1）

ええ．インクレチンの特徴は，
血糖値にあわせてインスリン分泌を調節する点なの．
つまり，血糖値が高いときには
インスリン分泌を**促進**し，逆に血糖値が低いときには，
インスリン分泌を**促進しない**というわけ．

へぇ．よくできてるのね．

だけど，インスリン分泌を促進する活性型インクレチンは，
体内では，**DPP-4**という酵素によって
その大部分がすぐに分解・不活性化されてしまうの．

▼ **インクレチンの体内動態**

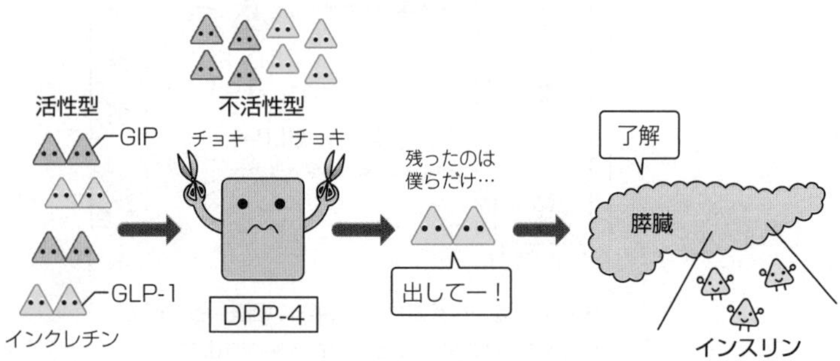

体内では，DPP-4 によってインクレチンの大部分が不活性化されます．

じゃあ，インスリン分泌に関わるのは，
DPP-4に分解されなかった，
ほんの一部の活性型インクレチンってこと？

DPP-4：dipeptidyl peptidase-4（ジペプチジル・ペプチダーゼⅣ）

そう．でも，インクレチン関連薬を使うと
活性型のインクレチンのはたらきを
活かすことができるのよ．

ふむふむ．

そのため，
ほかの経口血糖降下薬で問題とされていた，
インスリンの過剰分泌による**低血糖**や**体重増加**が
起こりにくいの．

そっか，
だからインクレチン関連薬は注目されているのね．

そういうこと．

インクレチン関連薬には，
F先生が処方された**DPP-4阻害薬**のほかに，
GLP-1受容体作動薬っていう
お薬もあるって言ってたよね．
どんな違いがあるの？

DPP-4阻害薬は，名前からイメージできると思うわ．
インクレチンを不活性化する，
DPP-4のはたらきを邪魔するの．

▼ DPP-4阻害薬のはたらき

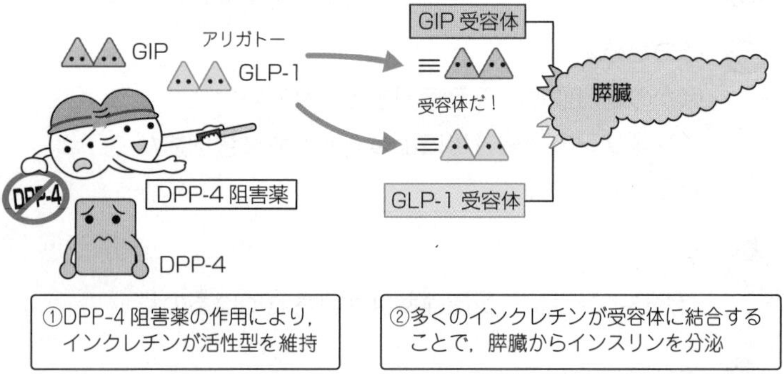
GIP
アリガトー
GLP-1
GIP 受容体
受容体だ！
膵臓
GLP-1 受容体
DPP-4
DPP-4 阻害薬
DPP-4
①DPP-4 阻害薬の作用により，インクレチンが活性型を維持
②多くのインクレチンが受容体に結合することで，膵臓からインスリンを分泌

それなら，**活性型**のまま作用するインクレチンが増えて，
インスリンの分泌が促進されるね．

もう1つのGLP-1受容体作動薬は，
インクレチンの1つであるGLP-1に似せてつくられているの．
DPP-4の分解を受けずにGLP-1の受容体に結合できるから，
インスリンの分泌を促すことができるのよ．

▼ GLP-1受容体作動薬のはたらき

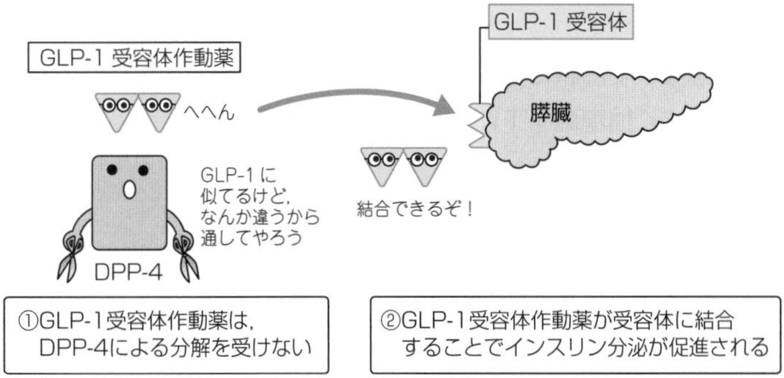
GLP-1 受容体
GLP-1 受容体作動薬
へへん
膵臓
GLP-1に
似てるけど,
なんか違うから
通してやろう
結合できるぞ!
DPP-4
①GLP-1受容体作動薬は,
DPP-4による分解を受けない
②GLP-1受容体作動薬が受容体に結合
することでインスリン分泌が促進される

へ〜. 言ってみれば, DPP-4阻害薬はガードマンで,
GLP-1受容体作動薬は変装の名人って感じね.

まあ, そうとも言えるかしら.
ちなみに, GLP-1受容体作動薬のほとんどは,
経口薬ではなく, 注射薬なのよ（2021年9月現在).

あ, そうなんだ.
インスリンのように, 自分で注射するの?

そう. 薬の種類によって, 毎日1回皮下注射が必要なタイプと,
1週間に1度注射するタイプがあるのよ.

なるほど～．F先生には今はDPP-4阻害薬が
処方されているけれど，ほかの薬についても
勉強しておいた方が良さそう．まずはきちんと服用して，
うまく血糖値を下げられるといいなあ．

合併症の発症を防ぐために，
生活習慣の改善もあわせて，
しっかり治療を継続していきましょう．

私もサポート頑張ります！

comment

インクレチン関連薬にも，ほかの経口血糖降下薬と同様に，副作用があります．特にGLP-1受容体作動薬では，食欲減退や悪心・嘔吐などの副作用があるため，栄養指導の際には低栄養に関する注意を行います．また，インクレチン関連薬とスルホニル尿素薬（SU薬）を併用する際には，低血糖のリスクが高まることが報告されています（p117参照）．

SGLT2阻害薬とは？

F先生には処方されていないようだけど，
せっかくだから，糖尿病治療薬として注目されている，
SGLT2阻害薬についても説明しましょうか．これは，
腎臓に作用して，糖の排出を促進する薬なのよ．

腎機能の詳細については
５章をチェックしてね
なるほどー

インクレチン関連薬は膵臓に作用していたけど，
SGLT2阻害薬は腎臓に効くんだ．
薬によって作用する場所も全然違うのね．

そうなの．そもそもSGLTは，腎臓の尿細管や
消化管で糖の輸送を行うたんぱく質なの．
SGLT1とSGLT2の２種類があるんだけど，
薬剤の標的として注目なのはSGLT2ね．

SGLT：sodium glucose cotransporter（Na^+/グルコース共輸送体）

▼ 近位尿細管における糖の再吸収とSGLT

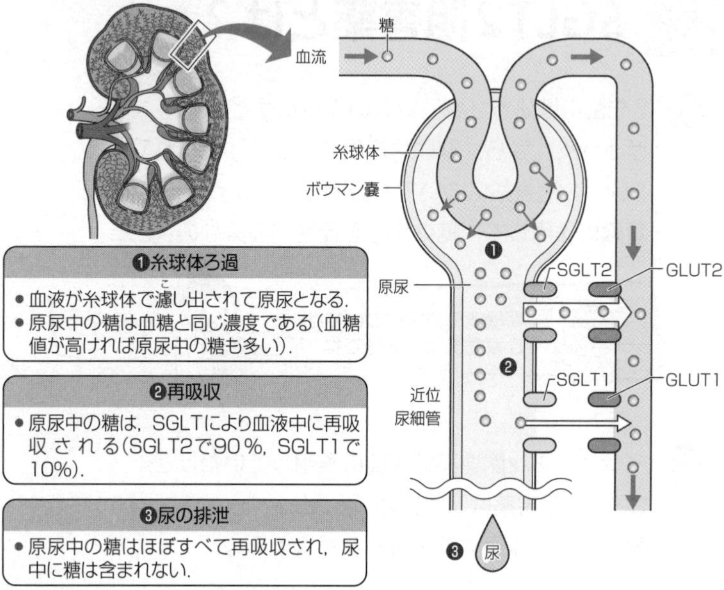

❶糸球体ろ過

- 血液が糸球体で濾（こ）し出されて原尿となる.
- 原尿中の糖は血糖と同じ濃度である（血糖値が高ければ原尿中の糖も多い）.

❷再吸収

- 原尿中の糖は，SGLTにより血液中に再吸収される（SGLT2で90％，SGLT1で10％）.

❸尿の排泄

- 原尿中の糖はほぼすべて再吸収され，尿中に糖は含まれない.

腎臓におけるろ過のしくみについては，
改めて詳しく説明するから（p179参照），
ここではひとまず「血糖は腎臓でろ過されるけど，
尿細管で再吸収されて再び血糖になる」
ということだけおさえておけばいいわ.

はーい．ということは，SGLT2阻害薬は，
この糖の再吸収を邪魔すると考えればいいの？

そういうことね．本来，血中にあるべき糖の再吸収を阻害して，排出を促すことで，血糖値の低下を図るの．17125-5

▼ SGLT2阻害薬は糖の再吸収を阻害する

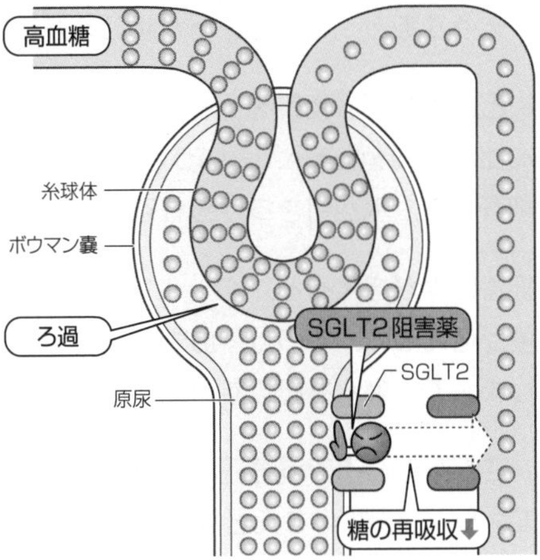

なるほど．面白いメカニズムだね．

そうでしょ．「血糖が多すぎるなら排出してしまおう」って感じね．
ただし，副作用にも注意が必要よ．

「多すぎる血糖を排出する」って，わりとシンプルな役割の薬って感じだけど，どんな副作用があるの？

Chapter 3 2型糖尿病の悪化防止

1つは**浸透圧**の問題，もう1つは**エネルギー喪失**の問題ね．
まず，本来血管側の浸透圧は高くて，
尿細管側の浸透圧は低いの．
ただ，SGLT2阻害薬が作用すると，尿細管側の浸透圧が
高くなるの．そうすると，どんなことが起こるかしら？

浸透圧が高いと，水などの物質を
引きつけるんだよね（2巻7章参照）．ということは，
血管から尿細管側に，水が引きつけられるの？

正解ね．尿細管に水が増えると，
最終的に**尿量**が増えるの．その分，血管から
水が減ってしまって，**脱水**を起こす可能性があるのよ．

なるほど！　こんなところで浸透圧の知識が生きるんだ．
もう1つのエネルギー喪失はなんとなくイメージ
できそう．糖が体外に出れば，エネルギーは減るわよね．
でも，それって副作用なの？

もし薬が効きすぎると，血糖が減りすぎて脂肪の分解が増加し，**ケトーシス**となる可能性があるの．もちろん，体重減少が期待できるなどの有益な効果もあるんだけどね．
ちょっとまとめておきましょう．

▼ SGLT2阻害薬の効果と副作用

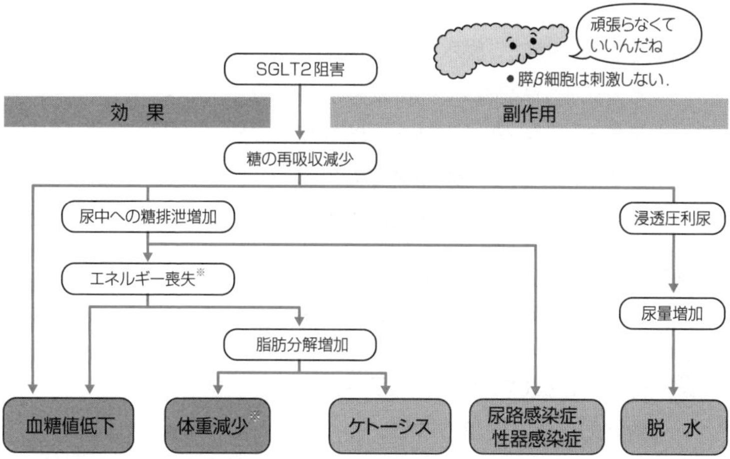

※非肥満者でも認められる作用であり，喪失したエネルギーを補うために蛋白異化が亢進してしまい，筋肉量減少（サルコペニア）が問題となることがある.

comment

ケトーシスは，ケトン体が血中に増加した状態を指します．Eちゃん（1章参照）のところで説明したケトアシドーシスは，ケトーシスによって血中のpHが低くなった状態を指します.

副作用もちゃんと理解しておかないといけないわね.

そうね. 特に, 脱水傾向に備えて
水分を十分補給していただくよう指導しましょう.
それと, この薬は血糖を下げやすいから,
患者さんが食事や運動療法に
力を入れなくなる可能性が否定できないの.

M管理栄養士も教えてくれたように,
それじゃダメよね. 生活習慣の改善が第一なんだから.

そう. とはいっても, バランスの良い食事や
運動の継続は簡単ではないわ. 継続的な栄養食事指導を
通して, 患者さんの意識を高めていただきましょう.

comment

1日の糖質の排泄量は80～100g程度と考えられています. SGLT2阻害薬は糖質の排泄を促すので, 糖質の摂取が少なくならないように注意が必要です. 最低でも140g/日, できれば240g/日以上の糖質摂取が望ましいといえます.

そのほかの経口血糖降下薬

そういえば，この前，Aさんっていう別の患者さんの栄養指導も見学させてもらったわ.

Profile

Aさん

52歳　主婦

身長157cm，体重55kg，BMI 22.3kg/m^2.
スーパーでパート勤めをしている主婦.
1年前に糖尿病と診断され，外来の栄養指導に通っている．最近パートの仕事が忙しくなり，生活習慣が乱れたこともあって，HbA1c値が上昇した.

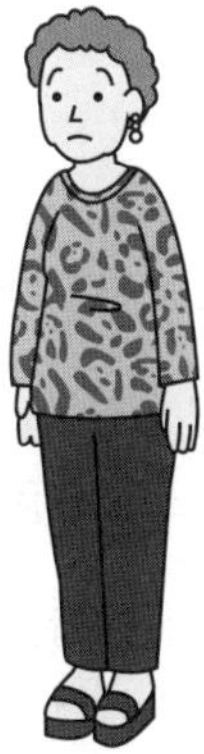

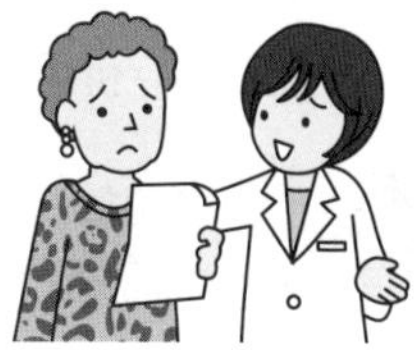

▼ Aさんの空腹時血糖とHbA1c値の変化

	半年前	現在
空腹時血糖(mg/dL)	108	135
HbA1c値(%)	6.3	7.2

Aさんはどんな治療をされているの？

今まで**ビグアナイド薬**を使われていたんだけど，
血糖コントロールがうまくいかなくなって，
スルホニル尿素（SU；sulfonylureas）**薬**を
併用することになったみたい．
経口血糖降下薬って，何種類も処方されることがあるんだね．

ええ．経口血糖降下薬は，
種類によって**効き目の強さ**や**はたらき方**が
それぞれ違ったわよね（p96参照）．
だから，併用して効果の補完をねらうこともあるわ．

そうなんだ．ビグアナイド薬とスルホニル尿素薬は
それぞれどんなふうに作用するの？

まず，ビグアナイド薬は，
肝臓や**腸**にはたらきかけて，血糖値の低下を図る[17125-1]薬剤よ．

▼ **ビグアナイド薬のはたらき**

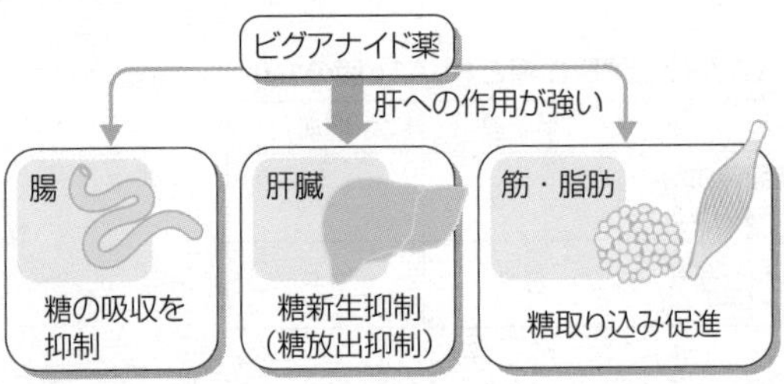

医療情報科学研究所編：病気がみえるvol.3 糖尿病・代謝・内分泌 第5版，p46，
メディックメディア，2019，引用改変

ちなみに，ビグアナイド薬には，
インスリン分泌を促進しないという特徴があるの．
インスリン分泌が増えないと，細胞への糖の取り込みが
促進されないから，**体重が増加しにくい**のよ．
だから，肥満の糖尿病患者さんが
よく使用しているの．

ビグアナイド薬は肝臓への作用が強くて，
肝臓が糖を血中に放出するのを抑制するんだね．
じゃあ，Aさんが最近併用し始めた
スルホニル尿素薬はどんなお薬？

スルホニル尿素薬は，インスリンの分泌を**増強**させて，
血糖値をしっかり下げる薬剤[17125-3]よ．
効果が強いから，よく用いられるの．

▼ スルホニル尿素薬のはたらき

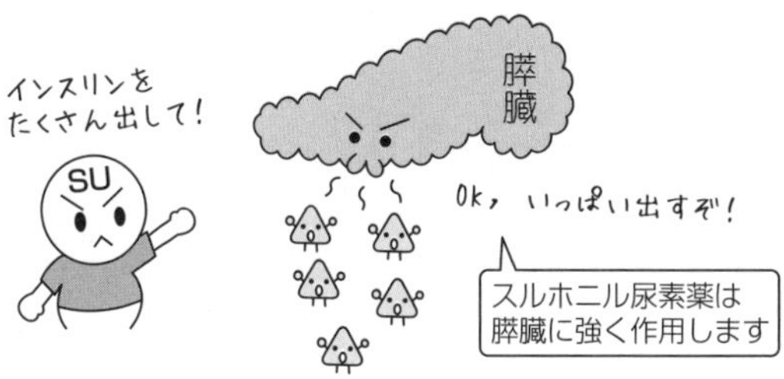

インスリンを
たくさん出して！
SU
膵臓
Ok，いっぱい出すぞ！
スルホニル尿素薬は
膵臓に強く作用します

そうか．
Aさん，HbA1c値を目標値まで下げられなくなったから，
スルホニル尿素薬も使う必要が出てきたのかな？

そのようね．ちなみに，
スルホニル尿素薬は効果が強いから，
インスリンが過剰に分泌されることがあるの．
低血糖のおそれがあるから，
食事量や**運動量**に注意しながら
服用していただく必要があるわ．

comment

スルホニル尿素薬を長期間使用し続けていると，膵臓が疲弊してインスリン分泌が減少し，血糖値が下がらなくなることがあります．その状態のままスルホニル尿素薬を使用し続けていると，インスリン分泌能が回復不可能になるおそれがあります．

そういえばＭ管理栄養士，
Ａさんにお仕事の合間におにぎりなどを
召し上がるようおすすめしていたわ．

そうね．Ａさんはお仕事が忙しくて
食事の時間も不規則なようだし，
単剤使用のときに比べてこれからは
低血糖に対する注意がさらに必要になるわね．

comment

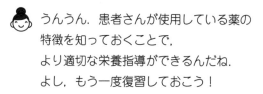

食事や就寝時間がまちまちであるなど，生活習慣が不規則な場合，薬の効き方にも変化が生じ，低血糖となるリスクも増大します．

うんうん．患者さんが使用している薬の
特徴を知っておくことで，
より適切な栄養指導ができるんだね．
よし，もう一度復習しておこう！

しっかりね！

豆知識

経口血糖降下薬の使用と注意点

経口血糖降下薬は，薬によって作用する対象もさまざまです．そのため，単剤で服用しても十分な結果が得られない場合は，ほかの薬剤との併用によって効果を補うことがあります．

▼ 経口血糖降下薬が主にはたらく対象

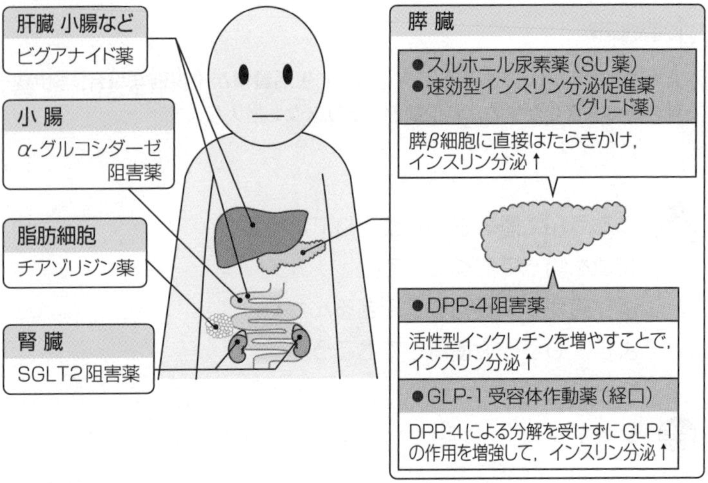

複数の経口血糖降下薬を併用する場合に多いのは，スルホニル尿素薬（SU薬）を中心に，そのほかの薬剤と組み合わせるケースです．スルホニル尿素薬は効果が強く，速効型インスリン分泌促進薬（グリニド薬）以外の薬剤と併用することができます．

ただし，スルホニル尿素薬とインクレチン関連薬を併用すると，血糖値を下げる効果が増強され，低血糖のリスクが高まることが報告されています．そのため，スルホニル尿素薬とインクレチン関連薬の併用には注意が必要です．

▼ **経口血糖降下薬のまとめ** 17125-2，20120-4

目的	薬剤名	作用機序・効果	備考
インスリン抵抗性改善	ビグアナイド薬（p113参照）	肝臓などの器官にはたらきかけることで血糖値を低下させる	肥満を助長しにくい
	チアゾリジン薬	インスリン抵抗性を引き起こす肥大化した脂肪細胞を細かく分化させる	インスリン作用増強により，脂肪細胞への糖取り込みが進むため，エネルギー過剰状態では肥満を助長しやすい
インスリン分泌促進	DPP-4阻害薬（p102参照）	血糖値に従い，インスリン分泌を促す	低血糖や体重増加といった副作用を起こしにくい
	GLP-1受容体作動薬（経口）（p103参照）	血糖値に従い，インスリン分泌を促す	胃腸障害などの副作用がある
	スルホニル尿素薬（SU薬）（p112参照）	膵β細胞にはたらきかけ，インスリン分泌を促す	作用が強いため，長期間使用すると膵臓が疲弊し，インスリンを分泌できなくなることがある
	速効型インスリン分泌促進薬（グリニド薬）		スルホニル尿素薬よりも作用は弱いが，効果が現れるまでの時間は短い
糖吸収・排泄の調節	α-グルコシダーゼ阻害薬	小腸で二糖類を単糖類に分解する酵素（α-グルコシダーゼ）を阻害し，糖の吸収を遅延させる	飲み始めの頃では，消化不良から消化器症状（腹部膨満，放屁増加）がみられる
	SGLT2阻害薬	腎尿細管においてSGLT2を阻害し，糖の再吸収を阻害することで尿中に糖を排泄する	尿路感染症，多尿，脱水，脳梗塞，ケトーシスなどの副作用がみられる

豆知識

膵炎の概要

膵炎とは，膵液に含まれる消化酵素によって，膵臓自身が消化され，炎症を起こした状態のことです．

そもそも，膵液は消化酵素や電解質を含む液体で，食物が十二指腸に流入すると分泌され，摂取した食物を吸収しやすい状態にするはたらきがあります．

この膵液が過剰に分泌されたり，膵臓内でうっ滞したりすると，膵液中の消化酵素の活性化がエスカレートし，膵炎を引き起こします．

急性膵炎と慢性膵炎

膵炎には，急性膵炎と慢性膵炎の２種類があります．以下で，それぞれの特徴を詳しく見ていきましょう．

急性膵炎とは，膵臓が一時的に急激な炎症を起こした状態で，原因として最も多いのが飲酒です．アルコールは膵液の分泌を促進するので，一度に大量に摂取した場合などには，膵液の分泌も急増し，急性膵炎が起こりやすくなります．

急性膵炎の治療では，まず膵液の分泌を抑えるために，絶飲食として静脈栄養 (2巻3章参照) を用います．状態が安定してきたら，糖質を中心とした流動食に移行します．

一方，慢性膵炎とは，長期間にわたる大量飲酒などにより，膵臓における軽度の炎症が繰り返し起こった結果，不可逆（＝回復不可能）的に膵臓の組織が破壊される状態のことです．

▼ 急性膵炎と慢性膵炎

	急性膵炎	慢性膵炎
概要	一時的に急激な炎症を起こした状態	軽度の炎症が，6カ月以上続いた結果，不可逆的に膵臓の組織が破壊されていく状態
原因	アルコールの過剰摂取，胆石症など	アルコールの長期間にわたる摂取，胆石症．原因不明の場合も多い
治療	絶飲食とし， 静脈栄養を用いる →状態が安定したら，糖質を中心とした流動食に移行	禁酒，脂質制限食を基本とする ※再燃した場合は急性と同様の処置を取る

慢性膵炎の経過

慢性膵炎の病期は，代償期，移行期，非代償期の３つに分けることができます．代償期では，まだ膵臓の機能は残っていますが，非代償期になると，膵臓の機能はほとんど失われているため，インスリン分泌不全による糖尿病（膵性糖尿病）や，消化・吸収機能障害を引き起こします．

治療としては，膵液の分泌を促進するアルコールや脂質の摂取を控えることを基本とします．膵性糖尿病の場合は，膵炎の経過により治療が変化しますが，インスリン治療が基本となります．

▼ 慢性膵炎の経過

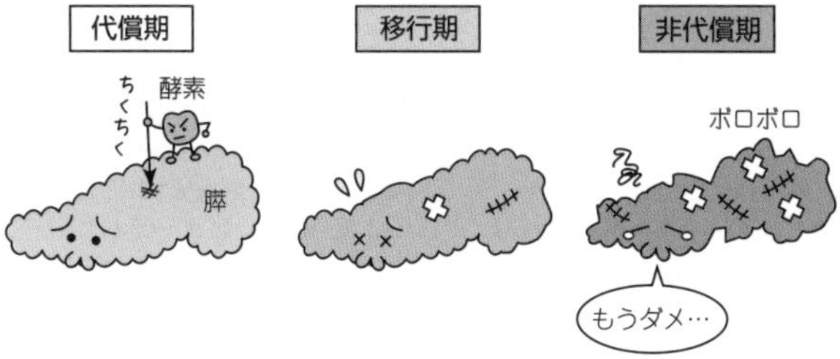

Check it out!

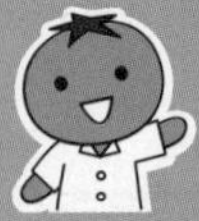

覚えられましたか？

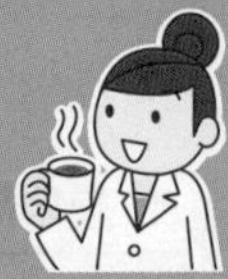

この章の重要事項を赤シートで隠してチェック！

- ☐ 2型糖尿病の治療の基本は食事療法と運動療法である．それでも血糖コントロールが十分でない場合は薬物療法を導入するが，根本的に生活習慣の改善が求められる．(p82，94)

- ☐ 食事療法では，エネルギー摂取量を，目標体重×エネルギー係数で求める．なお，栄養バランスは初期設定で炭水化物40〜60%，たんぱく質は20%まで，それ以外を脂質から摂取とする．(p83-84)

- ☐ 運動療法では，有酸素運動とレジスタンス運動に分けてそれぞれの目安を設定しているが，運動が難しい場合には，日常生活活動による消費エネルギー量を増やすために日常動作を変える．(p88-90)

- ☐ 経口血糖降下薬には，主にインスリン抵抗性改善，インスリン分泌促進，糖吸収・排泄の調節を目的とした薬剤がある．(p96)

- ☐ 経口血糖降下薬は，年齢や肥満の程度，インスリン分泌能やインスリン抵抗性の程度を評価して，まずはどの薬剤を使用するか決定する．1種類の経口血糖降下薬で良好な血糖コントロールができない場合には，作用機序の異なる薬剤を併用する選択肢もある．(p116-117)

国試にチャレンジ

この章を読むと解けるようになる国試問題が別冊に収録されています．章の内容が理解できているか，チェックしてみましょう！

別冊 p.6 へ

QB・RBを活用しよう

この章と関連した問題集『クエスチョン・バンク』，参考書『レビューブック』のページを下記のQRコードで確認しましょう！

Chapter

4

ホルモンのはたらきと甲状腺疾患

若い女性に多くみられるバセドウ病は，甲状腺を刺激する抗体が原因で起こります．ホルモンについての基本的な知識をまず確認したのちに，甲状腺に関係する疾患の概要を学びましょう．

特に女性に多い病気

バセドウ病って，若い女性に多い病気なのかぁ．

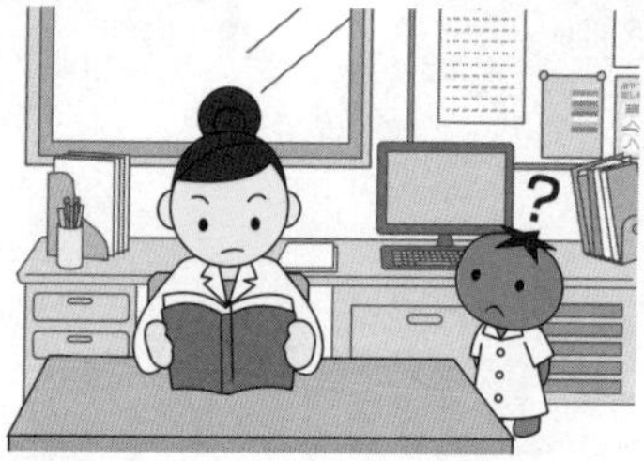

あら，何を調べているの？

うん．今日外来にいらっしゃったSさん，
バセドウ病という病気なんですって．
短期間に体重が落ちて，**動悸**や**多汗**が続いたので
近くの病院を受診されたそうなの．

Profile

Sさん

27歳　女性

身長163cm，体重49kg（最近4週間で5kg減少）．
BMI18.4．
短期間の体重減少，動悸，多汗により内科医院を受診した．甲状腺機能亢進症が疑われたため，MM病院に紹介．検査により，バセドウ病と診断された．

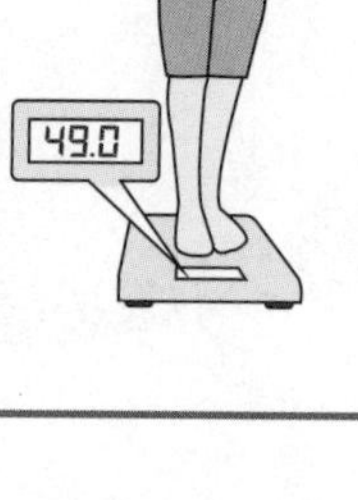

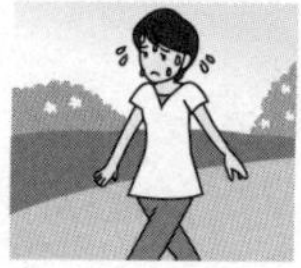

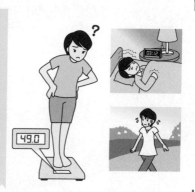

なるほど．

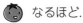

なんだか気になって，勉強していたの．
バセドウ病って，
耳にすることは多いけど，どんな病気なの？

バセドウ病は，自己抗体 （p141 参照）が**甲状腺**という のどぼとけの下に位置する臓器を刺激して，甲状腺の機能が**異常に亢進**してしまう病気よ．

▼ バセドウ病の発症イメージ

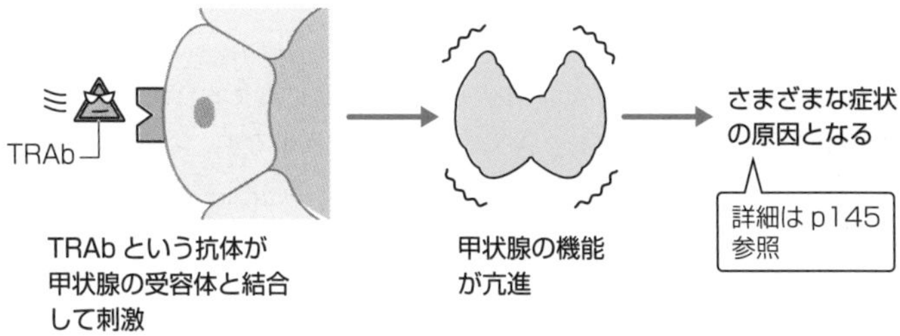
TRAb
TRAb という抗体が
甲状腺の受容体と結合
して刺激
甲状腺の機能
が亢進
さまざまな症状
の原因となる
詳細は p145
参照

▼ 甲状腺の位置

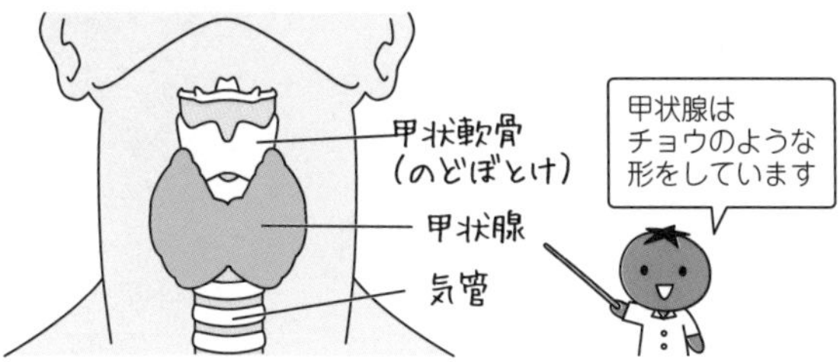
甲状軟骨
（のどぼとけ）
甲状腺
気管
甲状腺は
チョウのような
形をしています

ふむふむ．
甲状腺には，どんな機能があるの？

主な役割は，**甲状腺ホルモン**の分泌ね．
ホルモンがどういう物質かは理解できてる？

実はさっぱり…….

それじゃあ，
ホルモンのはたらきからおさえていきましょう．

comment

甲状腺の機能が亢進する（正常時に比べて極端に高まる）病態を甲状腺機能亢進症といい，バセドウ病はその代表的な疾患です．

ホルモンのはたらき

ホルモンって大事なんだろうけど，
目に見えないから，いまいちイメージしにくいのよ．

ホルモンは，体の**恒常性**（こうじょうせい）**（ホメオスタシス）を保つために分泌される**物質ね．
ざっくり言えば，体の調子を整えるために必要なものよ．
たとえば，ホルモンにはこんな作用があるの．

▼ **ホルモンの主なはたらき**

血圧調整	上昇	アルドステロン，アドレナリン※
	下降	アドレナリン※
血糖調整	上昇	グルカゴンなど
	下降	インスリン
血中Ca濃度の調節	上昇	副甲状腺ホルモン（PTH）
	下降	カルシトニン

※アドレナリンは血圧上昇・下降のどちらにも作用する．

必要に応じて濃度を調整することで，
恒常性（ホメオスタシス）を維持しているのよ！

それぞれのホルモンが，
体のいろいろなところを調節してくれてるんだね．

そういうこと．ちなみに，ホルモンは
化学構造によって大きく3つのタイプに分類できるの．

▼ ホルモンの化学構造による分類

種　類	構　造	例
❶ペプチドホルモン 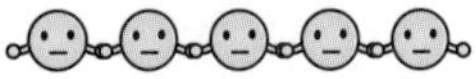	●アミノ酸がペプチド結合により長く連なったポリペプチド（たんぱく質の一種）からなる.	●視床下部ホルモン ●下垂体ホルモン など
❷ステロイドホルモン 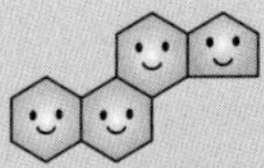	●コレステロールから合成され，ステロイド骨格をもつ.	●副腎皮質ホルモン ●性ホルモン など
❸アミン・アミノ酸誘導体ホルモン 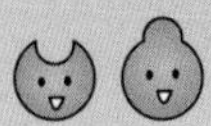	●少数のアミノ酸で構成される.	●カテコールアミン ●甲状腺ホルモン

 そうなんだ.

 このあたりはさらっといくわよ.
ところで，ホルモンって
どこから分泌されているか知ってる？

 よく分かってない…….

 実は，多くのホルモンは脳の一部である**視床下部**や
下垂体前葉・後葉から分泌されているの.
そのほかにも，体のさまざまな臓器から
分泌されているのよ．ちょっと確認してみましょう.

▼ 主なホルモンが分泌される場所と作用

20031-1,2,3,5 21032

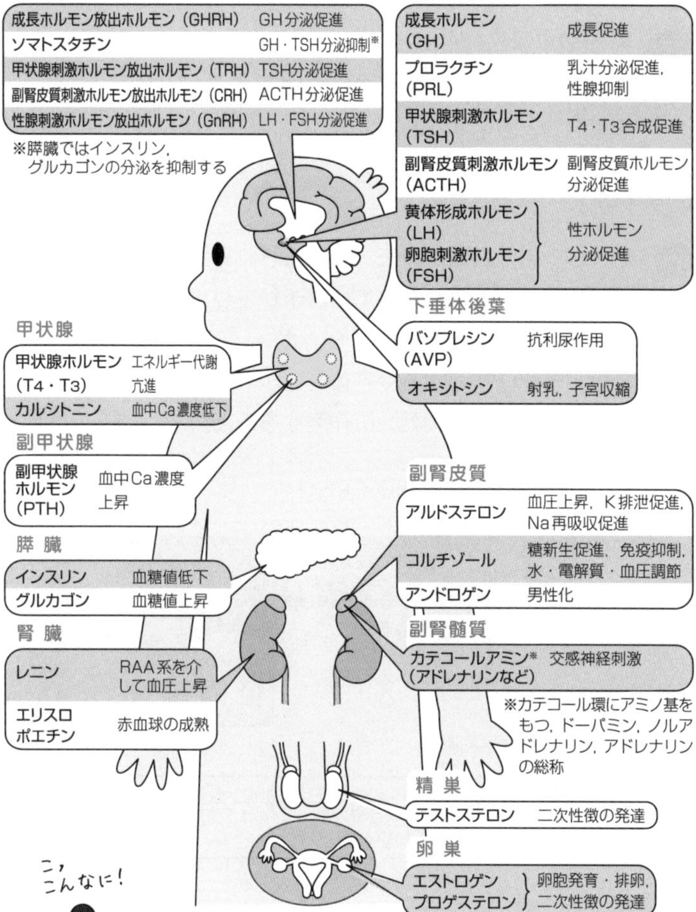

視床下部

成長ホルモン放出ホルモン（GHRH）	GH分泌促進
ソマトスタチン	GH・TSH分泌抑制※
甲状腺刺激ホルモン放出ホルモン（TRH）	TSH分泌促進
副腎皮質刺激ホルモン放出ホルモン（CRH）	ACTH分泌促進
性腺刺激ホルモン放出ホルモン（GnRH）	LH・FSH分泌促進

※膵臓ではインスリン，グルカゴンの分泌を抑制する

下垂体前葉

成長ホルモン（GH）	成長促進
プロラクチン（PRL）	乳汁分泌促進，性腺抑制
甲状腺刺激ホルモン（TSH）	T_4・T_3合成促進
副腎皮質刺激ホルモン（ACTH）	副腎皮質ホルモン分泌促進
黄体形成ホルモン（LH）	性ホルモン分泌促進
卵胞刺激ホルモン（FSH）	性ホルモン分泌促進

下垂体後葉

バソプレシン（AVP）	抗利尿作用
オキシトシン	射乳，子宮収縮

甲状腺

甲状腺ホルモン（T_4・T_3）	エネルギー代謝亢進
カルシトニン	血中Ca濃度低下

副甲状腺

副甲状腺ホルモン（PTH）	血中Ca濃度上昇

膵臓

インスリン	血糖値低下
グルカゴン	血糖値上昇

腎臓

レニン	RAA系を介して血圧上昇
エリスロポエチン	赤血球の成熟

副腎皮質

アルドステロン	血圧上昇，K排泄促進，Na再吸収促進
コルチゾール	糖新生促進，免疫抑制，水・電解質・血圧調節
アンドロゲン	男性化

副腎髄質

カテコールアミン※（アドレナリンなど）	交感神経刺激

※カテコール環にアミノ基をもつ，ドーパミン，ノルアドレナリン，アドレナリンの総称

精巣

テストステロン	二次性徴の発達

卵巣

エストロゲン	卵胞発育・排卵，二次性徴の発達
プロゲステロン	卵胞発育・排卵，二次性徴の発達

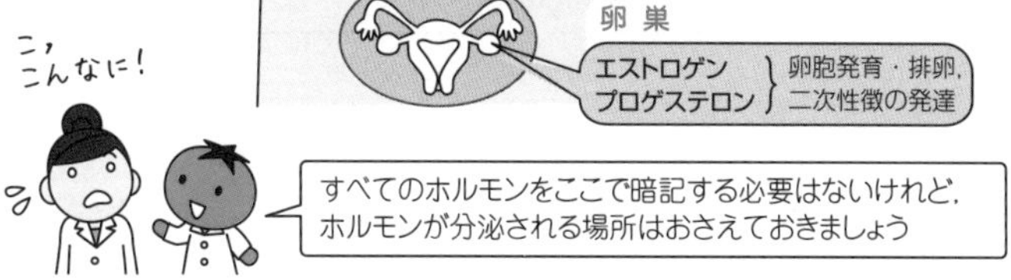

こ，こんなに！
すべてのホルモンをここで暗記する必要はないけれど，ホルモンが分泌される場所はおさえておきましょう

へぇ～．ひとくちにホルモンっていっても，
分泌される場所はさまざまなんだね．

そうなの．
個別のホルモンのはたらきについては，
登場のつど説明するわね．

はーい．

それじゃあ，次にホルモンが分泌されてから
作用するまでの流れをみていきましょう．
分泌されたそれぞれのホルモンは
各ホルモンに対応する受容体をもつ
特定の細胞（標的細胞）に作用するのよ．

▼ **ホルモンの分泌と作用のイメージ**

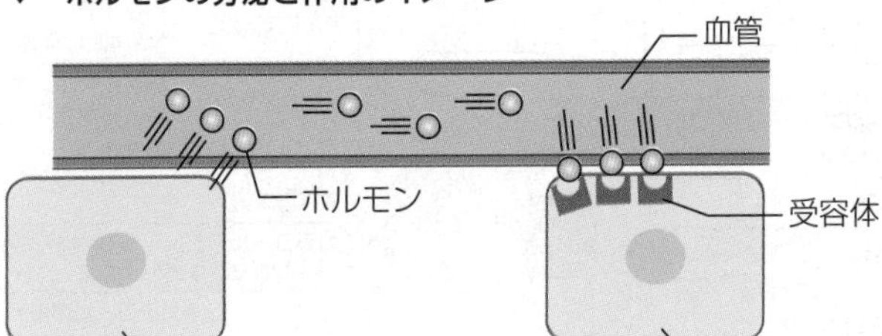

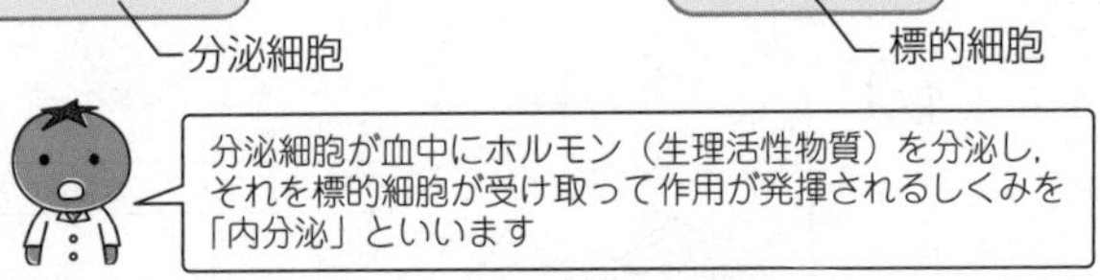
分泌細胞が血中にホルモン（生理活性物質）を分泌し，
それを標的細胞が受け取って作用が発揮されるしくみを
「内分泌」といいます

comment

「内分泌」に対応する言葉として「外分泌」があります．こちらは，細胞からの分泌物が外界に放出されることを指します．外分泌腺の例として，汗腺（汗を体外に分泌）や膵臓（膵液を消化管に分泌）などが挙げられます．

そんなしくみになっているんだ．

ええ．ちなみに，標的細胞に取り込まれる方法は，
ホルモンの種類によってちょっとずつ違うの．たとえば，
ペプチドホルモンなどは**細胞膜**の受容体と結合するわ．

ほかのホルモンは？

ステロイドホルモンや甲状腺ホルモンは
細胞の核内受容体とそれぞれ結合するの．
次ページの図で確認しておきましょう．

▼ **細胞におけるホルモンの取り込み**

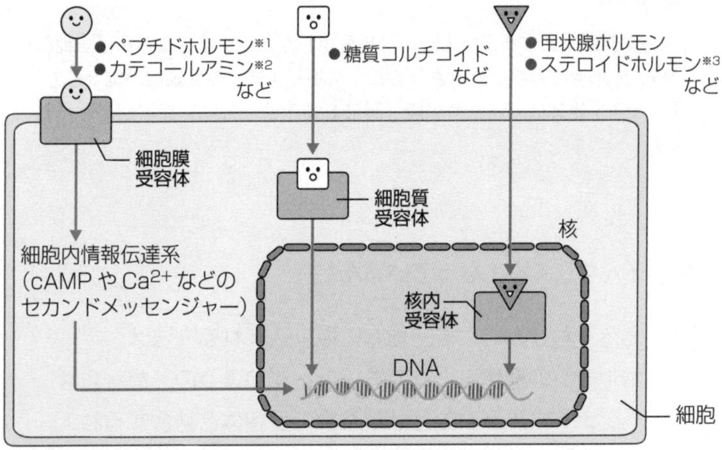

ホルモンのタイプによって，標的細胞のどの位置の受容体と結合するのかが異なります

※1 インスリンやバソプレシンなど
※2 アドレナリン，ノルアドレナリン，ドーパミン
※3 エストロゲンなど

なるほど．ホルモンのタイプによって，
細胞のどの部分の受容体と結合するかも違うんだね．

そうなの．ちなみに，ホルモン以外にも
身体の組織に短時間で変化を与えるものが
あるんだけど，ピンとくるかしら？

身体に変化を与える…….あっ，もしかして神経？

正解！　神経は，ホルモンに比べると
瞬時に伝達されるんだけど，作用時間は短いの．
それに対してホルモンは，伝達には時間がかかる一方で，
持続的な作用が可能なのよ．

▼　**ホルモンと神経の伝達速度と持続時間**

	組織への伝達速度	作用の持続時間
ホルモン	遅い	長い
神経	速い	短い

同じ伝達にもいろいろな種類があるんだね．
人間の身体って，やっぱりすごいなぁ．

ちなみにホルモンは，
身体の状態によって分泌される量が変化するの．
話は変わるけど，あなた，
ジョギングが趣味だったわよね？

うん．たくさん走って汗をかくのが気持ちいいのよ．

そのとき，あなたの身体の中では
ホルモンの分泌が増加しているの．
ちょっとイメージしてみましょう．

▼ ジョギング中に分泌が増加する主なホルモン

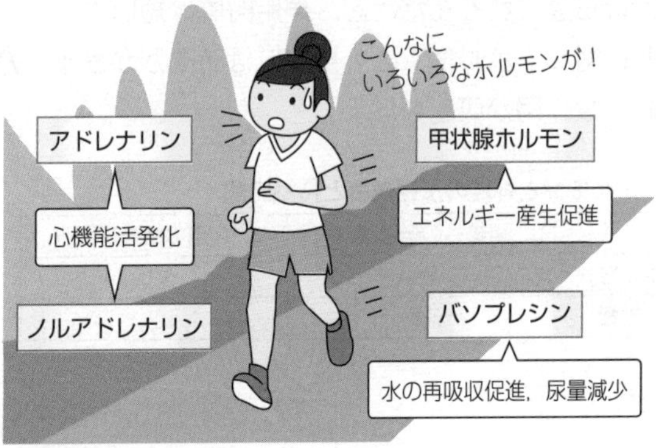
こんなに
いろいろなホルモンが！
アドレナリン
心機能活発化
ノルアドレナリン
甲状腺ホルモン
エネルギー産生促進
バソプレシン
水の再吸収促進，尿量減少

へぇ～．
アドレナリンはなんとなくイメージできるけど，
ほかにもいろいろなホルモンの分泌が
増加しているんだね．

そうなの．運動時には，筋肉を動かすために
エネルギーの必要量が増加するわよね．
体を取り巻く環境の変化にあわせて，
ホルモンの分泌を増減させて素早く対処しているのよ．

賢いシステムなんだなぁ．

さて．ホルモンの話ばかりしてしまったけれど，
そろそろSさんのお話に戻りましょう．
ここからはSさんの病気に関係する甲状腺ホルモンを
例にして，ホルモン分泌の流れをみていくわね．

甲状腺ホルモンの役割と分泌

確か，甲状腺ホルモンって
いくつか種類があるんだよね？

よく知っているじゃない．特に重要な
サイロキシン〔チロキシン〕（T_4：thyroxine）と
トリヨードサイロニン（T_3：3,5,3'-triiodothyronine）の
2つの甲状腺ホルモンについては，
おさえておきましょう．

▼ 甲状腺ホルモンの種類

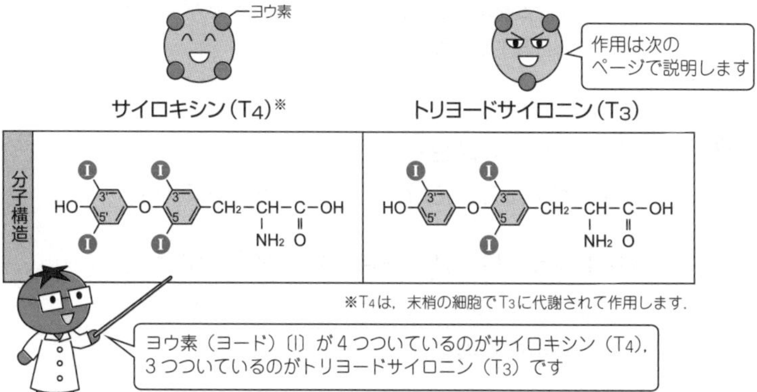
ヨウ素
作用は次のページで説明します
サイロキシン（T4）※
トリヨードサイロニン（T3）
分子構造
HO
O
CH2−CH−C−OH
NH2 O
※T4は，末梢の細胞でT3に代謝されて作用します．
ヨウ素（ヨード）〔I〕が4つついているのがサイロキシン（T4），
3つついているのがトリヨードサイロニン（T3）です

▼ 臨床では主にFT_4，FT_3を測定する

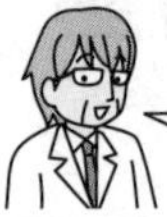

ちなみに甲状腺ホルモンは，アルブミンなどの血漿たんぱく質と結合したたんぱく結合型と，遊離型のFT_4，FT_3があります．甲状腺ホルモンの検査では，FT_4，FT_3を測定するのが一般的です

甲状腺科ドクター

たんぱく結合型

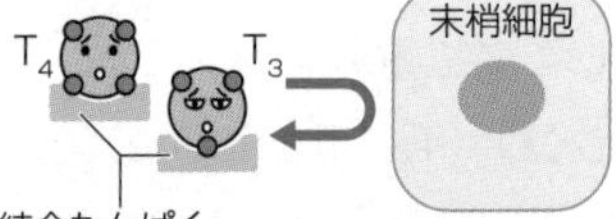

● 結合型は細胞内に入ることができない．

遊離型

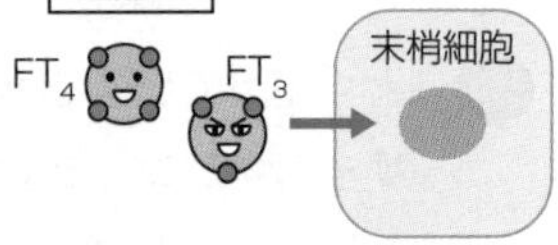

● 遊離型は細胞内に入り，活性を示す．

comment

甲状腺ホルモンとしては，このほかに微量のリバーストリヨードサイロニン（rT_3：reverse triiodothyronine）も産生されますが，ほとんど作用をもたないと考えられています．

どちらもヨウ素が結合したホルモンなんだね．
この甲状腺ホルモンには，どんな作用があるの？

甲状腺ホルモンは，体のさまざまな部分に作用し，**代謝や成長，心臓のはたらき**に関与しているの．
車のアクセルを踏むイメージといえば分かりやすいかしら．
具体的な作用を確認していきましょう．

▼ **甲状腺ホルモンの主な作用**

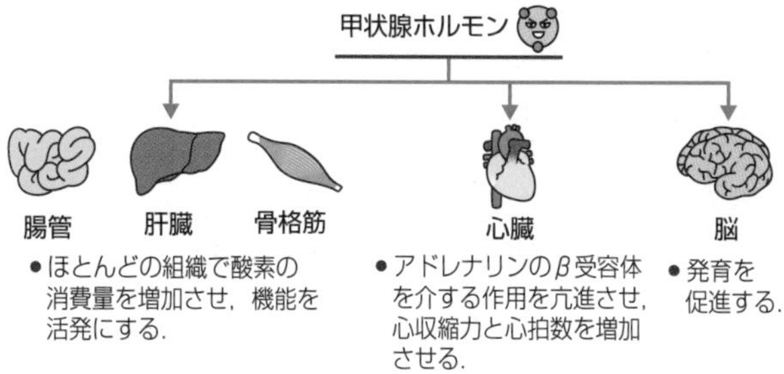

甲状腺ホルモン
腸管
肝臓
骨格筋
心臓
脳
●ほとんどの組織で酸素の消費量を増加させ，機能を活発にする．
●アドレナリンのβ受容体を介する作用を亢進させ，心収縮力と心拍数を増加させる．
●発育を促進する．

甲状腺ホルモンって，思ってた以上に役割が多いんだ！

そうでしょ．Sさんの病気では，
この甲状腺ホルモンの分泌が**過剰**になっているの．

ということは，
Sさんの体は，**車のアクセルを踏みすぎて**
暴走しているような状態なの？

そういうことね．ちなみに，
甲状腺ホルモンは甲状腺から分泌されるんだけど，
分泌までには**いくつもステップ**があるの．
Sさんの場合，このステップに
異常が起こっていると考えられるのよ（p142参照）．

そうなの？

ええ．ひとまず，正常時のホルモン分泌を確認しましょう．
甲状腺ホルモンを分泌するためには，
甲状腺刺激ホルモン（TSH）というホルモンが，
甲状腺を刺激する必要があるわけ．

へぇー，そうなんだ．
その**TSH**というのは，どこから分泌されるの？

脳の**下垂体前葉**という部分からよ．
ちなみに，このTSHを分泌するためには，
脳の視床下部という部分から分泌される，
甲状腺刺激ホルモン放出ホルモン（TRH）
というホルモンが必要なの．

甲状腺刺激ホルモン放出……．
名前が長すぎるわよ！

確かにね．次のページでいったん整理しておきましょう．

▼ 甲状腺ホルモンの分泌メカニズム

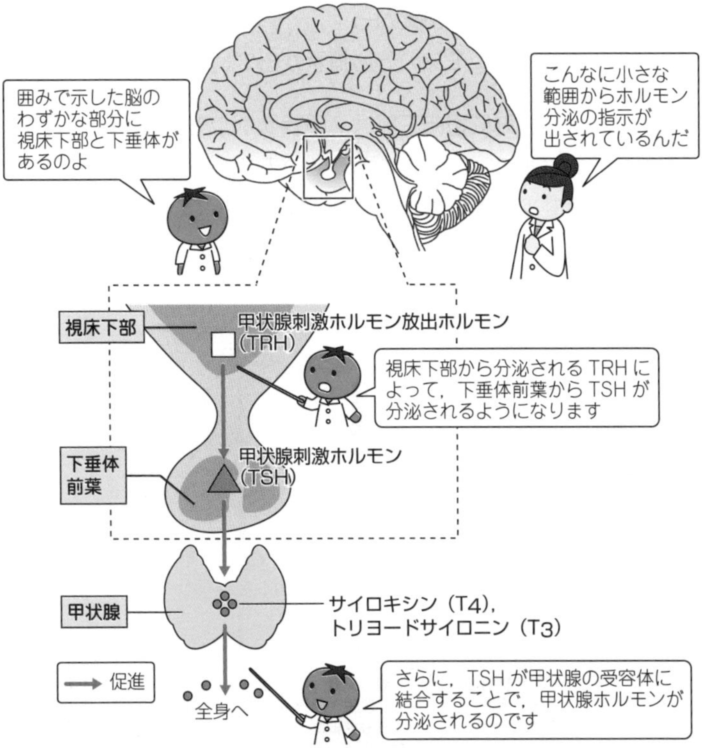

囲みで示した脳のわずかな部分に視床下部と下垂体があるのよ
こんなに小さな範囲からホルモン分泌の指示が出されているんだ
視床下部
甲状腺刺激ホルモン放出ホルモン（TRH）
視床下部から分泌されるTRHによって，下垂体前葉からTSHが分泌されるようになります
下垂体前葉
甲状腺刺激ホルモン（TSH）
甲状腺
サイロキシン（T4），トリヨードサイロニン（T3）
促進
全身へ
さらに，TSHが甲状腺の受容体に結合することで，甲状腺ホルモンが分泌されるのです

TRH：thyrotropin-releasing hormone
TSH：thyroid-stimulating hormone
T_4：thyroxine
T_3：3,5,3'-triiodothyronine

comment

視床下部と下垂体は，それぞれ小さな器官ですが，どちらもとても重要な役割を担っています．視床下部は視床というふくらみの下に位置し，ホルモンの産生のほか，摂食行動や睡眠など，生命活動の調節も行っています．一方，下垂体は視床下部からぶらさがっており，前葉と後葉の2つに分けられます．前葉と後葉からは，それぞれホルモンが分泌されます (p127参照).

甲状腺ホルモンが分泌される前に，
視床下部や下垂体前葉から
より上位のホルモンの分泌指示が出ているんだ．

そう．ちなみに視床下部は，甲状腺ホルモン以外にも
多くのホルモンの分泌を担っていて，
生命活動の調節に中心的な役割を果たしているのよ．

▼ **視床下部から下垂体前葉を経て分泌されるホルモン**

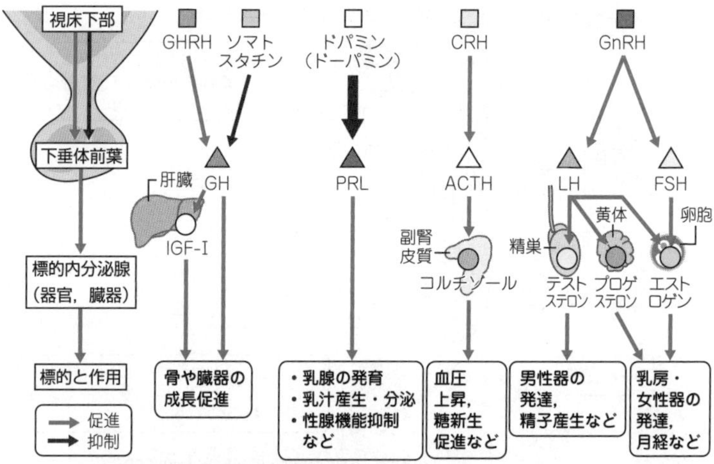

GHRH（成長ホルモン放出ホルモン）：growth hormone releasing hormone
GH（成長ホルモン）：growth hormone
IGF-Ⅰ（インスリン様成長因子Ⅰ）：insulin like growth factors
PRL（プロラクチン）：prolactin
CRH（副腎皮質刺激ホルモン放出ホルモン）：corticotropin releasing hormone
ACTH（副腎皮質刺激ホルモン）：adrenocorticotropic hormone
GnRH（性腺刺激ホルモン放出ホルモン）：Gonadotropin releasing hormone
LH（黄体形成ホルモン）：luteinizing hormone
FSH（卵胞刺激ホルモン）：follicle stimulating hormone

視床下部がこんなにいろいろなホルモン
分泌の指示を出しているの？　すごいなぁ.

そうでしょ．ちなみに，視床下部や下垂体などでは，
ホルモンの濃度が上昇した時にはホルモン分泌を減らし，
濃度が低下すると分泌を促進させて調節しているの.

うまく調節されているんだね.

下位に位置するホルモン（下位ホルモン）
の濃度の変化を，より上位の内分泌腺が察知する
このしくみを，ネガティブ・フィードバックというのよ.

▼ ネガティブ・フィードバック（NF：negative feedback）

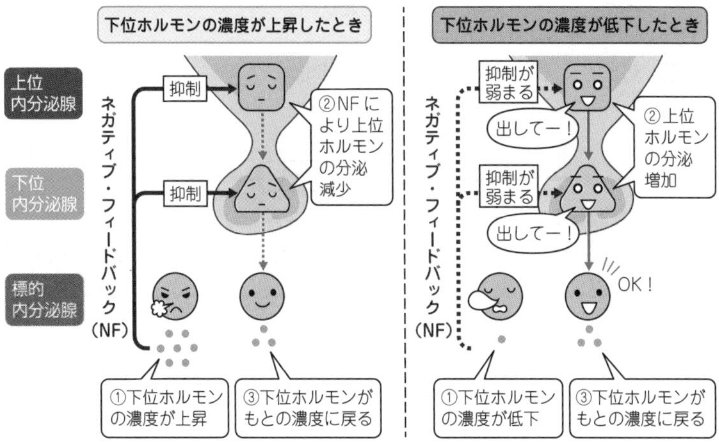

「ネガティブ」っていうから
なんだかマイナスなイメージだけど，
実際は**下位ホルモンの変化**によって
分泌を調整するっていうことだったんだ！

そう．「後ろ向き」のしくみということね．

それぞれの部分がうまく連携しているんだなぁ．

えぇ．ただ，Sさんのように，
バセドウ病の患者さんでは，
このネガティブ・フィードバックが
はたらいているにもかかわらず，
甲状腺ホルモンが大量に分泌されてしまっているの．

どうしてそんなことが起こるの？

もう少し詳しく説明していきましょう．

国試ひとくちメモ

視床下部から下垂体後葉（前葉ではなく）を経て分泌されるホルモンに，**オキシトシン**や**バソプレシン**があります (p127参照)．(20031-2 21032-2)

バセドウ病の原因

Sさんは甲状腺ホルモンのフィードバックが
うまくいかないって，どうしてなの？

一歩ずつ理解していきましょう．
Sさんのバセドウ病という病気は
自己免疫疾患の１つで，
TSH受容体抗体（TRAb：thyrotropin receptor antibody）
という，免疫に関わる**自己抗体**が
17135-1
大量に分泌されてしまっているのよ．

▼ **TSH受容体抗体（TRAb）**

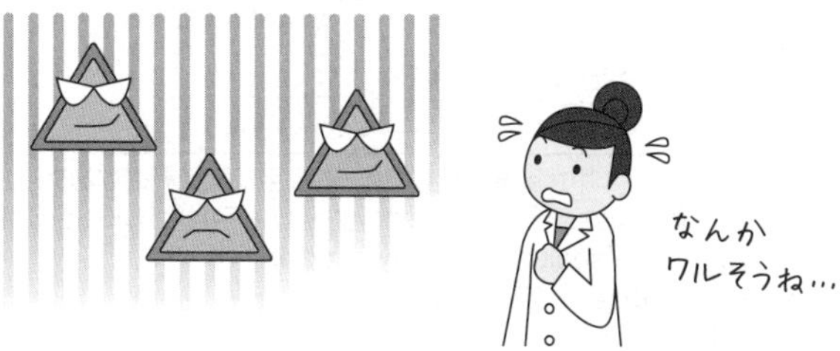

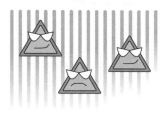

TRAbがどのように分泌されるのかは
まだ明らかになっていません

それってマズいの？

とてもマズいわ．このTRAbが，
甲状腺ホルモンの合成・分泌に大きな影響を与えてしまうの．
まず，正常時の甲状腺ホルモンの
合成と分泌について確認しておきましょう．

▼ 甲状腺ホルモンの合成と分泌

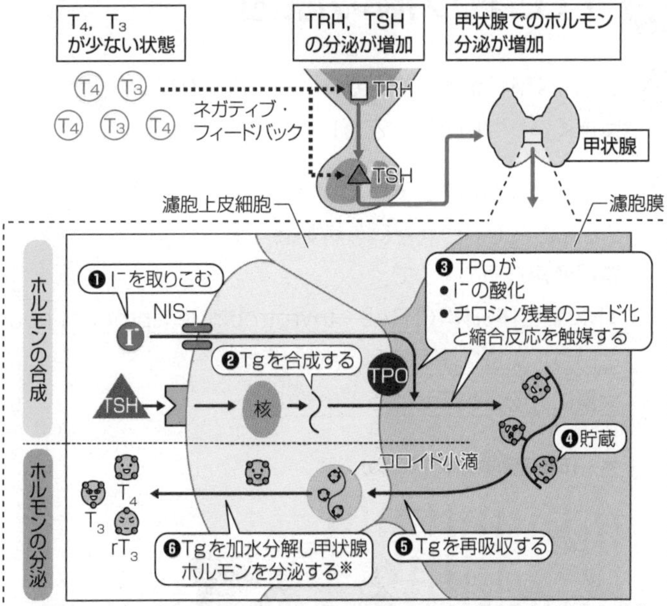

Tg（サイログロブリン）：甲状腺濾胞細胞で作られる甲状腺特異的な糖たんぱく
TPO（thyroid peroxidase，甲状腺ペルオキシダーゼ）：甲状腺ホルモン合成酵素
NIS：Na^{+}-I^{-}共輸送体（sodium iodide symporter）
※ T_3, rT_3の多くは，末梢組織でT_4から産生される

ホルモンの合成

❶甲状腺の濾胞上皮細胞にI^{-}（ヨウ素イオン）が取り込まれ，濾胞腔内で濃縮される．

❷一方，TSHの作用によって濾胞上皮細胞でTg（サイログロブリン）が合成され，濾胞腔内へ分泌される．

❸TPOの作用によりTg分子中のチロシン残基のヨード化と縮合が起こり，甲状腺ホルモンがTg分子上で合成される．

ホルモンの貯蔵

❹甲状腺ホルモン（T_4，T_3）はTgに結合した形で濾胞腔内に貯蔵される．

ホルモンの分泌

❺Tgがコロイド小滴として濾胞上皮細胞に再吸収される．

❻Tgが加水分解され，甲状腺ホルモン（T_4，T_3）が血中に分泌される．

TSHによってサイログロブリン（Tg）が合成されて，
さらに**ヨウ素イオン**（I^-）が加わることで，
甲状腺ホルモンが合成されるんだね．

そう．甲状腺には，体内のヨウ素の70%以上が
存在していて，甲状腺ホルモンの合成に使われているの．
ところが，TSH受容体抗体（TRAb）が多い状態だと……．

▼ バセドウ病患者さんの甲状腺ホルモンの分泌

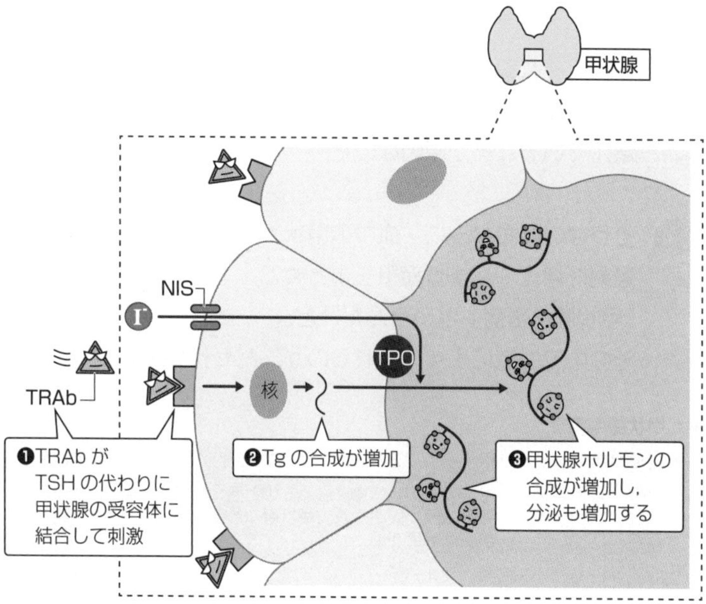

甲状腺
NIS
I⁻
TPO
TRAb
核
❶TRAbが TSHの代わりに 甲状腺の受容体に 結合して刺激
❷Tgの合成が増加
❸甲状腺ホルモンの 合成が増加し， 分泌も増加する

あ，TSHの代わりに，TRAbが
甲状腺の受容体を刺激してる！

そうなの．この刺激によって，甲状腺はホルモンをどんどん合成・分泌してしまうの．

これは大変だわ．
ネガティブ・フィードバックは
ちゃんとはたらいているのに……．TRAbのせいで，
甲状腺ホルモンがどんどんできてしまうんだ．

そういうこと．甲状腺ホルモンが過剰になってしまうメカニズムが理解できたかしら．

うん．それで，Sさんが苦しんでいらっしゃる
多汗や**体重減少**は，この甲状腺ホルモンの分泌が
増えていることが原因なの？

そうなの．ちなみに，血中の甲状腺ホルモンの分泌が
過剰に増えてしまう疾患をまとめて
「甲状腺中毒症」というんだけど，
その中でも特によくみられるのが，バセドウ病なの．

▼ 甲状腺中毒症

・バセドウ病		→甲状腺ホルモンを過剰に産生･分泌する（甲状腺機能亢進症）
・破壊性甲状腺中毒症	亜急性甲状腺炎	→主にウイルス感染によるものと考えられる炎症により，甲状腺の一部が破壊され，甲状腺ホルモンが漏出する．炎症が治まれば治癒する．
	無痛性甲状腺炎	→慢性甲状腺炎（橋本病）〔p161参照〕の患者さんで，何らかの原因により甲状腺ホルモンの漏出が増加する．その後，甲状腺ホルモンの分泌が減少するが，多くは3カ月以内に自然回復する．

※「甲状腺機能亢進症」という用語が「甲状腺中毒症」と同義に使われることも多い．

バセドウ病のほかにも，甲状腺ホルモンが
増えすぎてしまう疾患があるんだね.

甲状腺機能亢進症でみられる症状も確認しておきましょう.

▼ **甲状腺機能亢進症でみられる主な症状** 19134-1,2,5

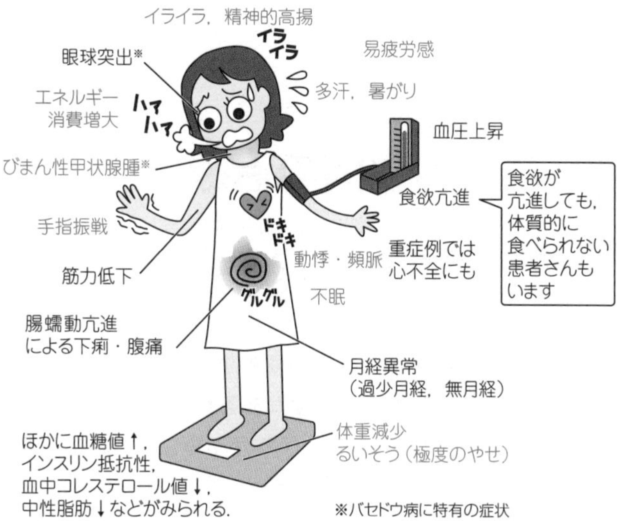
イライラ，精神的高揚
イラ イラ
易疲労感
眼球突出※
エネルギー消費増大
ハァ ハァ
多汗，暑がり
血圧上昇
びまん性甲状腺腫※
食欲亢進
食欲が亢進しても，体質的に食べられない患者さんもいます
手指振戦
ドキ ドキ
動悸・頻脈
重症例では心不全にも
筋力低下
グルグル
不眠
腸蠕動亢進による下痢・腹痛
月経異常（過少月経，無月経）
体重減少 るいそう（極度のやせ）
ほかに血糖値↑，インスリン抵抗性，血中コレステロール値↓，中性脂肪↓などがみられる.
※バセドウ病に特有の症状

comment

甲状腺機能亢進症では，治療薬の副作用で薬剤性肝障害を起こすケースがあります.

Chapter 4 ホルモンのはたらきと甲状腺疾患

こんなにいろいろな症状が出てしまうんだ…….
治療にはきっと，甲状腺ホルモンの分泌を
減らす必要があるわよね？

ええ．減らすための治療は，
薬物療法など大きく3種類に分けられるわ．
細かくみていきましょう．

バセドウ病の治療法

Sさんは薬物療法を行うそうよ．
薬を毎日飲む必要があるんですって．

バセドウ病の治療では**薬物療法**が基本になるから，
服薬に慣れていただく必要があるわ．
長いケースでは10年以上服薬が必要なこともあるの．

comment

比較的短期間で症状が消える患者もいます．ただし，治療期間の長さにかかわらず，バセドウ病は再発の可能性がある病気です．

そんなに長くかかるの？

そう．バセドウ病の患者さんには，
定期的に通院していただいて，
甲状腺関連の検査値によって薬の種類や量を調節するの．

治療に先立って，Sさんの
主な血液検査値を確認しておきましょう．

▼ **Sさんの主な血液検査値** 19134-3,4

検査項目	基準範囲	Sさん
FT_4※	0.8～1.6ng/dL	4.1ng/dL
FT_3※	2.2～4.3pg/mL	7.2pg/mL
TSH	0.2～4.5μU/mL	0.05μU/mL
TRAb	(−)	(+)

基準範囲は伊藤病院のものを採用した．
※FT_3：遊離トリヨードサイロニン
　FT_4：遊離サイロキシン

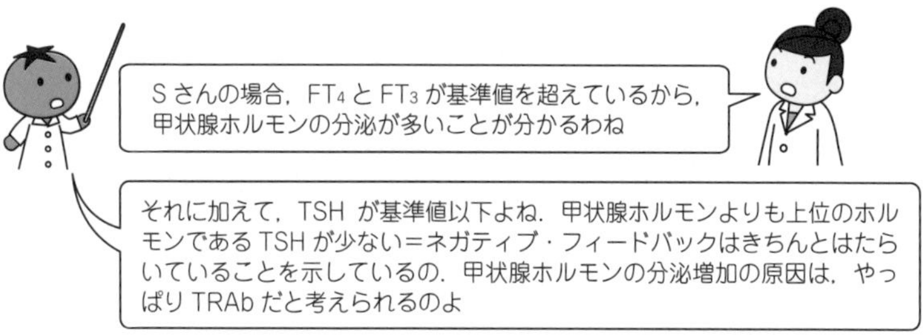

Sさんの場合，FT_4とFT_3が基準値を超えているから，甲状腺ホルモンの分泌が多いことが分かるわね
それに加えて，TSHが基準値以下よね．甲状腺ホルモンよりも上位のホルモンであるTSHが少ない＝ネガティブ・フィードバックはきちんとはたらいていることを示しているの．甲状腺ホルモンの分泌増加の原因は，やっぱりTRAbだと考えられるのよ

なるほど．検査値から，Sさんは
TRAbが原因で甲状腺ホルモンの分泌が
亢進していると推測されるんだね．

そうなの．ただし，甲状腺ホルモンが多くても
症状が出ない患者さんもいらっしゃるのよ．
個人差があることは認識しておいてね．

了解．じゃあ，どんな治療を行うの？

Sさんのようにバセドウ病と
診断されたばかりの患者さんは，
まずは**薬物療法**を行うのがセオリーね．
1〜3カ月の治療で，
約9割の人の甲状腺機能が正常になるの．

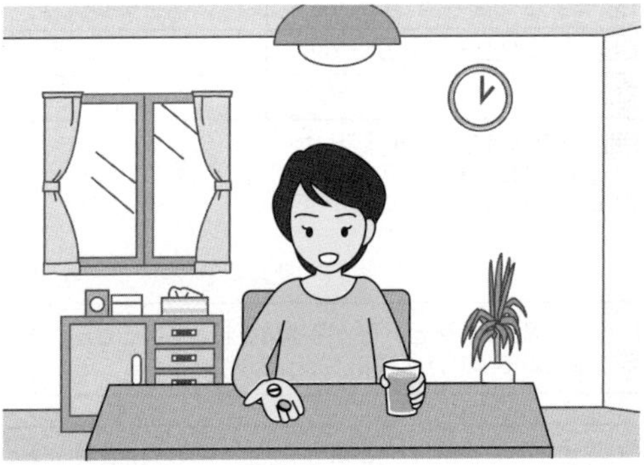

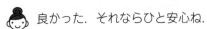

良かった．それならひと安心ね．

いいえ．「正常になったら終わり」
というものではないわ．正常になった後は
薬の量を減らしていくんだけど，
甲状腺の大きさとTRAbの分泌量が影響するから，
寛解までにかかる期間は人によってまちまちなのよ．

そうか，薬のおかげで正常になっただけで，
薬がないとまた…という患者さんも
多くいらっしゃるんだ．

そういうことね．ちなみに，薬物療法のほかに，
放射性ヨウ素を服用して甲状腺の細胞を破壊する
アイソトープ療法と，甲状腺自体を切除してしまう
手術療法があるわ．
それぞれの治療法の長所と短所をおさえておきましょう．

▼ バセドウ病における治療法の長所と短所

	薬物療法	アイソトープ療法 （放射性ヨウ素療法）	甲状腺切除術
治療法	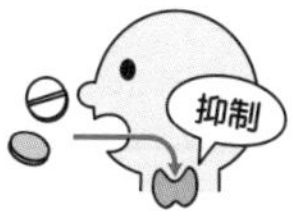 甲状腺でのホルモンの合成を抑制	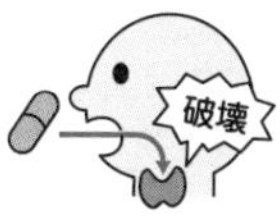 放射性ヨウ素カプセルを経口投与し，甲状腺を破壊	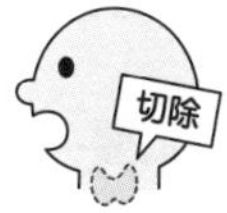 基本的に甲状腺を全部切除
入院	不要	必要な場合もある	必要
治療期間	長期	短期～中期	短期
利点	●ほとんどの患者に適応 ●外来で治療可能	●半年～1年ほどで効果が出る ●確実性が高い ●外来で治療可能	●早く効果が出る ●確実性が高い
欠点	●寛解率が30～40%程度 ●治療期間が長い ●服薬中止の確かな指標がない	●甲状腺機能低下症を起こしやすい ●妊婦，授乳婦には禁忌 ●18歳以下は慎重投与．5歳未満は禁忌	●甲状腺機能低下症を起こしやすい ●手術跡が残る
副作用・合併症	●顆粒球減少症，無顆粒球症 ●皮疹 ●肝機能障害	●甲状腺機能低下症（治療後3～6カ月程度で現れることが多い）	●甲状腺機能低下症 ●副甲状腺機能低下症 ●反回神経麻痺 ●術後の出血

寛解：病気が完全には治癒していないが，症状が一時的もしくは永続的に軽減あるいは消失すること．

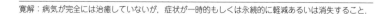

comment

甲状腺のうしろ側には副甲状腺という器官があります．甲状腺切除術によって副甲状腺を傷つけると，副甲状腺機能低下症の原因となります．

治療にもそれぞれに一長一短があるんだね．
あ，そういえば，バセドウ病でこれからアイソトープ療法を受けるという患者さんもいらっしゃったわ．

Profile

Dさん

43歳　女性

身長156cm，体重52kg．
BMI21.4．
バセドウ病の薬物療法を4年間続けてきたが，検査値が安定せず，アイソトープ療法への変更を希望された．3日後に治療を行う予定．

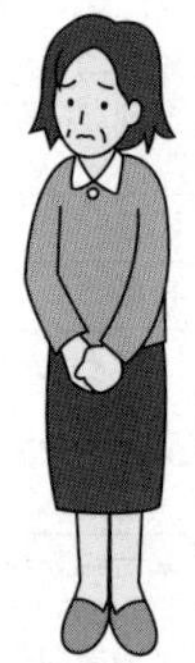

アイソトープ療法とは，
放射性ヨウ素（ヨウ素131：^{131}I）を含むカプセルを服用していただくことで，甲状腺の細胞の数を**減らして**，甲状腺ホルモンの分泌を減少させる治療法よ．
甲状腺がヨウ素を取り込む性質を利用した治療なの．

▼ アイソトープ療法のイメージ

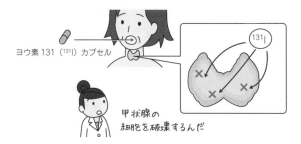

甲状腺の細胞が減るということは，
受容体も減るから，T_3，T_4の分泌も減るわけね．
でも，カプセルを飲むだけでいいの？

えぇ．傷や痛みもない治療法なのよ．

それなら患者さんも楽だし，良さそうね．

ただ，注意点もあるわ．
放射性ヨウ素は胎児や授乳中の乳児への
影響があるから，
妊婦さんや授乳婦さんには禁忌の治療法なの．

それと，もう1点，アイソトープ療法では，
治療の前後にヨウ素の摂取制限が
必要なことにも注意しましょう．

どうして？

放射性ヨウ素は，**ヨウ素が多い状態の**
甲状腺には取り込まれにくいからよ．
だから，治療の前には必ずヨウ素の
摂取制限を守っていただいて，放射性ヨウ素が
取り込まれやすい環境にする必要があるの．

▼ ヨウ素の摂取制限をしないと…

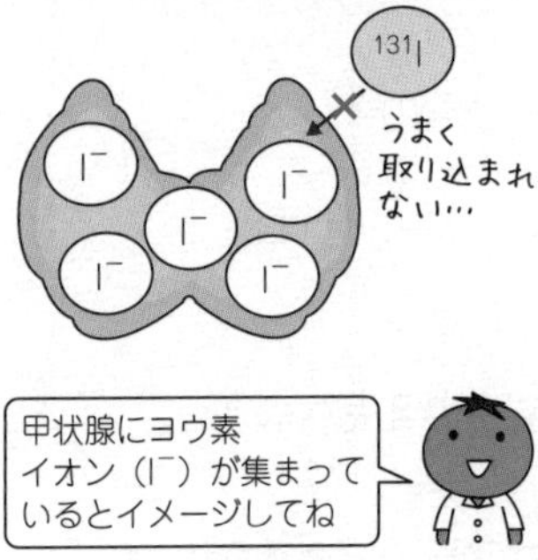

131I
うまく
取り込まれ
ない…
I⁻
甲状腺にヨウ素
イオン（I⁻）が集まって
いるとイメージしてね

ヨウ素の摂取制限をしておかないと，
甲状腺に取り込まれるべき放射性ヨウ素が
うまく効かなくなるんだね．

そうなの．
だから，アイソトープ治療の前には
必ずヨウ素の摂取制限を行う必要があるというわけ．

▼ **ヨウ素を制限すると…**

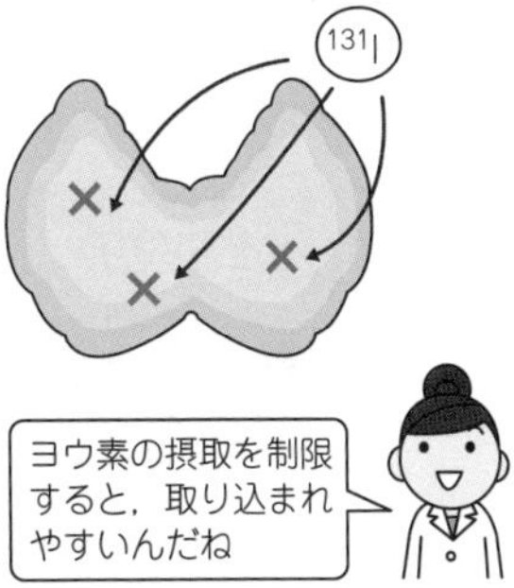

131I
ヨウ素の摂取を制限すると，取り込まれやすいんだね

ヨウ素の制限は，アイソトープ治療後も
4日間程度続ける必要があります

そういうことなんだ．
ヨウ素って，どんな食品に含まれているんだっけ？
昆布に多かった気がするんだけど．

そうね．昆布などの海藻類をはじめとして，
昆布のだしを使った料理などはNGよ．
めんつゆなどもダメね．

▼ ヨウ素を多く含む食品

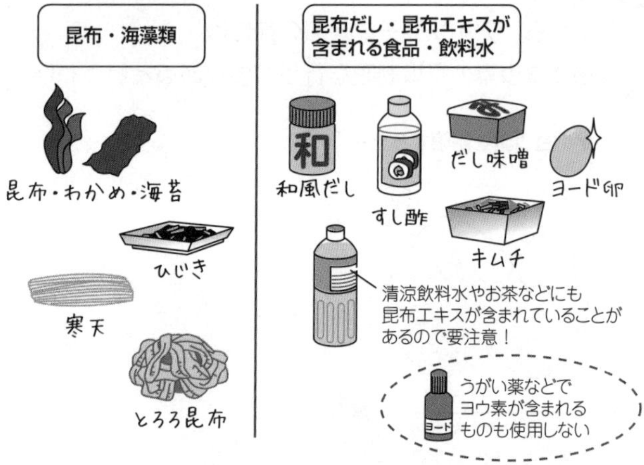

comment

和食にはヨウ素を多く含むだしが欠かせないため，日本人は普段から多くのヨウ素を摂る傾向にあります．上記のほか，たこやいかを含む魚介類，かになどの甲殻類や魚卵，寒天やところてん，ようかん，ヨーグルトなども1日1回程度の摂取にとどめておく必要があります．

へぇー，意外といろいろな食品に含まれているんだね．
でも，実際にヨウ素摂取制限が守られているかは，
どうやって判断するの？

アイソトープ療法を行う患者さんには，
前日に少ない量の放射性ヨウ素を飲んでいただいて，
甲状腺に**放射性ヨウ素が取り込まれているかを**
確認する検査を行うことになっていて，
その際に甲状腺のはたらきや大きさ，
ヨウ素摂取の有無を確認するの．

なるほどなぁ．

ちなみに，アイソトープ療法では，
放射性ヨウ素によって**甲状腺の一部**を破壊するから，
甲状腺機能が低下してしまうケースが多いの．

そうか．
甲状腺機能は亢進しても低下しても良くないんだよね．

そう．甲状腺ホルモンの分泌が減ってしまうと，
今度は**甲状腺機能低下症**を起こしてしまうの．
甲状腺機能低下症では，皮膚の乾燥や
発汗の減少などの症状がみられるの．
詳しいことは改めて説明するわ (p160参照)．

了解！

バセドウ病と食事

バセドウ病って,
体中の機能が亢進している状態なんだよね？
Sさんも体重減少を気になさっていたけれど,
食事はどうするべきなんだろう.

SさんのBMIを計算してみましょう.

うん. Sさんは163cmで49kgだから,
$\mathrm{BMI}=49\div(1.63\times1.63)\fallingdotseq18.4$ ね.

「日本人の食事摂取基準」2020年版では,
18～49歳の人の目標とするBMIは18.5～24.9だから,
Sさんは痩せていることが分かるわね. じゃあ,
今度はハリス・ベネディクトの式に当てはめて
推定エネルギー必要量を算出してみましょう.

前に勉強したからバッチリよ (2巻2章参照).
まずは基礎代謝量を算出するわ.
$665.1+9.56\times49+1.84\times163-4.67\times27$
$=1{,}307.37$kcal ね.

Sさんの場合，入院せずに一般的な生活ができているから，**基礎代謝量×身体活動レベル**で推定エネルギー必要量を算出しましょう．

Sさんは化粧品会社にお勤めで，ほとんどデスクワークなんですって．

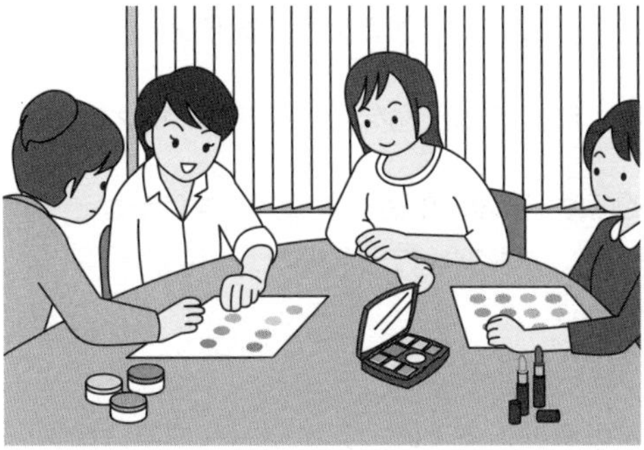

そうすると，身体活動レベルは低い（1.40～1.60）と考えられるわね．

ということは，1307.37×1.40～1.60＝1,830～2,092kcalが推定エネルギー必要量となるんだ．

そういうことね．BMIの減少が少し気になるから，
2,100kcal/日程度の摂取を目指していただきましょう．
代謝が亢進しているので，**十分なエネルギーとたんぱく質**を
摂取する[17135-2,5]ことが大切よ．
エネルギー摂取がうまくいかなかったり，
栄養面で心配なことがあったりしたら，
気軽に相談してくださるようにお伝えしてね．

はーい．ほかにはどんなことに気をつければ良いのかしら？

基本的には，普段の生活で**栄養バランスを大きく変える必要**や，
栄養素の摂取制限を行う必要はないの．

そうなんだ．

バセドウ病の治療では，アイソトープ療法前後の
ヨウ素摂取制限以外は，基本的に**栄養面での**
制限がないと覚えておきましょう．

なるほど．

Sさんの場合，1カ月～半年に1回程度
外来で通院していただいて，検査値を確認しながら
根気強く治療を続けていただく必要があるわ．
治療が順調に進む一方で，
食欲をコントロールできずに太ってしまう
患者さんもいらっしゃるから，注意してね．

了解！
患者さんにとっての適正な栄養量を
説明できるようにならないとね．

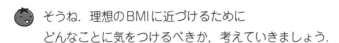

そうね．理想のBMIに近づけるために
どんなことに気をつけるべきか，考えていきましょう．

はーい！

comment

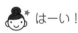

甲状腺機能亢進症の患者の中には，食欲の増加とともに食事量が増えて体重が増える人もいますが，太らない人の方が多数派です．しかし，治療により甲状腺ホルモン値が安定してきても食事量が減らせず，体重が増加するケースもあります．このような場合は，BMIに基づいた適切な範囲での栄養摂取をお勧めしましょう．

甲状腺機能低下症

それじゃあ今度はSさんとは逆に，
甲状腺ホルモンの分泌が減少してしまう，
甲状腺機能低下症について確認しておきましょう．
ここまでで甲状腺ホルモンのはたらきは学んだから，
症状は予想できるんじゃないかしら．

うん．代謝は悪くなってしまいそう．
心臓のはたらきまで弱くなったりしてしまうかも……．

どちらも正解よ．
ほかに肝臓や腎臓のはたらきも低下してしまうし，
腸のはたらきも悪くなって便秘に苦しむ方もいるの．

▼ **甲状腺機能低下症の主な症状**

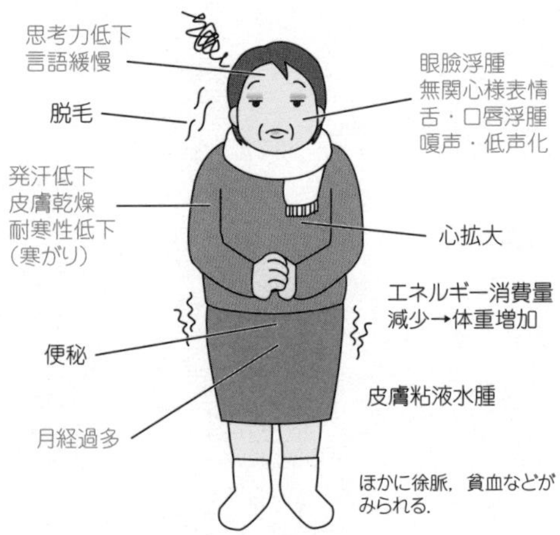

これは辛そう……．原因は何なんだろう？

最も多いのは，**橋本病**という自己免疫疾患よ．
免疫細胞が**自分の甲状腺を攻撃**してしまって，
それによって甲状腺ホルモンの分泌が減ってしまうの．

▼ 橋本病（甲状腺機能低下症）による甲状腺ホルモン分泌の特徴

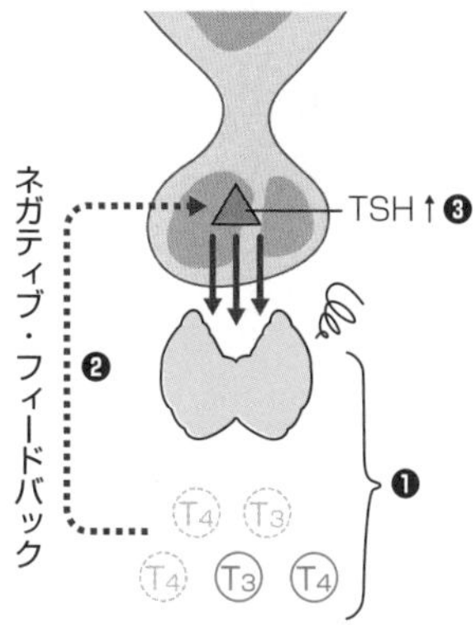

❶何らかの原因（免疫を原因とするものが多いと考えられる）により，甲状腺の一部が壊れ，甲状腺ホルモンの分泌が減少する．
❷甲状腺ホルモンの減少により，ネガティブ・フィードバックが起こる．
❸下垂体前葉より甲状腺刺激ホルモン（TSH）の分泌が増加する．

甲状腺ホルモンの分泌が少なくなるから，
ネガティブ・フィードバックによって
甲状腺刺激ホルモンの分泌を増やして，なんとか
甲状腺ホルモンが増えるように促しているんだね．17135-4

国試ひとくちメモ

甲状腺機能低下症での検査値：甲状腺機能低下症では甲状腺ホルモンの遊離FT_3と遊離T_4が低値を示します．なお原発性甲状腺機能低下症の場合，甲状腺刺激ホルモン（TSH）が高値となります．また，血液検査では，代謝の低下に伴い，血清コレステロール値や**血清クレアチンキナーゼが高値**を示します．（20032-3）

そうなの．でも，甲状腺ホルモンが十分に
分泌されないから，さっき説明したような
症状が現れるの．ちなみに，甲状腺機能の低下には
ほかにも原因があるの．確認しておいてね．

▼ **甲状腺機能低下症の原因**

・橋本病（慢性甲状腺炎）
・甲状腺機能亢進症の治療
　→アイソトープ療法や甲状腺切除術によって，甲状腺ホルモンの分泌が減少する．
・先天的に甲状腺のホルモン分泌が少ない
・脳の視床下部や下垂体の病気

そうか．アイソトープ療法では
甲状腺の細胞を破壊するし，
ホルモン分泌が減るのも納得できるわね．
でも，治療はどうするんだろう．亢進症では薬物療法が
一般的だったけど，低下症で使用できる薬剤はあるの？

えぇ．基本的に甲状腺ホルモンの補充が必要だから，
サイロキシン（T_4製剤）というホルモン薬を使用するわ．

それって，体内で分泌される甲状腺ホルモンと同じもの？

そうよ．だから，甲状腺ホルモンを
増やすことが可能なの．副作用がほとんどない薬だから
安心なんだけど，一生飲み続ける必要が
あることが多いわ．

そうなんだ……. 体内でつくりにくいから,
ずっと服用し続ける必要があるんだね.
食事面で気をつけなければいけないことはある？

ホルモン製剤を服用していれば,
代謝も十分できるし, **食事に何の制約もない**わ.
薬とうまく付き合っていくことが大切ね.

良かった！　甲状腺ホルモンは,
多すぎても少なすぎても問題だけど,
もし病気が原因で亢進症や低下症になっても,
薬でコントロールできるのは, 心強いね.

そうね. 管理栄養士としても,
甲状腺ホルモンの特徴はおさえておきましょう.

comment

甲状腺機能低下症の明らかな症状がある方は, 橋本病の患者さんのうち10%程度と考えられています. 約20%の患者さんは症状が現れない軽度の低下症で, 残りの70%の患者さんは甲状腺機能が正常です. 甲状腺機能が正常な橋本病の方では, 基本的に内服治療は不要です.

豆知識

クレチン症（先天性甲状腺機能低下症）

日本人はヨウ素（ヨード）の摂取量が多いためあまり問題になりませんが，世界的にはヨウ素不足の問題が今も残っています．ヨウ素の摂取不足は甲状腺腫の原因となりますが，問題はそれだけにとどまりません．ヨウ素欠乏の母親が子どもを産むと，生まれた子どもも先天性の甲状腺機能低下症であるクレチン症を発症する可能性があります．そのため，食塩にヨードを添加することで，甲状腺腫やクレチン症の発症を予防しています．

クレチン症は，初めは母児ともに甲状腺が正常であるにもかかわらず，ヨウ素欠乏によって起きてしまう新生児甲状腺機能低下症を指していました．近年では，児の甲状腺の異常による甲状腺機能低下症も含む概念とされています．

なお，クレチン症は先天性の疾患であり，わが国でも甲状腺形成異常や甲状腺ホルモンの合成障害により，新生児にみられます．クレチン症は脳の発達障害の原因となるため，新生児マススクリーニングにより早期に発見し，甲状腺ホルモン薬の補充療法を行う必要があります．

豆知識

主な内分泌疾患とホルモンの作用

内分泌疾患には，多様な症状の疾患が数多くあります．以下の主要な疾患についてはホルモンの異常や症状を覚えておきましょう．

内分泌疾患	ホルモンの異常	症状
先端巨大症	成長ホルモン↑	巨大舌，手足の容積増大，代謝異常，頭痛，視野障害
抗利尿ホルモン不適合分泌症候群（SIADH）	バソプレシン↑	低Na血症，倦怠感，食欲低下，意識障害
尿崩症	バソプレシン↓	口渇，多飲，多尿
甲状腺機能亢進症（バセドウ病 等）	甲状腺ホルモン↑	動悸，頻脈，手指振戦，発汗過多，体重減少，下痢，月経異常（無月経）
甲状腺機能低下症（橋本病 等）	甲状腺ホルモン↓	徐脈，皮膚乾燥，粘液水腫，易疲労感，便秘，嗄声
原発性副甲状腺機能亢進症	副甲状腺ホルモン↑	高Ca血症，低P血症，尿路結石，病的骨折
副甲状腺機能低下症	副甲状腺ホルモン↓	低Ca血症（テタニー症状）
クッシング症候群	コルチゾール↑	筋力低下，骨粗鬆症，高血糖，中心性肥満，満月様顔貌
原発性アルドステロン症	アルドステロン↑	低K血症（周期性四肢麻痺），高血圧，代謝性アルカローシス
アジソン病	副腎皮質ホルモン↓	体重減少，高K血症，低血圧，色素沈着
褐色細胞腫	カテコールアミン↑	高血圧，代謝亢進，体重減少，高血糖

Check it out!

覚えられましたか？

この章の重要事項を赤シートで隠してチェック！

- ☐ ホルモンが細胞に取り込まれる方法はさまざまで，ペプチドホルモンは細胞膜受容体と，糖質コルチコイドは細胞質受容体と，甲状腺ホルモンは細胞の核内受容体とそれぞれ結合する．(p130)

- ☐ 甲状腺ホルモンにはサイロキチン（T_4）とトリヨードサイロニン（T_3）があり，視床下部や下垂体前葉を経て分泌される．(p137)

- ☐ 下位ホルモンの濃度変化によって，ホルモン分泌量を調整することをネガティブ・フィードバックという．(p139)

- ☐ バセドウ病は甲状腺機能亢進症で，眼球突出，体重減少，手指振戦，多汗，頻脈などの症状がみられる．治療法には薬物療法のほか，アイソトープ療法や 甲状腺切除術がある．(p145，149)

- ☐ 甲状腺機能低下症は，橋本病や甲状腺機能亢進症の治療などが原因となり甲状腺ホルモンが減少し，皮膚乾燥や発汗低下，思考力低下などの症状がみられる．(p160-163)

国試にチャレンジ

この章を読むと解けるようになる国試問題が別冊に収録されています．章の内容が理解できているか，チェックしてみましょう！

別冊 p.8 へ

QB・RBを活用しよう

この章と関連した問題集『クエスチョン・バンク』，参考書『レビューブック』のページを下記のQRコードで確認しましょう！

Chapter

5

腎臓の構造と機能／ネフローゼ症候群

腎臓は，尿の生成などを行うことで恒常性を保つ臓器です．体に不要な物質を排泄し，水分やpHの微妙なバランスを維持する腎臓のはたらきと構造について学んでいきましょう．

小さいけれど超重要

（……腎臓についてトマトと一緒に勉強中の栄子）

腎臓って，なんだか豆みたいな形しているわよね．

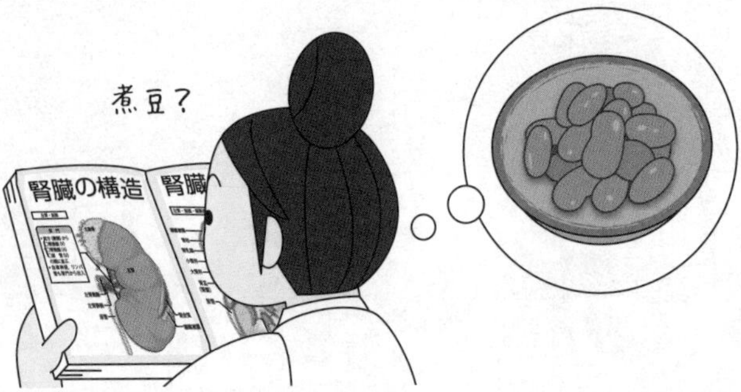

そうね．腎臓は英語で「kidney」というんだけど，
インゲン豆は「kidney beans」と呼ばれるの．
互いに似た形をしているものね．

へぇ～，おもしろーい．
あと，腎臓って，腰の辺りの左右にあるんだ．

▼ **腎臓の位置**

正面から見ると…

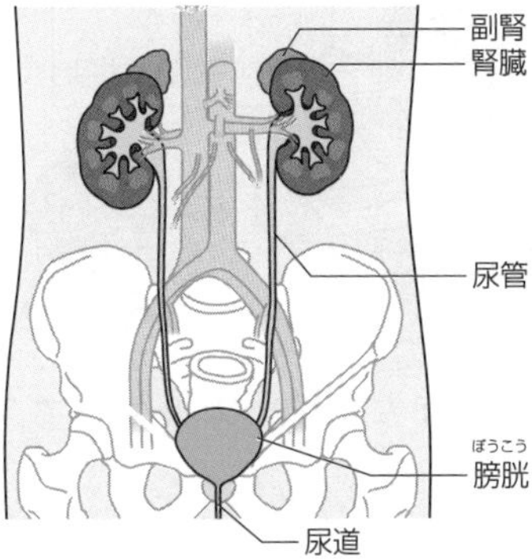
副腎
腎臓
尿管
ぼうこう
膀胱
尿道

背中側から見ると…

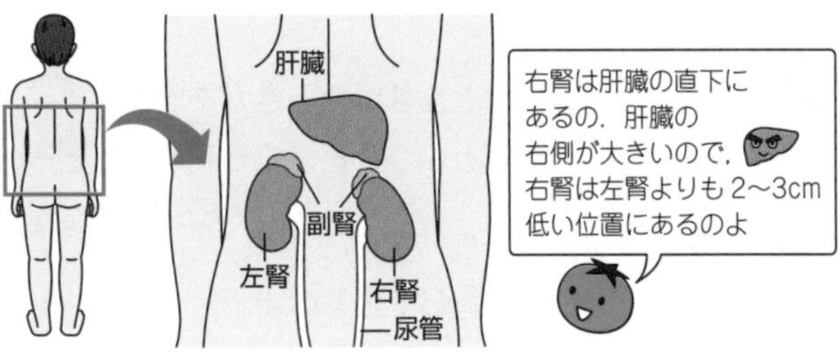
肝臓
副腎
左腎
右腎
尿管
右腎は肝臓の直下にあるの．肝臓の右側が大きいので，右腎は左腎よりも 2～3cm 低い位置にあるのよ

そう．小ぶりだけど，とても重要な臓器なのよ．

どのくらい小ぶりな臓器なの？

片方の重さが100～150g程度なの.

▼ **腎臓の重さ**

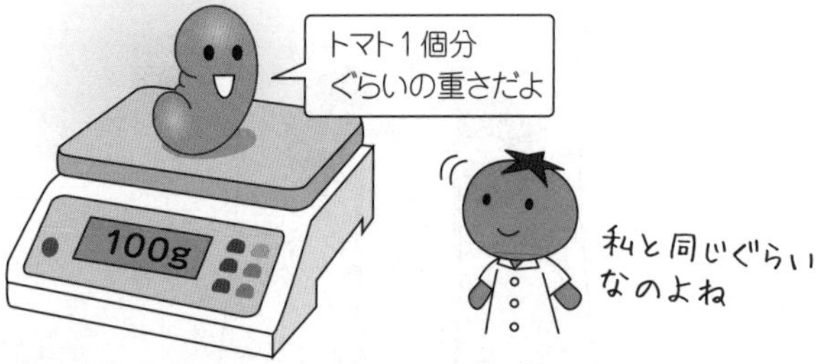
トマト1個分
ぐらいの重さだよ
100g
私と同じぐらい
なのよね

腎臓の重さは片方で100～150g程度です

comment

腎臓のサイズは，タテ12cm，ヨコ6cm，厚さ4cm程度です．臨床ではこのサイズの変化（腫大や萎縮など）の確認が重要です.

ふーん．腎臓にはどんなはたらきがあるの？
尿をつくる臓器だということは知っているけど…….

腎臓は尿を生成したりすることで，
体内の**恒常性**を維持しているのよ.

ホルモンのはたらき（p125参照）もそれだったね．
恒常性を維持するのって，大事なんだなぁ．

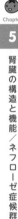

そうね．恒常性とは簡単にいえば，
周りの環境や条件が変わったときに，
その変化に応じながら体内の状態を
一定範囲に保つことね．
たとえば，こんなケースがそうよ．

▼ **腎臓と恒常性維持（イメージ）**

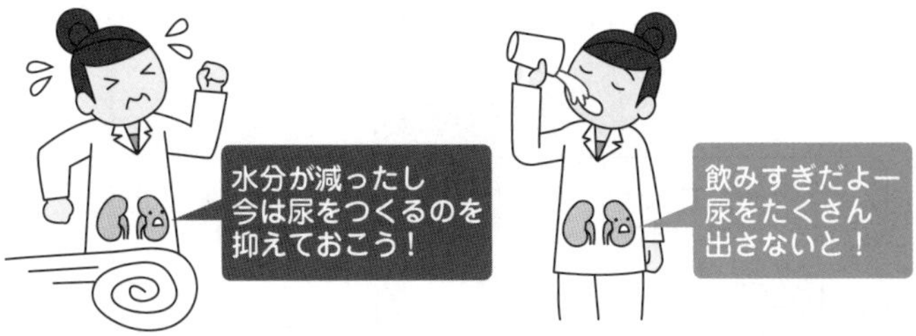
水分が減ったし
今は尿をつくるのを
抑えておこう！
飲みすぎだよー
尿をたくさん
出さないと！

尿量を調節することで，体内の水分量の恒常性が維持されています

なるほど．腎臓が尿量の調節をしているんだ．

ええ．腎臓は，**尿の生成**や**ホルモンの分泌**などにより，人間の恒常性の維持にとても重要な役割を担っているの．4つの大切な機能があるので，確認しておきましょう．

▼ **腎臓の機能**

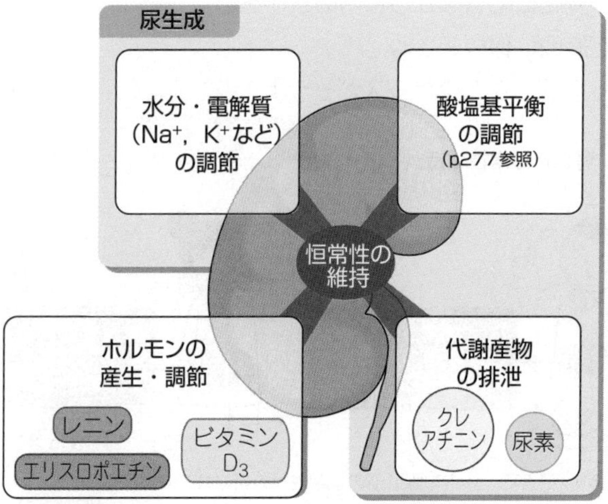

まずは尿の生成についておさえましょう
こんなにいろんな役割があるんだ

国試ひとくちメモ

腎臓と糖新生：肝臓だけではなく腎臓でも糖新生が行われます．これによって全身にグルコースが供給され，体液中のグルコース濃度が維持されます．(19075-1)

肝臓にいろいろな役割があることは学んだけど(2巻8章参照)，腎臓も大事なんだね．

そう．ものすごく重要な臓器なのよ．
尿の生成などの腎機能についての理解は
管理栄養士なら必須！　しっかり学んでいきましょう．

頑張ります！

尿の生成と代謝産物の排泄

そもそも，尿って何からつくられていると思う？

えっ，水……かな？

ブー，不正解．尿の原料は**血液**なのよ．

そうなんだ！

腎臓は，腎臓に流れてきた血液をろ過して，
原尿という[21031-4]，尿のもとをつくり出しているの．

そうなんだ！　腎臓にはどんなふうに
血液が流れ込んでくるの？

ちょっと複雑だから，176ページのイラストを
見ながら説明するわね．
まず，**腎動脈**（P176❶）から
血液が流入してくるの[19033-2, 21031-1]．

確かに複雑……．原尿はどこでつくられるの？

19033-1

糸球体（P176❸）でつくられるわ．
糸球体は毛細血管のかたまりなんだけど，
ここでは血中の水分やいろいろな物質が
ろ過されているの．
このことは後でくわしく説明するわ．（p185参照）

はーい．糸球体でろ過されなかった血液は，
最終的に**腎静脈**（P176❺）に
流れ出るんだね．

そういうことね．

▼ 腎臓周辺の血液の流れ

19033-2

腹部大動脈から分岐した腎動脈（❶）は，細い血管に分岐し，腎皮質の動脈に入る．

輸入細動脈（❷）を経て糸球体（❸）を形成した後，輸出細動脈（❹）となる．

尿細管周りの毛細血管を経て，最終的に腎静脈（❺）から下大静脈に流入する．

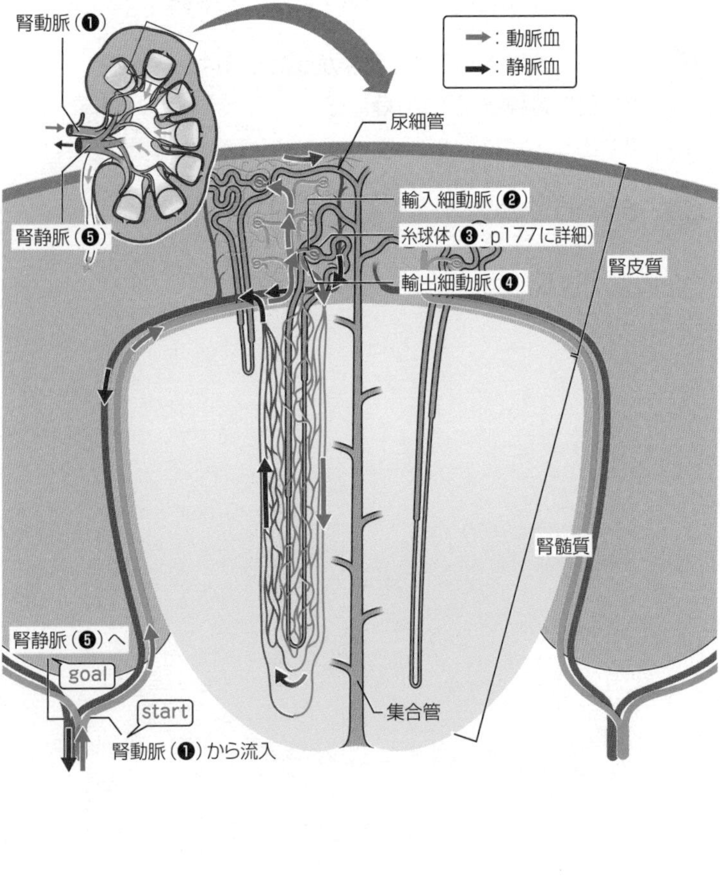

本当に迷路みたいだわ！

そうでしょう.
じゃあ，次はろ過の仕組みについて説明するわね.
ろ過について理解するために，まずは**糸球体**の構造を
みていきましょう.

▼ **糸球体の構造**

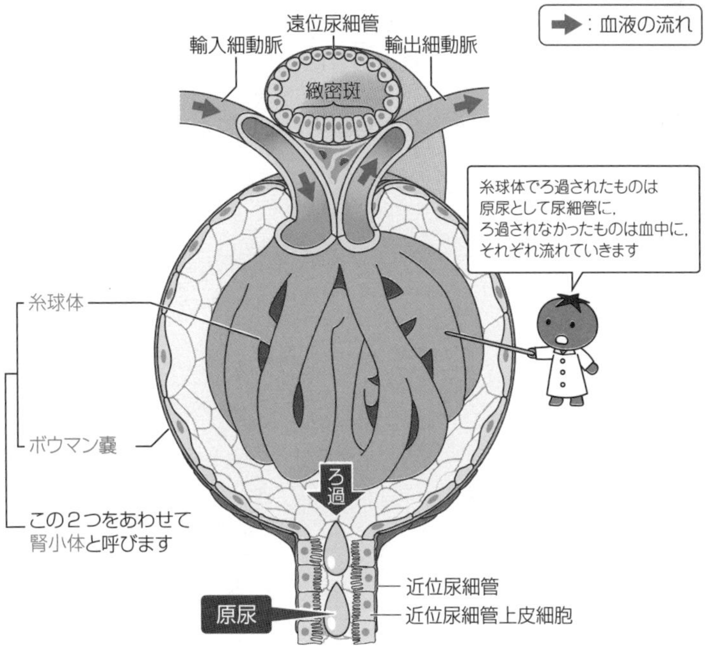

：血液の流れ
遠位尿細管
輸入細動脈
輸出細動脈
緻密斑
糸球体でろ過されたものは
原尿として尿細管に，
ろ過されなかったものは血中に，
それぞれ流れていきます
糸球体
ボウマン嚢
ろ過
この２つをあわせて
腎小体と呼びます
近位尿細管
原尿
近位尿細管上皮細胞

細い血管がたくさん集まっているのね.

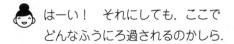

そうなの．顕微鏡で観察したときに
糸の塊のように見えるから**糸球体**と呼ばれているそうよ.
この**糸球体**を覆っているのが**ボウマン嚢**,
糸球体と**ボウマン嚢**を合わせて**腎小体**[18030-1 21031-2]と呼ぶわ.
これも覚えておいてね.

はーい！　それにしても，ここで
どんなふうにろ過されるのかしら.

それじゃあ，図をみながら説明していくわね.

▼ 糸球体におけるろ過（イメージ）

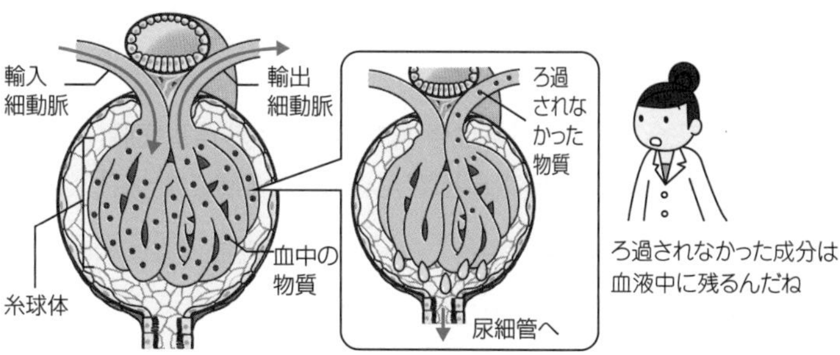

①腎動脈から流入してきた血液は，輸入細動脈から糸球体に至る．

②糸球体は毛細血管のかたまりだが，糸球体の３層構造を生かして血液をろ過する．ろ過された成分は原尿として尿細管へ．ろ過されなかった血液は輸出細動脈へと向かう．

▼ 糸球体は３層構造

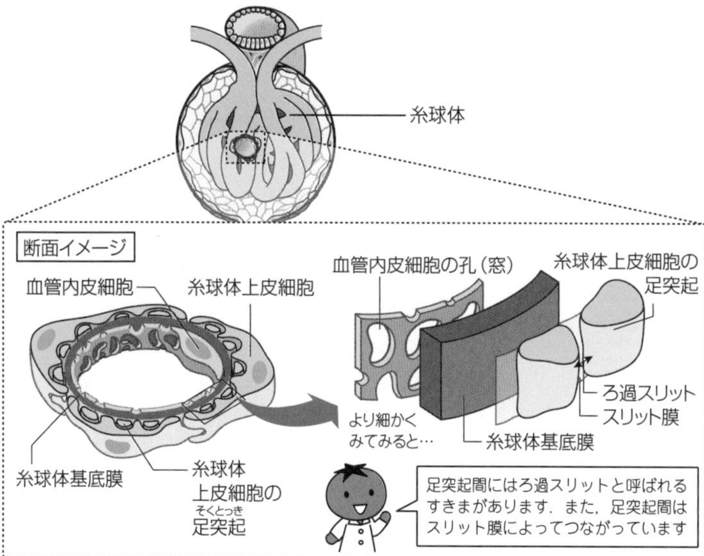

Chapter 5 腎臓の構造と機能／ネフローゼ症候群

すごく複雑だなあ．３層に分かれているんだね．

そうよ．さっき見てもらった通り，
糸球体は毛細血管のかたまりなの．
そしてその毛細血管は血管内皮細胞，糸球体基底膜，
糸球体上皮細胞（足突起とスリット膜）の３層になっているのよ．

効率的なろ過のためには，
この形が適しているということ？

ええ．糸球体ではこの３層構造を生かして
ろ過する物質としない物質を決めているの．

ええ！？　どうやって？

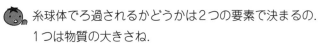

糸球体でろ過されるかどうかは2つの要素で決まるの.
1つは物質の大きさね.
血管壁にはとても小さなすきまがあって,
それより大きなものは通り抜けにくくなっているわ.

うんうん.

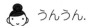

もう1つは電気的な性質ね.
基底膜が陰性（マイナス）に傾いているから,
同じように陰性に傾いている物質は
反発して通り抜けにくいのよ.

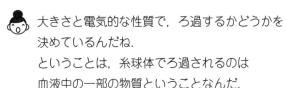

大きさと電気的な性質で，ろ過するかどうかを
決めているんだね.
ということは，糸球体でろ過されるのは
血液中の一部の物質ということなんだ.

そうよ．ここまでで説明してきたように，
分子量が糸球体の孔よりも大きい物質や，
陰性に荷電している物質は
ろ過されにくく，血液中に残るの．
ろ過される物質とされない物質をまとめると，こんな感じよ．

▼ 糸球体におけるろ過

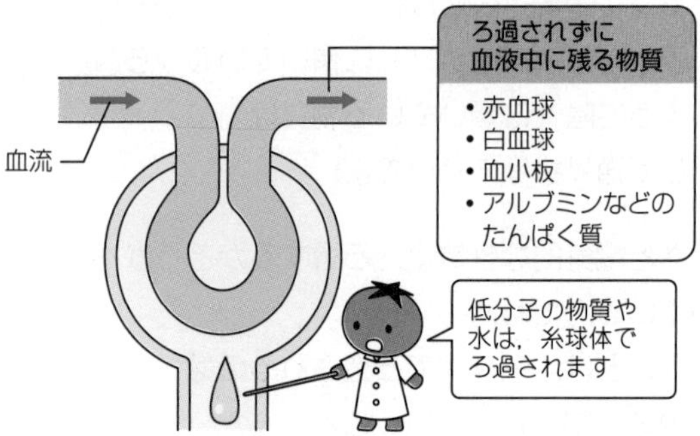

納得！

じゃあ今度は，こうしてつくられた原尿が，
この後どうなるのか，くわしく説明するわね．

原尿はほとんど再吸収される

ここまで，腎臓への血液の流入と糸球体での
ろ過についてみてきたけど，腎臓には
常に大量の血液が流れているの．

▼ **腎臓には毎分1,100mLもの血液が流れ込む**

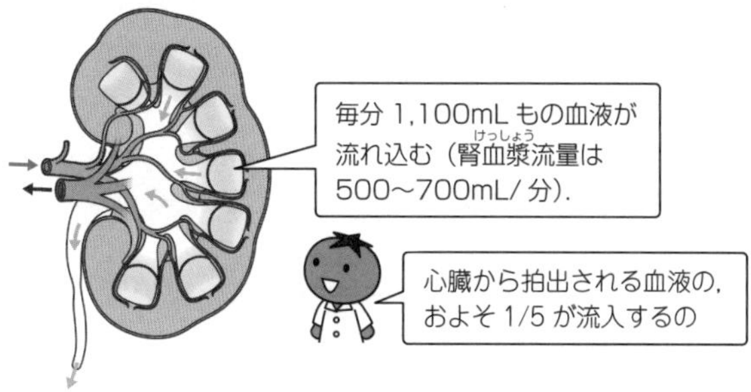

毎分 1,100mL もの血液が
流れ込む（腎血漿（けっしょう）流量は
500～700mL/ 分）.
心臓から拍出される血液の，
およそ 1/5 が流入するの

そんなに？　それをろ過するんだから，
腎臓ははたらき者なんだね．

そうね．糸球体でろ過されてできる原尿は，
1日約140～180Lにもなるの．無数の小さな
糸球体から，こんなにたくさんの原尿ができるのよ．

す，すごい．でも，私そんなにおしっこしないわよ？

それはそうよね．140～180Lのうち，
99%は再吸収されるの．だから，最終的に
体外に排泄される尿は1日1.4～1.8L程度なのよ．

なるほど～．って，
99%も再吸収されるってどういうこと？

理由を説明するわ．
糸球体でろ過された原尿は，尿細管という管に
流れるんだけど，ここで原尿中の多くの物質が
血中に戻されるようになっているの．

▼ **物質の再吸収と分泌のイメージ**

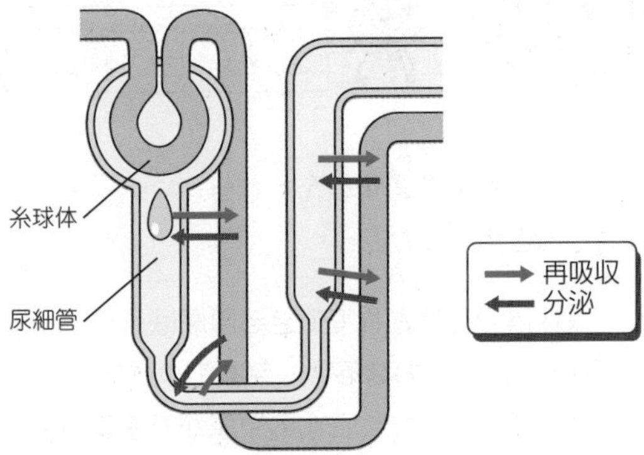

再吸収だけでなく，血管から尿細管へと分泌される
物質（尿素，K^+など）もあります（p191参照）

そんなしくみになっているんだ！
尿細管と血管との間で，物質が行き来しているんだね．

そういうこと．原尿中に含まれる水分や電解質などの多くは血管に再吸収されるから，最終的に体外に排泄される尿は，原尿に比べてずっと少なくなるのよ．
下の図をみて．**ろ過された物質の多くは，実際には排泄されないこと**が分かると思うわ．

▼ 糸球体でろ過された物質の排泄率

18030-2

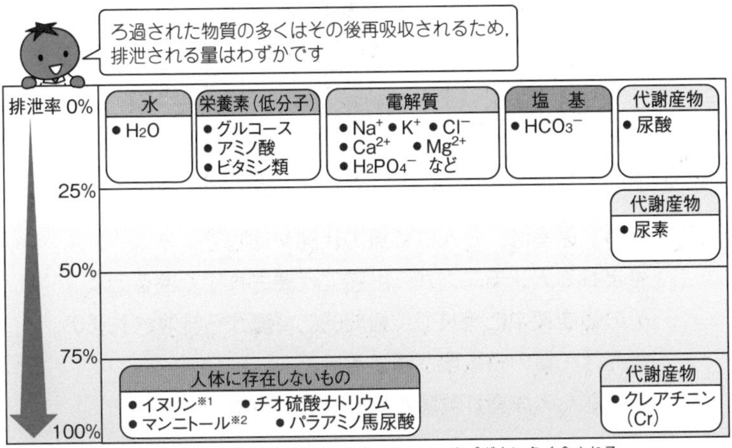

※1　イヌリン：フルクトースで構成される食物繊維．キクイモやゴボウに多く含まれる．
※2　マンニトール：こんぶ表面の白い粉の部分．

comment

最終的に排泄される尿は，95%が水分．残りの5%のうち，半分は尿素で，そのほかにクレアチニン，硫酸塩，リン酸塩，電解質などさまざまな物質を含んでいます．

実際に排泄されないとはいっても，
尿素とかクレアチニンは排泄されるのね．
そもそも，尿素とクレアチニンってなに？

まずは，尿素について説明するね．
尿素はたんぱく質の代謝産物なのよ．

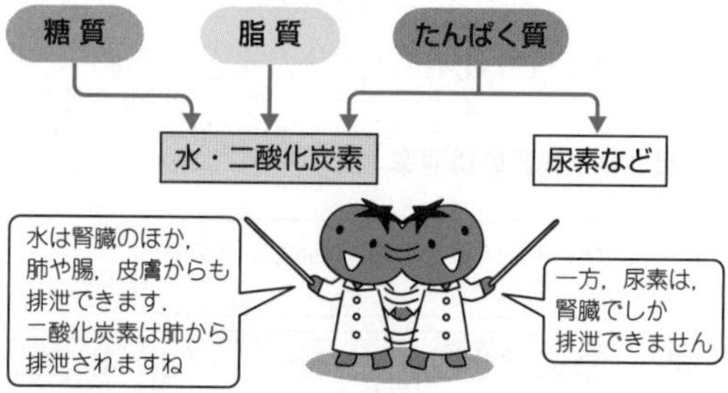

糖質
脂質
たんぱく質
水・二酸化炭素
尿素など
水は腎臓のほか，
肺や腸，皮膚からも
排泄できます．
二酸化炭素は肺から
排泄されますね
一方，尿素は，
腎臓でしか
排泄できません

三大栄養素のうち，たんぱく質だけ代謝産物に尿素があるんだ．

そう．尿素は，たんぱく質の代謝や細胞で
生まれるアンモニアが，肝臓で代謝されてできるのよ．
その後血液中に流れて，最終的に腎臓から排泄されるの．
たんぱく質の摂取量が増えるほど，
たくさんの尿素が腎臓から排泄されるわ．

▼ アンモニアの代謝と尿素

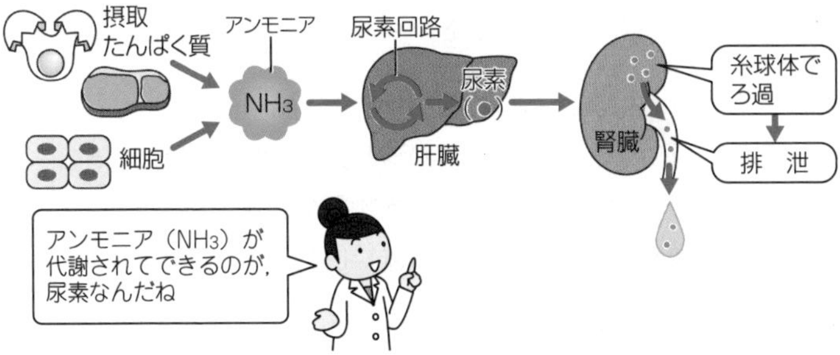

尿素は約50%が排泄され，残りは体内に再吸収されます

なるほど．
尿素がきちんと排泄できるかどうかは，
腎臓の機能にかかっているのね．
じゃあ，次のクレアチニンってどんな物質なの？

クレアチニンは，筋肉にたくさん含まれている
クレアチンの代謝産物よ．
糸球体でろ過されたあとは，再吸収も分泌もされずに
排泄されるの．

▼ クレアチンの代謝とクレアチニン

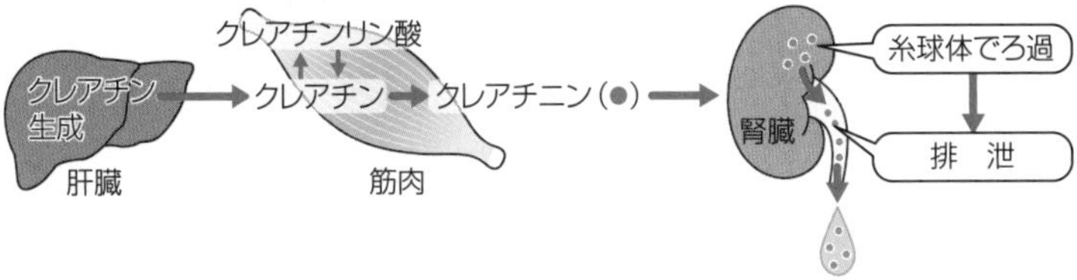

クレアチンが代謝され，クレアチニンになります

ふーん．でも，再吸収するんだったら
もともと必要な分だけ尿をつくればいいんじゃないの？

そうできれば楽かもしれないけれど，
腎臓にはいつも大量の血液が流れ込んでいるから，
その血液の中から，排出すべき物質のみを
瞬時に選別してろ過するのは難しいのよ．

うーん，そう言われると確かにそうかも．
だから，ひとまずろ過して
原尿に含めてしまってから，後で調節するんだね．

そういうこと．
ちなみに，**尿細管**は，ほかの**尿細管**とともに，
集合管に合流して最終的に**尿管**から**膀胱**(ぼうこう)へとつながるの． 21031-3
尿はこの膀胱から尿道を通って，体外に排泄されるのよ．

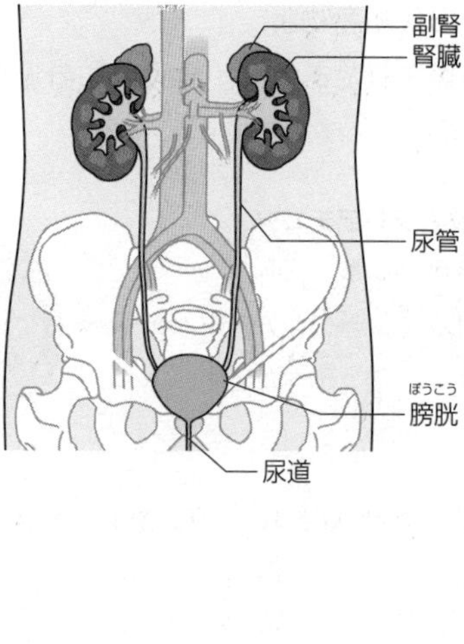

尿をつくるためには，長い行程が必要なんだね．

そうなのよ．これで，腎臓の重要機能の1つ，
「**代謝産物の排泄**」について理解できたかしら？

うん！　結構大変だったけど，よく理解できたわ．
まだ3つも重要な機能があるんだよね．次は何？

さっき少し触れた，
「水分・電解質の調節」についてみていきましょう．

はーい！

体液のバランスも腎臓が調節

「水分・電解質の調節」は，尿細管と血管での物質の再吸収と分泌によって行われているの？

そうなの．尿細管は，腎臓の**腎皮質**と**腎髄質**を縦断するように存在しているの．長い管だから，管の部位によって再吸収や分泌される物質も異なるのよ．

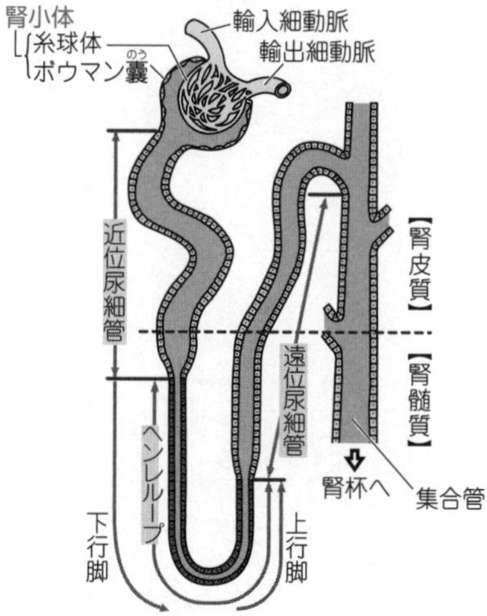

再吸収って，どんなふうに行われるの？

せっかくだから，実際の
再吸収と分泌の様子をみてみましょう．

▼ **物質の再吸収，分泌のイメージ**

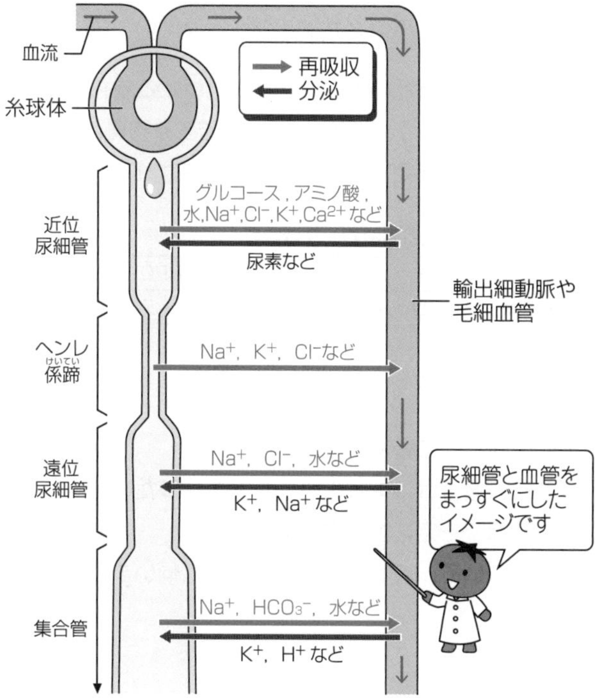

comment

厳密には上の図で示した以外にも，クレアチニンなどの物質が，尿細管へ微量に分泌されていると考えられています．

うん．水以外にもいろいろな物質が出入りしているわね．
えっと，Na^+とかK^+ってなんだったっけ？
高校で勉強した気もするけど…….

それが**電解質**よ．

電解質って，スポーツドリンクに入っていたような…….

そうね．電解質というのは，**水に溶けたときに（+）または（−）に荷電して，解離する物質**のことよ．
実際に水に溶けた電解質は**イオン**と呼ばれるわね．

▼ 体液に含まれる電解質，非電解質

電解質	Na^+，K^+，Cl^-，Ca^{2+}，HCO_3^-，HPO_4^{2-}，Mg^{2+}など
非電解質	ブドウ糖，尿素，クレアチニン，コレステロールなど

やっぱり，高校で勉強したような気がするわ．

そのはずだから復習しておいてね．
電解質の濃度は，体液のバランスを保つために，
狭い範囲で一定に調節されているの．
体液について，くわしいことを先生に伺いましょう．

lecture

体液の分布

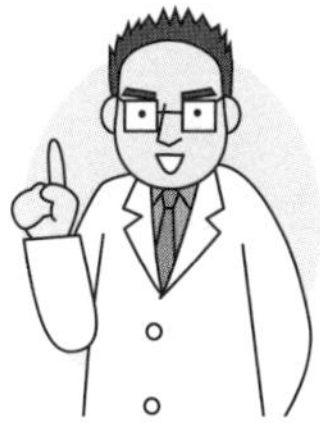

生理学の先生

成人男性の体重の約60%（成人女性では約55%）は，電解質や栄養素を含む水分で構成されています．この水分のことを体液と呼びます．体液は，細胞のなかに存在する細胞内液と細胞外液に大別されます．その比率は2:1で，体液の6割以上が細胞内に存在しています．細胞外液はさらに組織間液と血漿（けっしょう）に分けられ，そのうち組織間液は細胞間（間質）にあります．血漿は血管やリンパ管で，血液やリンパ液として流れています．

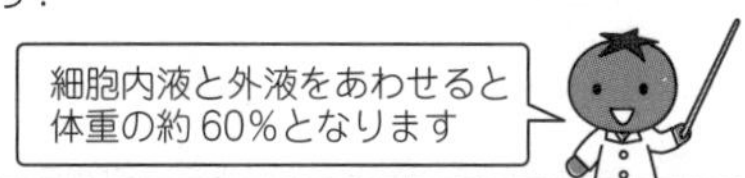

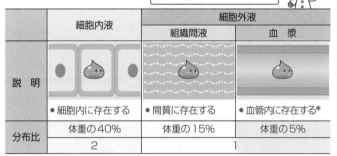

	細胞内液	細胞外液	
		組織間液	血漿
説明	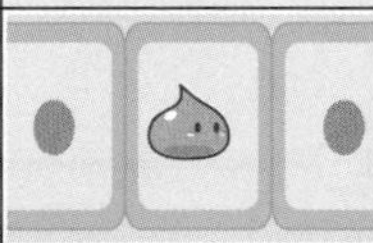 • 細胞内に存在する	 • 間質に存在する	 • 血管内に存在する*
分布比	体重の40%	体重の15%	体重の5%
	2	1	

*血漿は血管内のほか，リンパ管内にもリンパ液として存在します．

体液にはNa^+やK^+をはじめとする多くの電解質が含まれますが，このバランスは腎臓の尿細管において物質を再吸収・分泌することで常に維持されています．腎機能が低下すると，このバランスが崩れてしまい，生命維持に重大な影響を及ぼすこともあります（6章参照）．このように，腎臓のはたらきは生命活動のためにも重要なのです．

ひと言で「体液」といっても，
細胞内液と細胞外液とでは，分布量も違うんだね．

ええ．特に細胞内液にはカリウムイオン（K^+），
細胞外液にはナトリウムイオン（Na^+）が多い[16081]
というのはポイントだから，覚えておきましょう．

▼ 細胞内液／細胞外液に多いイオン（イメージ）

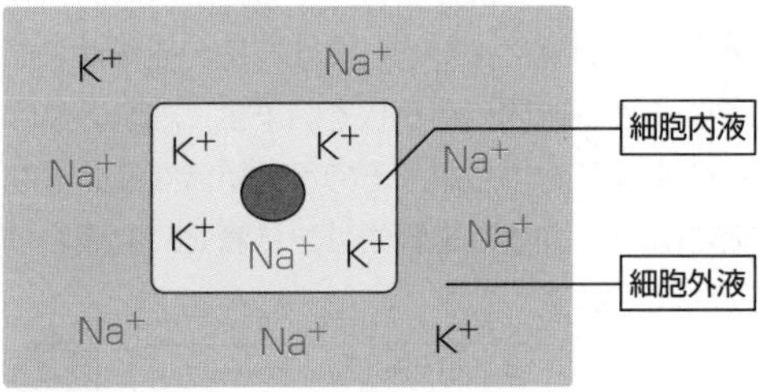

重要！ 細胞内液にはK^+が，細胞外液（組織間液と血漿）にはNa^+が多く含まれています

国試ひとくちメモ

集合管での物質の再吸収に関連する代表的なホルモンには，アルドステロン，バソプレシン（ADH）の2つがあります．名前とはたらきをセットで覚えておきましょう．（18030-3，19033-3,4）

・アルドステロン：ナトリウムの再吸収，カリウム排泄促進作用
・バソプレシン（ADH）：水の再吸収促進作用

了解！　それにしても，細胞内液と外液で
電解質のバランス調節もして，腎臓って
本当にいろいろな機能があるんだね．

そうね．もちろんどの臓器も大切だけど，
そのなかでも腎臓の重要度はかなり高いわね．
腎臓にはまだまだ多くの役割があるから，
少しずつおさえていきましょう．

トマトのおかげで，腎臓の重要性がだいぶ分かってきたわ．

良かった．
腎臓の構造や機能については時々復習するようにしてね．
ちなみに，腎臓にはあと２つ特徴的な機能があるけれど，
これらについてはまた改めて説明するわ．

分かったわ！

▼ ここまでで確認した腎臓の機能

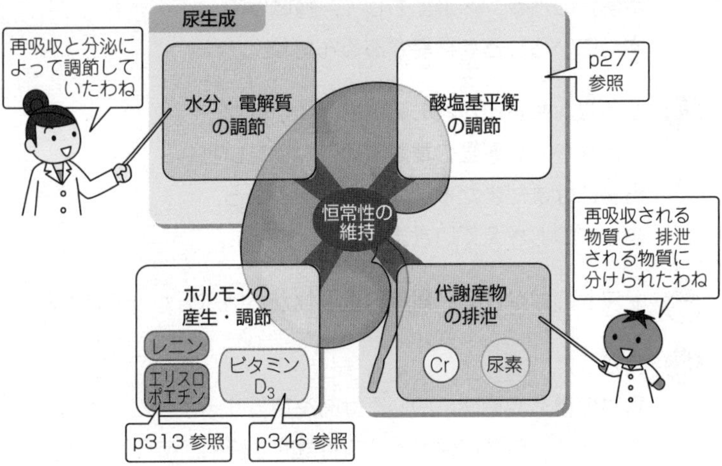

国試ひとくちメモ

レニンとは，血圧の低下，循環血流量の減少，交感神経の緊張によって傍糸球体細胞から分泌されるホルモンです．レニンは，アンジオテンシノーゲンからアンジオテンシンⅠを切り出します．アンジオテンシンⅠは，さらにアンジオテンシンⅡに変換されます．産生されたアンジオテンシンⅡとアルドステロンが関与し，血圧を上昇させます（レニン・アンジオテンシン・アルドステロン系）．（18030-4，21030-1）

糸球体疾患の診断

ねぇねぇトマト.
腎臓の病気についてちょっと聞きたいんだけど.

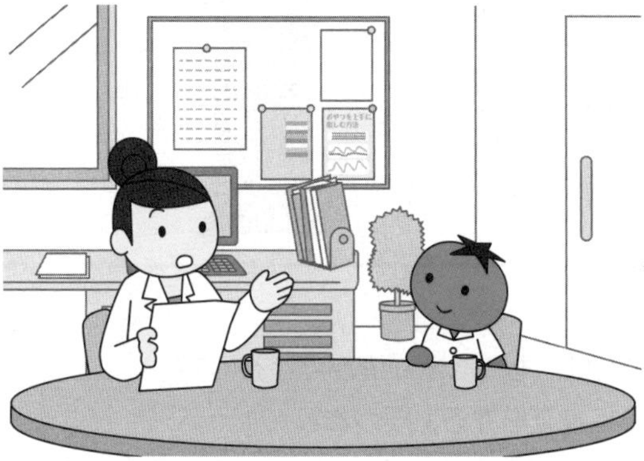

いいわよ. どんな病気についてかしら？

ネフローゼ症候群と診断されている患者さん
なんだけど, どんな病気かよく知らないの.
せっかく腎臓について学んだのに…….

Profile

Kさん

26歳　男性

身長170cm，体重64kg.
BMI 22.1kg/m^2.
両足に急激な浮腫が現れたため来院．高度のたんぱく尿と血清アルブミンの低下を認め，その後の検査でネフローゼ症候群と診断された．加療のため入院.

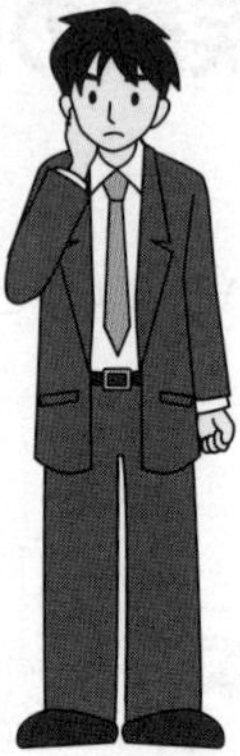

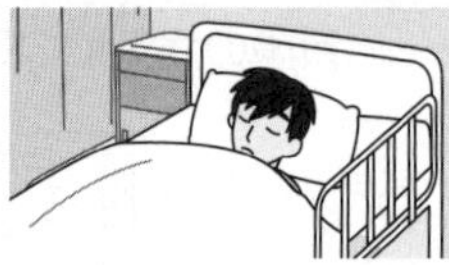

Kさんは，もう診断が済んでいるのに，
さらに検査をする必要があるんだって.
ネフローゼ症候群って，そんなに複雑な病気なの？

そうね．ネフローゼ症候群は，
糸球体のはたらきに問題がある
糸球体疾患の症候 (p200参照) の１つなの.
どの疾患が原因でネフローゼ症候群が起こっているのか
調べる必要があるのよ.

そうなんだ．どうやって調べるの？

ネフローゼ症候群は，**臨床**で症候診断を行った後に，
組織診断，可能なら病因の検索も行うの.

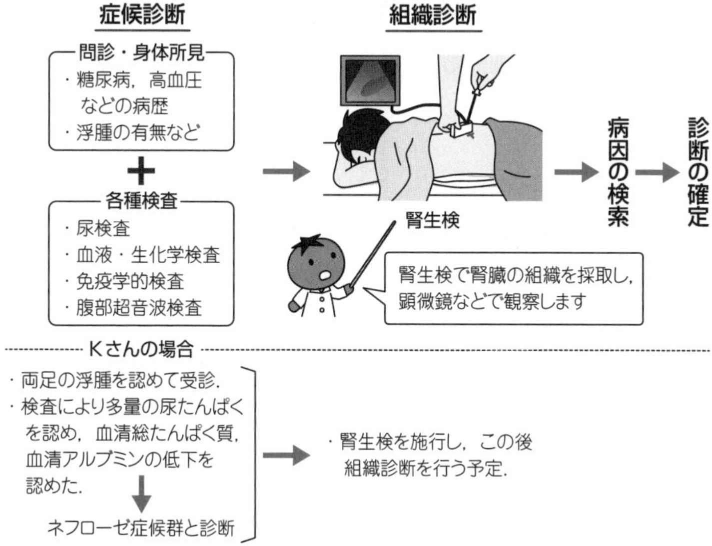
症候診断
問診・身体所見
・糖尿病，高血圧などの病歴
・浮腫の有無など
各種検査
・尿検査
・血液・生化学検査
・免疫学的検査
・腹部超音波検査
組織診断
腎生検
腎生検で腎臓の組織を採取し，顕微鏡などで観察します
病因の検索
診断の確定
Kさんの場合
・両足の浮腫を認めて受診．
・検査により多量の尿たんぱくを認め，血清総たんぱく質，血清アルブミンの低下を認めた．
ネフローゼ症候群と診断
・腎生検を施行し，この後組織診断を行う予定．

最終的な診断までに時間がかかるんだ．大変そう．

そうね．でも，正確な診断のために必要なのよ．
それぞれの診断によって明らかになる疾患について，
確認しておきましょう．

comment

組織診断に欠かせないため，成人の患者さんでは基本的に腎生検を行う必要があります．一方，小児でネフローゼ症候群を抱える患者さんの多くは微小変化型ネフローゼ症候群であるため，先天性の疾患やその他の疾患が疑われない限りは，多くのケースで腎生検は行われません．

▼ **各種診断により明らかになる疾患**

症候診断名（臨床症候分類）

- 急性腎炎症候群
- 急速進行性腎炎症候群
- 慢性腎炎症候群
- 無症候性たんぱく尿・血尿
- ネフローゼ症候群

組織診断名（病理組織学的分類）

- 微小糸球体病変
- 巣状分節性糸球体硬化症
- 管内増殖性糸球体腎炎
- メサンギウム増殖性糸球体腎炎
- 半月体形成性糸球体腎炎
- 膜性腎症
- 膜性増殖性糸球体腎炎

病因による診断名

一次性

- 病理組織学的分類による名称が診断名（疾患名）となる場合が多い

二次性

- 糖尿病性腎症
- ループス腎炎
- アミロイド腎症　など

遺伝性・家族性

- Alport（アルポート）症候群
- 菲薄（ひはく）基底膜病

国試ひとくちメモ

ネフローゼ症候群の病因：病因は，明らかな原因疾患がなく糸球体に障害が生じているケースは**一次性**，**糖尿病**や**膠原病**など，疾患が原因で糸球体の障害が生じているケースは**二次性**に分類されます．また，**遺伝**によって発症する例もあります．**一次性**の場合は，組織診断によって治療方針を決めます．**二次性**の場合は原因疾患の治療も必要となります．（18031-1）

治療方針を決めるまでが複雑なんだね．
しかも，診断名もたくさんあるんだ．

そう．すべての疾患を覚える必要はないけれど，
糸球体疾患は，症候や組織など，**さまざまな角度から診断が必要**ということはおさえておきましょう．

ネフローゼ症候群の診断と治療

Kさんの診断が確定したそうよ.
微小変化型ネフローゼ症候群というそうなの.
これって，どんな病気なの？

まず，ネフローゼ症候群について説明するわね.
ネフローゼ症候群は，腎臓の何らかの異常によって，
糸球体でのろ過がうまくいかなくなって，
大量のたんぱく尿をきたす疾患を総称したものなの.
以下のような原因が考えられるのよ.

▼ **ネフローゼ症候群の原因となるもの**

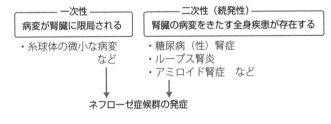

一次性
病変が腎臓に限局される
・糸球体の微小な病変 など

二次性（続発性）
腎臓の病変をきたす全身疾患が存在する
・糖尿病（性）腎症
・ループス腎炎
・アミロイド腎症　など

↓

ネフローゼ症候群の発症

ネフローゼ症候群とひと言でいっても，
いろいろな原因があるんだね.

そうなの．ネフローゼ症候群の診断について
説明する前に，まずは検査値をみてみましょう．

▼ Kさんの主な検査値

項　目	基準値	Kさん
血清アルブミン	4.5～5.5g/dL	2.3g/dL
血清総たんぱく質	6.5～8.0g/dL	4.8g/dL
血清LDL-コレステロール	＜140mg/dL	170mg/dL
尿たんぱく量	≦150mg/日	6.0g（6,000mg）/日
浮　腫	（－）	（＋）

血清総たんぱく質とアルブミンが低くて，
尿たんぱくの量は多いのね．

ええ．たんぱく尿と低アルブミン血症は
ネフローゼ症候群の診断の必須条件にもなっている
特徴的な所見といえるわ．

はーい．ねえ，そもそも，
たんぱく尿ってどういう状態なのかしら？

たんぱく尿とは，通常は血液の中を流れているたんぱく質が
腎臓の障害のために尿に漏れ出ている現象のことをいうわ．
健康な人の尿中には，たんぱく質はほとんど検出されないの．

たんぱく質が検出されるとなにが問題なの？

身体の健康を維持するために血液中に
一定量のたんぱく質が
血液の中を流れていることが重要なの.
腎臓からろ過されて体外に排出されてしまうと
身体の健康を維持できなくなってしまうわ.

なるほど.
じゃあ，どうして尿にたんぱく質が漏れてしまうのかな？

物質のろ過には糸球体が関係しているでしょ.
糸球体でろ過されるものとされないもの,
違いはなんだったかしら？

えっと，物質の大きさと電気的な性質で
ろ過する物質を決めているんだっけ.

その通りよ. 糸球体基底膜が傷害されると,
健康な人だとほとんどろ過されない
血漿中のたんぱく質，特にアルブミンが
尿中に排泄されやすくなるの.

そっか！
だから，Kさんの尿たんぱく量は基準値より高くて，
血清アルブミンと血清総たんぱく質は基準値より低いのね．

そうよ．では，ネフローゼ症候群の診断基準を
確認しておきましょう

▼ ネフローゼ症候群の診断基準

成　人
①たんぱく尿：尿たんぱく質3.5g/日以上が持続 （随時尿においてたんぱく·クレアチニン比が3.5g/gCr以上の場合もこれに準ずる）
②血清アルブミン：3.0g/dL以下 血清総たんぱく：6.0g/dL以下も参考になる
③浮腫
④脂質異常症（高LDLコレステロール血症※）

1）上記の尿たんぱく量，低アルブミン血症（低たんぱく血症）の両所見を認めることが本症候群の必須条件である．
2）浮腫は本症候群の必須条件ではないが，重要な所見である．
3）脂質異常症は本症候群の必須条件ではない．
4）卵円形脂肪体は本症候群の診断の参考となる．

厚生労働省科学研究費補助金難治性疾患等政策研究事業（難治性疾患政策研究事業）難治性疾患に関する調査研究班 編：エビデンスに基づくネフローゼ症候群診療ガイドライン2017，2017
※LDL-コレステロール≧140mg/dL（「動脈硬化性疾患予防ガイドライン2017年版」より）

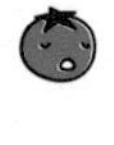

Kさんの場合，
①～④のすべての基準に当てはまっているんだ．
脂質異常症はなぜ起こるの？

ネフローゼ症候群で脂質異常症が起こる[19131-4]
メカニズムは，明確ではないの．
ただ，肝臓でLDLなどのリポたんぱく質の合成が
異常になるのが原因の１つと考えられるのよ．

分からないことも多いみたいだけど，治療はできるの？

えぇ．免疫学的な原因が考えられるから，
治療の基本は**ステロイド薬**や**免疫抑制剤**の服用となるわ．

▼ **ネフローゼ症候群の治療**

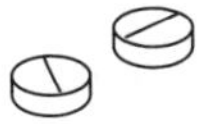

ステロイド薬

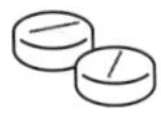

免疫抑制剤

薬物療法がメインになるんだね．

そう．副作用に注意しながら，
薬物療法を中心に治療を進めるの．ちなみに，
食事療法も勧められるの．具体的にみていきましょう．

はーい．

ネフローゼ症候群の原因疾患によっても多少変わるんだけど，
この表を見ながら重要な順に説明していくわね．

▼ ネフローゼ症候群の食事療法

19131-1,2,3

	微小変化型 ネフローゼ症候群以外	治療反応性良好な 微小変化型ネフローゼ症候群
総エネルギー （kcal/kg※1/day）	35	35
たんぱく質 （g/kg※1/day）	0.8	1.0～1.1
食塩（g/day）	5	0～7
カリウム（g/day）	血清カリウム値により 増減	血清カリウム値により 増減
水分	制限せず※2	制限せず※2

※1　標準体重　※2 高度の難治性浮腫の場合には水分制限を要する場合もある
日本腎臓学会 編：腎疾患の生活指導・食事療法ガイドライン．東京医学社，1998をもとに作成

まず，ネフローゼ症候群では，**食塩制限**が必須とされているわ．

どうして**食塩**を制限する必要があるの？

食塩の摂取量を減らすと
浮腫が軽減されることが多いからよ．

浮腫の症状を悪化させないために大事なんだね．
具体的にどのくらい制限すればいいの？

症状によっては3g未満に制限することもあるけれど，
1日**3～6**gになるように抑えることが一般的ね．
この後話すけど，ネフローゼ症候群は
CKD（慢性腎臓病）（p214参照）の原因の1つでもあるから，
CKDの食事療法も考慮して設定することが多いわ．

なるほど．塩分制限を守ってもらえるように，
Kさんにきちんと伝えなきゃ！

その意気よ！　さて，次は**たんぱく質**についてね．
今回Kさんは微小変化型ネフローゼと診断されているから，
基本的には**たんぱく質の制限は行わない**わ．
ただ，微小変化型以外のときは
軽度に制限することもあるから注意してね．

でも，ネフローゼ症候群の患者さんは，血中の
たんぱく質やアルブミンが少なくなっているんでしょ？
たんぱく質の摂取量は増やさなくていいの？

いい質問ね．
たんぱく質を多く摂取しても，
尿たんぱくが増えるだけで，血清アルブミンの
増加につながらないと報告されているの．
だから高たんぱく食にする必要はないわ．

人間の身体って奥深いのね…

3つ目は**エネルギー**についてね.
標準体重1kgあたり**35**kcalを目安にしたうえで,
調整するのが一般的ね.
患者さんの状態にもよるけれど,たんぱく質制限をする場合,
エネルギーはしっかり摂ることがポイントよ.

それってどうして?

エネルギーが不足すると,たんぱく質や脂肪を
エネルギー源として使おうとするからよ.

ということは……脂肪や筋肉を分解して得られた
たんぱく質や脂質をエネルギーにしちゃうってこと?

その通りよ.
実際には病態などを考慮して,
患者さんに合わせて調整することが多いわね.

ふむふむ.患者さんの状況をみながら調整する…と.

最後は水分についてね.
基本的にはどの症例の場合も制限はないわ.
ただ,高度の難治性浮腫がある場合は
制限する場合があるから注意してね.

分かったわ.

ちなみに,**微小変化型ネフローゼ症候群**は,
ステロイドがよく効く[19131-5]し,寛解の可能性が高いわ.
ただ,再燃することもあることから,注意が必要ね.

再燃する可能性はあるけれど，
寛解の可能性があるって聞いて少し安心したわ．

そうね．あと，微小変化型ではないネフローゼ症候群では，
長期間の治療が必要なこともあるの．

そうなんだ……．Kさん，寛解するといいな…．
仕事は続けても大丈夫なの？

ええ．ハードワークは避けるべきだけど，
今の状態なら大丈夫ね．

良かった！
Kさん，今のお仕事がお好きだそうで，
仕事がしたくて仕方ないみたいなの．

とはいえ，体に負担がかからないように
よく注意していただく必要はあるわよ．

そ，そうだよね．治療中なんだし…．
Kさん，治療と仕事をうまく両立できるといいなぁ．

豆知識

浮腫

浮腫は，細胞外液（組織間液と血漿）のうち，組織間液（間質液）が異常に増加した状態を指します．一般的には「むくみ」とも呼ばれます．浮腫が出現する範囲によって，全身性浮腫と局所性浮腫に分けられます．

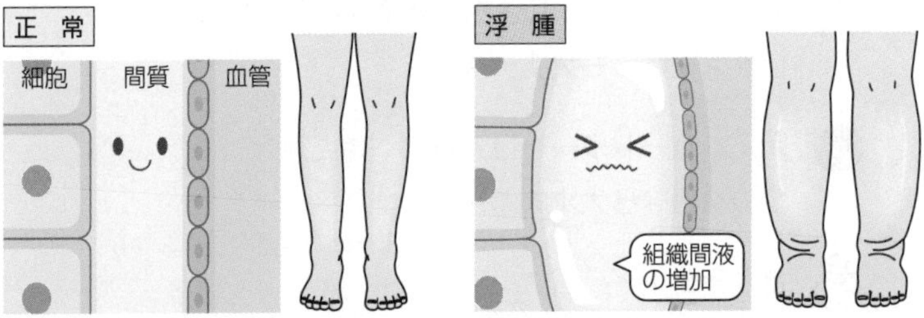

通常，血漿と組織間液における血管内外での水の移動はほぼ釣り合っていますが，わずかに組織間液に押し出される量の方が多く，この過剰分がリンパ管に入ってリンパ液となります．

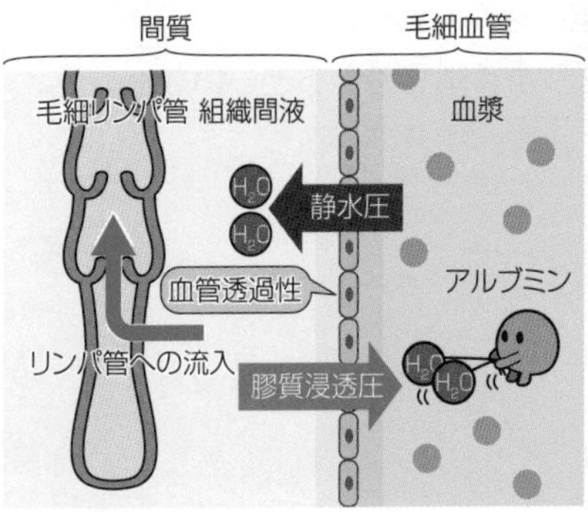

キーワード

静水圧	● 毛細血管内の血圧のことで，静水圧により血漿が間質に押し出される．静脈圧が上昇すると，毛細血管内圧（静水圧）も上昇する．
膠質浸透圧	● 血管壁をほとんど通過できないアルブミンなどのたんぱく質は，水を血漿中に引っ張り込む．
リンパ管への流入	● 組織間液の一部はリンパ管に入りリンパ液となる．
血管透過性	● 静水圧によって押し出される血漿量は血管透過性によって変化する．また血管透過性が亢進するとアルブミンなども間質に流出する．

浮腫が生じる原因として，静脈圧の上昇や膠質浸透圧の低下，血管透過性の亢進，リンパ管への流入障害があります．この章で説明したネフローゼ症候群の患者さんの場合，血中のアルブミン減少などにより膠質浸透圧が低下し，血漿の組織間液への流出が増加することが原因となり，浮腫が起きると考えられます．

▼ 浮腫の病態

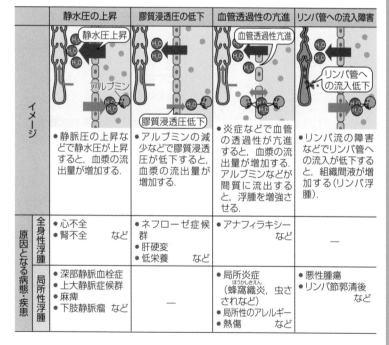

		静水圧の上昇	膠質浸透圧の低下	血管透過性の亢進	リンパ管への流入障害
イメージ		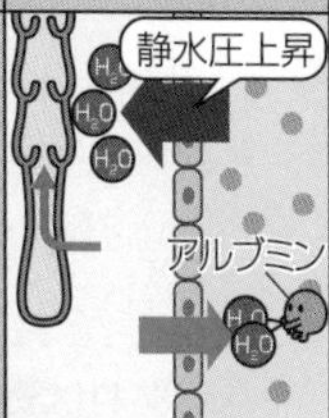 ●静脈圧の上昇などで静水圧が上昇すると，血漿の流出量が増加する．	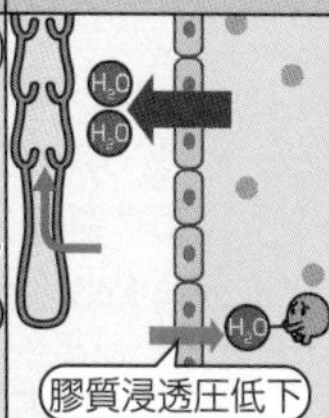 ●アルブミンの減少などで膠質浸透圧が低下すると，血漿の流出量が増加する．	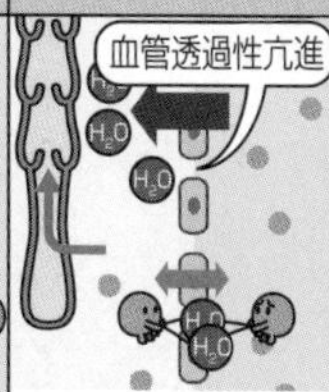 ●炎症などで血管の透過性が亢進すると，血漿の流出量が増加する．アルブミンなどが間質に流出すると，浮腫を増強させる．	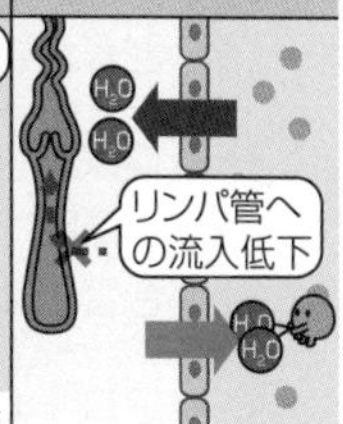 ●リンパ流の障害などでリンパ管への流入が低下すると，組織間液が増加する（リンパ浮腫）．
原因となる病態・疾患	全身性浮腫	●心不全 ●腎不全 など	●ネフローゼ症候群 ●肝硬変 ●低栄養 など	●アナフィラキシー など	—
	局所性浮腫	●深部静脈血栓症 ●上大静脈症候群 ●麻痺 ●下肢静脈瘤 など	—	●局所炎症（蜂窩織炎（ほうかしきえん），虫さされなど） ●局所性のアレルギー ●熱傷 など	●悪性腫瘍 ●リンパ節郭清後 など

全身性浮腫の治療の基本は，食塩の摂取制限や安静です．その他，病態により利尿薬やアルブミン製剤（高度の低アルブミン血症を合併する場合）の投与，透析などの血液浄化療法による除水などが行われます．

Check it out!

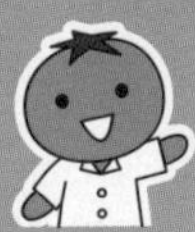

覚えられましたか？

この章の重要事項を赤シートで隠してチェック！

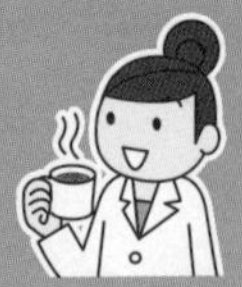

- □ 腎臓は，尿生成による水分・電解質の調節，酸塩基平衡の調節，代謝産物の排泄，加えてホルモン分泌を行っている．(p172)

- □ 原尿の99％は再吸収され，最終的に排泄される尿量は1日1.4～1.8L程度である．そのうちの95％が水分，残りの5％のうち，半分は尿素，その他にクレアチニン，硫酸塩，リン酸塩，電解質などが含まれる．(p185)

- □ 近位尿細管では，グルコース，アミノ酸，水，無機塩類など，ヘンレ係蹄では，Na^+，Cl^-など，遠位尿細管では，Na^+，Cl^-と水，集合管では，Na^+，HCO_3^-，水が再吸収される．(p191)

- □ ネフローゼ症候群では，糸球体病変により，通常であれば透過しないアルブミンなどの物質が透過しやすくなる．これによって，尿たんぱくの濃度が増加し，血清総たんぱく質とアルブミンの濃度が低下する．(p201～203)

- □ ネフローゼ症候群では，たんぱく尿と低アルブミン血症は重要な所見であり，診断基準の必須条件である．また，その他に見られる所見は，浮腫と脂質異常症がある．(p204)

国試にチャレンジ

この章を読むと解けるようになる国試問題が別冊に収録されています．章の内容が理解できているか，チェックしてみましょう！

別冊 p.10 へ

QB・RBを活用しよう

この章と関連した問題集『クエスチョン・バンク』，参考書『レビューブック』のページを下記のQRコードで確認しましょう！

Chapter 6

慢性腎臓病（CKD）

慢性腎臓病（CKD）の患者数は年々増え続けており，国を挙げての対策が必要になっています．病気の進行を抑えるには食事療法が有効なため，管理栄養士への期待も高まっています．

長期間にわたって腎機能が低下

ねぇねぇトマト，
これまで勉強したことから考えると，
腎臓って，人間が生きるために相当重要な臓器よね．
黙々と仕事をこなすシブい雰囲気だわ．
肝臓先輩に続いてファンになっちゃいそう……．

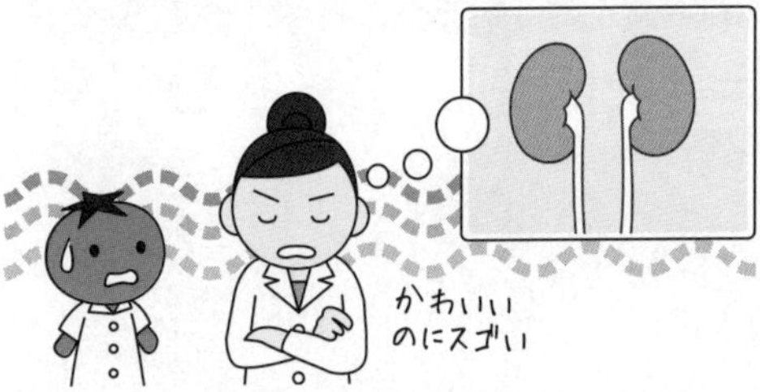

（……また妄想モードに入っちゃったわ．）
でも，腎臓も無敵の臓器ではないの．
たとえば，腎臓が長期間ダメージを受け続けると
慢性腎臓病（**CKD**：chronic kidney disease）という
腎臓病の原因にもなるのよ．

CKD って，耳にすることが多い病気だよね．
どんな病気なの？

腎障害や腎機能の低下が持続する疾患よ.
腎臓病が進行すると心血管疾患のリスクになったり,
透析や腎臓移植をしなければ生きられなくなったりするの.
だから, CKDは, 腎臓病をできるだけ早期に発見して,
治療するために確立された考え方なのよ.

▼ CKDの概念が広まった背景

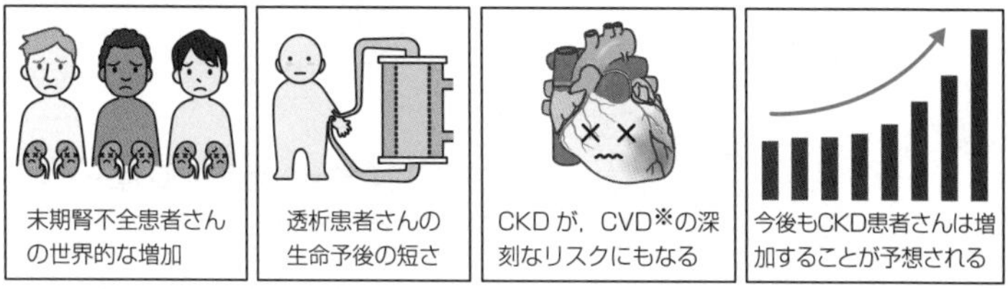

末期腎不全患者さんの世界的な増加
透析患者さんの生命予後の短さ
CKDが, CVD※の深刻なリスクにもなる
今後もCKD患者さんは増加することが予想される

※CVD : Cardio Vascular Disease（心血管疾患）

comment

CKDは, 3カ月以上にわたって, 腎臓の構造または機能の異常が続く病態です. 病態に応じて, ステージ1～5の5つに分類されますが, 最も進行したステージ5が末期腎不全にあたります.

CKDって大変なんだね…….

そうなの. 重症のCKDの患者さんが増えると,
透析療法などの医療費がどんどん増加する原因にもなるの.

具体的に，どれくらいのお金がかかると考えられるの？

たとえば2019年12月の調査では，
腎臓の代替療法である透析療法（7章参照）を
受けている方が約34万人以上いらっしゃるの．
透析の医療費は1人あたり40万円／月程度
にもなるの（血液透析）．つまり，年間では……．

▼ 透析と医療費

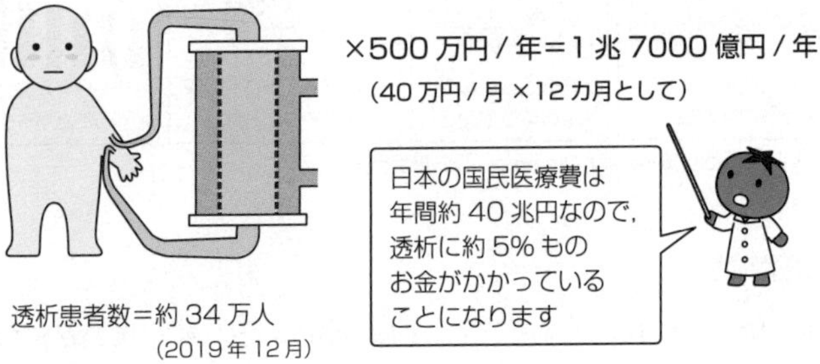
×500万円/年＝1兆7000億円/年
（40万円/月×12カ月として）
日本の国民医療費は年間約40兆円なので，透析に約5%ものお金がかかっていることになります
透析患者数＝約34万人
（2019年12月）

毎年2兆円近いお金がかかっているの！?
それは大変だ…….

そう．だから，CKDと診断されたら，
なるべく早い段階で治療を開始して，
進行しないようにすることが大切なの．

CKDが早い段階で治療するのが大事ってことは分かったけど，
そもそも，何が原因でCKDになるの？

CKDは腎機能の低下によって起きるのよ．
腎機能が低下する原因に何があると思う？

うーん，腎臓に負担をかけるわけだから…….
そういえば，糖尿病のところで，高血糖が
細い血管に負担をかけるから，
腎臓にも影響することは学んだわよね（p78参照）．

Chapter 6 慢性腎臓病（CKD）

よく覚えていたわね．
そう．糖尿病はCKDを発症する原因として挙げられるわ．
ほかにも，腎機能低下の因子として
次のものが知られているの．

▼ 腎機能を低下させる因子として考えられるもの

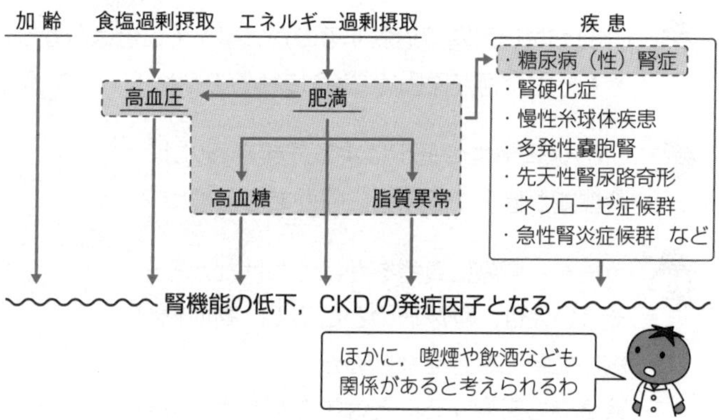

いくつも原因が考えられるんだ．お年を召されると，
病気を複数抱える方も増えるだろうし，
CKDを発症するリスクが高い人も多くなりそう．

ええ．特に日本は高齢化も進んでいるしね．
そして，CKD が進行していくと末期腎不全になってしまうの．

末期腎不全？
名前からして，もうヤバそうな感じがするけど…….

腎臓は，機能が低下すると，最終的に
末期腎不全という状態になってしまうの．
簡単にいえば，**腎臓のはたらきが非常に低下した**状態ね．

▼ **末期腎不全**

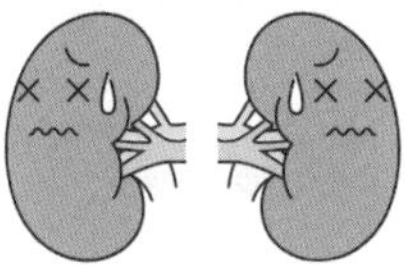

- GFR（p225 参照）が 15 未満で，腎機能が極度に低下した状態
- 特に透析導入後には尿の生成，ホルモンの分泌といった腎臓の機能が極端に低下し，やがて廃絶する

腎機能が低下したら，尿もうまくつくれないし，
ホルモンも分泌できないし，大変そう…….

おそらくあなたが想像している以上に大変な状態よ．
末期腎不全では，これらの症状が次々と現れるの．

▼ 末期腎不全で想定される合併症

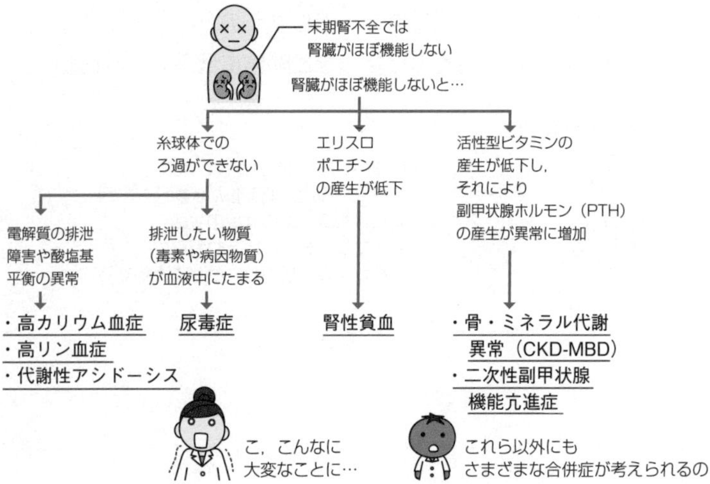

末期腎不全では
腎臓がほぼ機能しない
腎臓がほぼ機能しないと…
糸球体での
ろ過ができない
エリスロ
ポエチン
の産生が低下
活性型ビタミンの
産生が低下し，
それにより
副甲状腺ホルモン（PTH）
の産生が異常に増加
電解質の排泄
障害や酸塩基
平衡の異常
排泄したい物質
（毒素や病因物質）
が血液中にたまる
・高カリウム血症
・高リン血症
・代謝性アシドーシス
尿毒症
腎性貧血
・骨・ミネラル代謝
異常（CKD-MBD）
・二次性副甲状腺
機能亢進症
こ，こんなに
大変なことに…
これら以外にも
さまざまな合併症が考えられるの

comment

CKD-MBD(慢性腎臓病に伴う，ミネラルの代謝異常)は，腎機能の低下により体内のリン蓄積が亢進し，それに伴い活性型ビタミンDの低下，PTHの分泌増加から，血中のカルシウム低下とリン過剰といったミネラルの代謝異常を引き起こす疾患につながります．

ここで挙げた合併症が，同時に起こる可能性もあるわ．

身体中に異常が現れる可能性があるんだ……．

だから，末期腎不全の患者さんは，**腎臓移植**か**透析**（7章参照）をしないと，生きられないの．

聞けば聞くほど，大変な状態なのね．

そうなの．だから，CKDの段階で，見つけて治療する必要があるのよ．

CKDの診断基準と重症度

ねぇトマト．さっき外来患者さんで，
CKDの方がいらっしゃっていたの．
CKDの重症度がステージG4A1って言われていたのだけれど，
どういうことかしら？

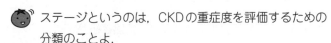

ステージというのは，CKDの重症度を評価するための
分類のことよ．
CKDの重症度を評価するには，いくつかの項目を
確認しなければならないの．順番にみていきましょう．

はーい．

Profile

Jさん

75歳　男性

身長168cm，体重62.2kg．BMI22.0kg/m^2．
10年ほど前から高血圧を指摘されていた．
近所のかかりつけ医からの勧めで来院．
検査の結果，腎硬化症によるCKDのステージG4A1と診断された．ほかに目立った既往歴や家族歴はなし．病気の自覚症状もほとんどない．しょっぱい味つけが好き．
2～3年前から歩く速さがおそくなり，筋力の低下を感じるようになった．

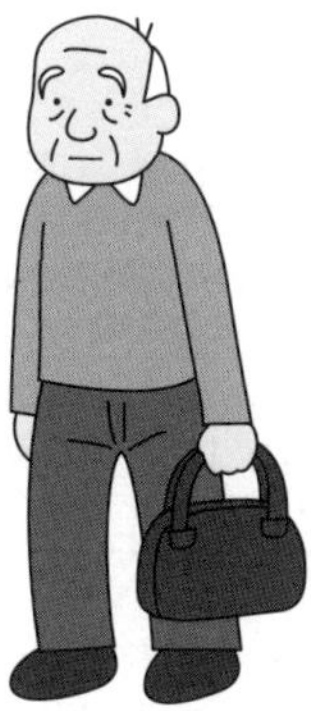

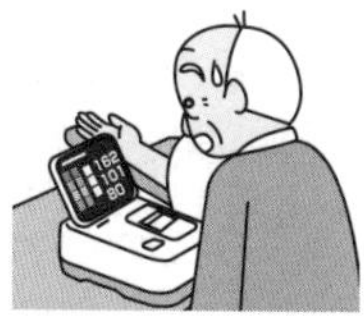

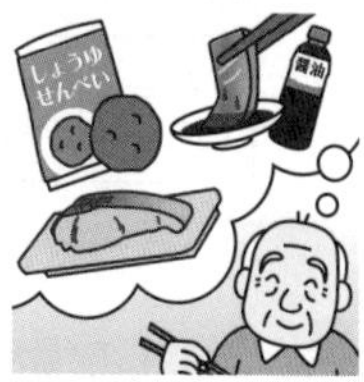

▼　Jさんの血液検査／尿検査結果

検査項目	基準値	今日のJさんの値
血清アルブミン（g/dL）	4.5～5.5	4.1
血清総たんぱく（g/dL）	6.5～8.0	6.8
ヘモグロビン（g/dL）	13.0～17.0（男性）	12.3
eGFR（mL/分/1.73m^2）	≧90	16.7
血清クレアチニン（mg/dL）	0.70～1.20（男性）	3.03
血中尿素窒素〔BUN〕（mg/dL）	9.0～20.0	43.3
カリウム（mEq/L）	3.6～5.0	5.6
尿たんぱく量（mg/日）	≦150	15

Jさんはステージ G4A1にあたるわ．
どれくらいの重症度なのかを説明する前に，
まず，CKDの診断基準を
確認しておきましょう．

▼ CKDの診断基準

①尿異常，画像診断，血液，病理で腎障害の存在が明らか※1
②糸球体ろ過量（GFR※2）60mL/分/1.73m^{2}未満
(①，②のいずれか，または両方が3カ月以上持続)
※1 特にたんぱく尿の存在が重要
※2 GFR：glomerular filtration rate

↑に当てはまった人について検査値を詳しく確認して，
CKDの重症度が決まるの（p227参照）

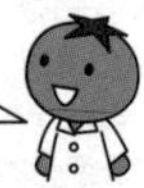

Jさんの場合，診断基準の①については，
各検査で腎障害の存在がはっきりしているそう
なんだけど，たんぱく尿は認められていないそうよ．
そもそも診断基準では，どうして
たんぱく尿の存在が強調されているの？

簡単にいえば，尿たんぱくの量が多いほど，
CKDの進行が速いと考えられるからよ．
たんぱく尿がまだみられないことは，
Jさんにとっては嬉しいことね．

なるほど．じゃあ，診断基準の②で挙げられている
糸球体のろ過量は，どうやって調べるの？

方法はいくつかあるけれど，
一番簡単なのは，血清クレアチニン（Cr）の値などをもとに計算する，推算GFR（eGFR）[20129-1]ね．

Glomerular：糸球体の
Filtration　：ろ過
Rate　　　 ：量
} GFR

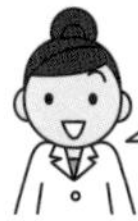
eGFRの「e」は
estimated（推定）
という意味よね

▼ **糸球体ろ過量の求め方**

男性：eGFR（mL/分/1.73 m^2）＝194×$Cr^{-1.094}$ × 年齢$^{-0.287}$
女性：eGFR（mL/分/1.73 m^2）＝194×$Cr^{-1.094}$ × 年齢$^{-0.287}$×0.739
※18歳以上に適用する．

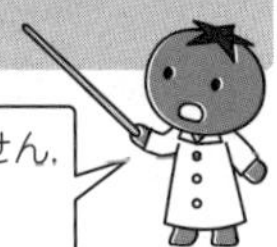
国家試験レベルでは，推算式を覚える必要はありません．
患者さんの性別，年齢，血清Cr値からeGFRが
求められることをおさえておきましょう

comment

24時間蓄尿（p263参照）によるクレアチニンクリアランスを使用することもあります．なお，正確な腎機能評価が必要な場合には，イヌリンという物質を投与し，蓄尿と採血によって糸球体のろ過量を測定するイヌリンクリアランスという方法を用いる場合もあります．

Jさんの推算糸球体ろ過量（eGFR）は…….
eGFR＝16.7mL/分/1.73m^2　ということよ.

健康な成人の推算糸球体ろ過量は,
90mL/分/1.73m^{2}以上とされているわ.

それと比べると,
だいぶ腎機能が低下していることが分かるわね…….

そうなの. ちなみにCKDは, **原因となる疾患（原疾患）, 糸球体のろ過能力（GFR）, たんぱく尿の有無により, 重症度が細かく定められているの.**

次に, 右のページの表と合わせて
どうしてJさんの重症度がステージG4A1なのか
一緒にみていきましょう.

comment

臨床の現場では, 重症度は「糖尿病G2A3」,「腎硬化症疑いG4A1」などの形でカルテに記載されます. 維持透析患者さんには, G区分にDを加えます（例:G5DA3）. なお, GFR区分のみで重症度を決める場合は,「ステージG2」,「ステージG3a」などの記載となることもあります.

▼ CKDの重症度分類（2012年改訂）

原疾患				蛋白尿区分		
				A1	A2	A3
●糖尿病	●尿アルブミン定量 (mg/日) ●尿アルブミン/Cr比 (mg/gCr)			正常	微量アルブミン尿	顕性アルブミン尿
				30未満	30～299	300以上
●高血圧 ●腎炎 ●多発性嚢胞腎 ●移植腎 ●不明 ●その他	●尿蛋白定量 (g/日) ●尿蛋白/Cr比 (g/gCr)			正常	軽度蛋白尿	高度蛋白尿
				0.15未満	0.15～0.49	0.50以上
GFR区分 (mL/分/1.73m²)	G1	正常または高値	≧90			
	G2	正常または軽度低下	60～89			
	G3a	軽度～中等度低下	45～59			
	G3b	中等度～高度低下	30～44			
	G4	高度低下	15～29			
	G5	末期腎不全 (ESKD)	＜15			

重症度は原疾患・GFR区分・蛋白尿区分を合わせたステージにより評価する．CKDの重症度は死亡，末期腎不全，心血管死亡発症のリスクを ■ のステージを基準に■，■，■の順にステージが上昇するほどリスクが上昇する．（KDIGO CKD guide line2012を日本人用に改変）
日本腎臓学会：エビデンスに基づくCKD診療ガイドライン2018．東京医学社，2018，p.3，表1より引用

comment

上の表では，糖尿病患者さんのみアルブミン尿の値でたんぱく尿が区分されています．これは，糖尿病腎症 (p78参照) の診断基準に用いられるアルブミン尿の検査によって，CKDの重症度も明らかにできるからです．一方，アルブミン尿の測定は非糖尿病性のCKDでは保険適用外であるため，尿たんぱく値を用いることが多いのです．

うーん.
eGFRは16.7だから，GFR区分は**G4**，たんぱく尿は認められないから，たんぱく尿区分は**A1**になるんだ.

そうすると，Jさんの重症度はG4A1，
つまり，重症のCKDだと分かるわ.

こうやって重症度が決まるんだね.
それにしてもJさん，深刻な状態なんだ…….

確かに糸球体の機能は低下しているけれど，たんぱく尿が認められないだけでもポジティブに考えましょう.
重要なのは，これ以上進行させないことよ.

具体的に，どう治療していくの？

Jさんの場合，食事内容の改善と，高血圧治療が特に大事になるわ．CKDでは，ステージごとに食事療法基準が設定されているの．くわしくみていきましょう.

CKDの食事療法って？

トマト！　Jさんの主治医から指示栄養量が示されたんだけど，CKDの患者さんの食事ってどんな感じなのかしら？

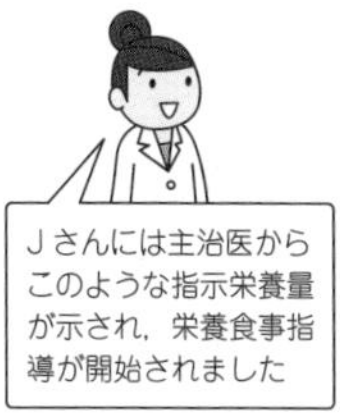
Jさんには主治医から
このような指示栄養量
が示され，栄養食事指
導が開始されました

Jさん（標準体重 62.2kg）の
指示栄養量（1日あたり）

エネルギー	2,000kcal （32kcal/kg 標準体重 / 日）
たんぱく質	49.7g （0.8g/kg 標準体重 / 日）
食塩	6g 未満
カリウム	1,500mg 以下

CKDの食事療法では注意すべきポイントとして，エネルギー，たんぱく質，食塩，カリウムの4つがあるわ．一緒にみていきましょう．

▼ CKDステージによる食事療法基準

18134 21125-2,3,5

	エネルギー（kcal/kgBW/日）	たんぱく質（g/kgBW/日）	食塩（g/日）	カリウム（mg/日）
ステージ1（GFR≧90）	25～35	過剰な摂取をしない	3以上6未満	制限なし
ステージ2（GFR 60～89）		過剰な摂取をしない		制限なし
ステージ3a（GFR 45～59）		0.8～1.0		制限なし
ステージ3b（GFR 30～44）		0.6～0.8		≦2,000
ステージ4（GFR 15～29）		0.6～0.8		≦1,500
ステージ5（GFR＜15）		0.6～0.8		≦1,500
5D（透析療法中）	別表（透析導入後の食事療法はp300参照）			

注）エネルギーや栄養素は，適正な量を設定するために，合併する疾患（糖尿病，肥満など）のガイドラインなどを参照して病態に応じて調整する．性別，年齢，身体活動度などにより異なる．
注）体重は基本的に標準体重（BMI＝22）を用いる．
日本腎臓学会 編：慢性腎臓病に対する食事療法基準2014年版．東京医学社，2014をもとに作成

なお，透析導入後は水分とリンの制限が新たに加わります（p300参照）

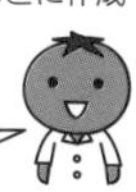

これが，CKDの食事療法基準ね．
ステージ4に該当するJさんの場合，
身長は168cmだから，標準体重は約62.2 kgね．
それぞれの栄養素の設定を，どう考えるべきなんだろう．

まずは，たんぱく質について見ていきましょう．
どうしてたんぱく質摂取量を制限すると思う？

たんぱく質は，分解されると腎臓でしか排泄できない
物質（**尿素**などの**窒素化合物**）ができてしまうって勉強したわ．
だから，弱っている腎臓の負担に[21125-1]なるんじゃないかしら．

その通りよ．よく覚えていたわね．
たんぱく質の摂取量が多いと，
それだけ腎臓の負担になるの．

▼ たんぱく質は弱っている腎臓に追い打ちをかける

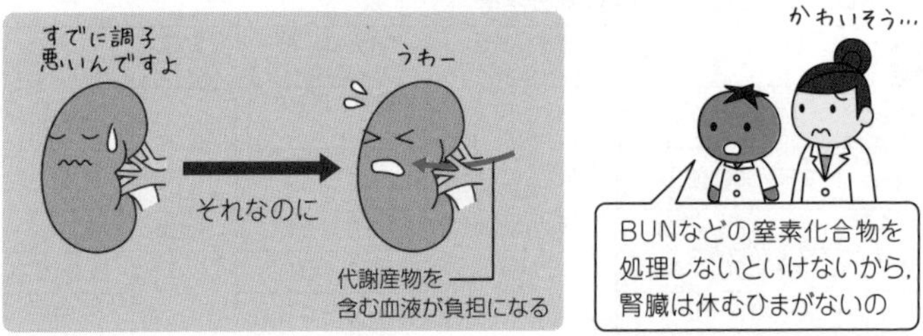

Jさんの弱った腎臓にはきつそう…….

そう．残っている正常な腎機能に
過剰な負担がかかって，
さらに腎機能が落ちてしまうわ．

なるほど．それで，たんぱく質の摂取を制限すると，
腎機能の低下は抑えられるの？

GFRが低下しても，
たんぱく質摂取量の制限を続けていけば，
腎機能低下を遅らせることができるの．

そっか…　じゃあ，食事療法基準では，
0.6～0.8gと幅があるけど，
腎機能低下を遅らせたいからJさんには頑張ってもらって，
0.6gにしたほうがいいのかな？

そうとも限らないのよ．
ガイドラインをベースにしたうえで，患者さんの状態に合わせて
食事療法を進めていくことが重要なの．

なるほど．だとすると，
Ｊさんの場合は，どういったことに注目すればいいのかな？

75歳とご高齢であることがポイントよ．
まず，高齢者の場合は，筋力が落ちるなどして，
身体能力が低下していることが多いわ．

ふむふむ．
確かにＪさんは歩く速さが遅くなったとか，
筋力の低下を感じているっておっしゃっていたわね．

加えて，身体能力が低下すると
予後が悪くなることが知られているの．

そっか．だから，たんぱく質を制限しすぎてしまうと，
CKDとは別にさらに悪い影響がでてしまうので，
制限しすぎないようにするんだ．

その通りよ．今回は，ご高齢なＪさんの状況を踏まえて，
0.6～0.8g/kg標準体重/日のうち，
高い方の0.8を採用することにしたのね．

たんぱく質制限の考え方，よく分かったわ．
次に，エネルギーはどう？
食事療法基準で示されているエネルギー量は，
25～35（kcal/標準体重/日）という範囲だったよね．

ええ．この範囲であれば
たんぱく質の不足による低栄養を
抑えることができるの．
だから，たんぱく質量を制限する場合は，
適切な範囲内でエネルギーを
しっかりと確保してもらうことが大切よ．

それで，今回の主治医からの指示では，
32kcal/kg標準体重/日の2,000kcal/日なのね．

その通り．さあ，3つ目は食塩についてよ．

Jさんは高血圧もあるし，食塩制限も重要そうね．

そうよ．
食塩の摂取量を減らすと，高血圧の改善に効果があるの．
加えて，尿たんぱく量を減らす効果があることから，
CKDの進行を遅らせることも期待できるわ．

なるほど．食塩の摂取量を少なくすることは，
腎臓の負担を減らすことにつながるんだね．

そうよ．ガイドラインには3g以上6g未満とあるけれど，
今回は基準値の中で6gを採用したわ．

減らせば減らすほど良いというわけじゃないんだ．

そう．控えすぎると，食欲が低下することもあるからね．
特にJさんはご高齢でもあるから，食べる量が減ってしまうと
低栄養になるおそれがあるの．

なるほど．
そういえば，Jさん，濃い味付けが好きって言ってたわ．

年齢を重ねるごとに濃い味付けを好むようになる人は多いから，
薄味に慣れるまでが大変だわ．
ただ，食塩制限のことはきちんとお伝えしたうえで，
Jさんの状況に寄り添って進めていけるといいわね．
さあ，最後4つめはカリウムよ．

了解．カリウムは1日1,500mg以下だね．

そうよ．カリウムは腎臓で排泄されるんだけど，
腎機能が落ちると排泄がうまくいかず，
血中に増えてしまうの．そうすると，
高カリウム血症となる可能性があるのよ．

▼ **高カリウム血症は突然死のリスクとなる**

3.6～5.0mEq/L	5.5mEq/L	7.0mEq/L
正常範囲内※1	高カリウム血症※2	高度な高カリウム血症※2

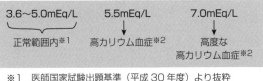

※1　医師国家試験出題基準（平成 30 年度）より抜粋
※2　いずれも「日本人の食事摂取基準」2020 年版より抜粋

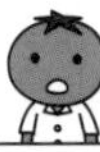

高度な高カリウム血症では，生命に関わる不整脈を起こして突然死に至る可能性があります

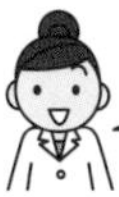

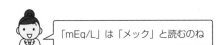

「mEq/L」は「メック」と読むのね

突然死の原因にもなるんだね．怖い…．

そうよ．だからこそ，うまくコントロールすることが大切よ．

うん！　大事なポイントはよく分かったけど，
実際の食事ではどうしたらいいのかな？

Ｊさんの食事を見てみながら一緒に考えていきましょう！

たんぱく質の摂取量を減らそう

Jさんの奥さまにご協力いただいて
Jさんの昨日の献立の栄養価を計算してみたの.
でも，エネルギー量は足りていないし，
それ以外は全部オーバーしちゃってるわ….
トマト，どうしよう….

▼ Jさんの昨日の献立

	食事内容	エネルギー (kcal)	たんぱく質 (g)	カリウム (mg)	食塩相当量(g)
朝食	生野菜のサラダ　ハムエッグ　トースト　牛乳 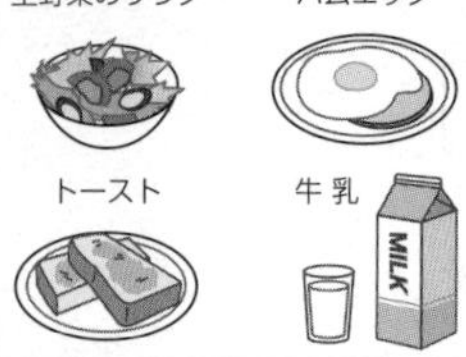	493	24.9	610	2.3
昼食	コールスローサラダ　オレンジ　ミートソーススパゲッティ 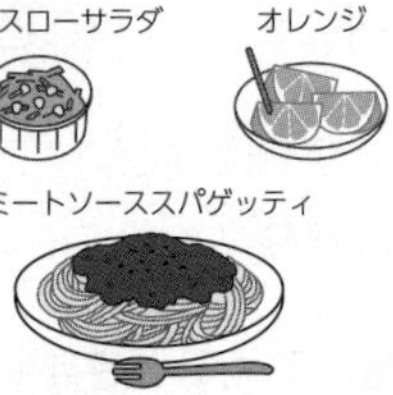	620	26.9	555	4.1
夕食	生姜焼き　ひじきの煮物　きゅうりの漬物　ご飯　味噌汁 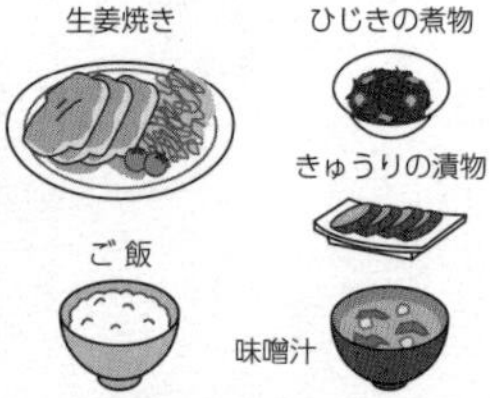	581	30.1	918	5.4
合計		1,694	81.9	2,083	11.8
Jさんの指示栄養量		2,000	49.7	1,500	<6.0

落ち着いて，栄子.
まずは，たんぱく質の調整からやっていきましょう.
主な食品のたんぱく質量をまとめてみたから，見てみて.

▼ **食品に含まれるたんぱく質量（一例）**

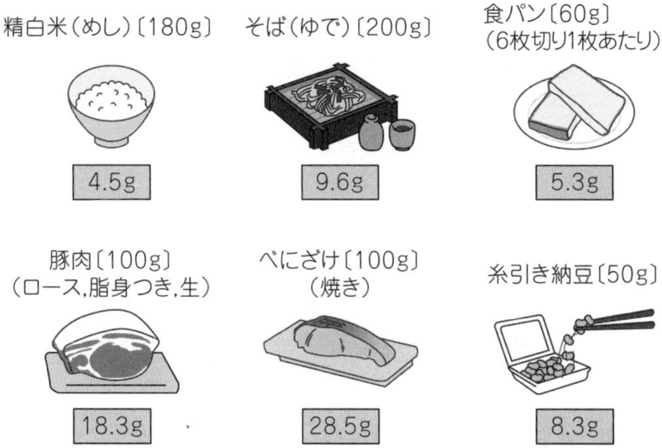

ふーん．肉や魚に含まれているイメージだけど，
意外とご飯やパンのような主食にも
多く含まれているんだね.

そうなの．だから，たんぱく質制限食では
肉や魚などのたんぱく源を適正な量に減らすことはもちろん，
主食に含まれるたんぱく質の削減がポイントとなるわ.

でも，たとえばご飯の摂取量を減らしたら，
たんぱく質と同時にエネルギーや糖質の摂取量も減って，
栄養バランスも崩れてしまうわよね．

その通りよ．
必要なエネルギーを摂取しながら，たんぱく質を減らすのは，
普段食べるような食材では難しいの．
だから，そういった用途で開発された
治療用特殊食品を適宜利用するといいわ．

comment

治療用特殊食品とは，特定の病気の治療用に，栄養素の含有量を調整した食品のことです．低たんぱく質食品のほか，糖尿病患者さん向けのエネルギー調整食品や，高血圧症の人向けの食塩調整食品などがあります．

そんな食品があるなんて，知らなかったわ．

腎臓病の食事療法で活用される治療用特殊食品は，主に，
エネルギーアップを目的とする食品とたんぱく質含有量を
調整した食品に分けられるわ．

▼ 腎臓病で使用する治療用特殊食品

エネルギー調整食品

エネルギーを補うことを目的とする食品で，エネルギー源が「炭水化物やでんぷん」を主成分とするものと，「油脂類」を主成分とするものがあります．
例）粉あめ，MCT（中鎖脂肪酸）パウダー，高エネルギーゼリー

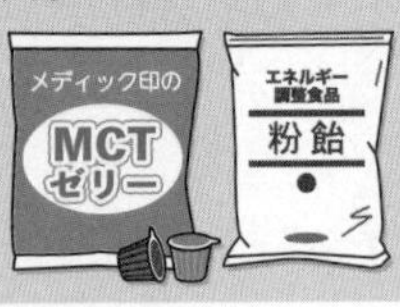

たんぱく質調整食品

主食に含まれるたんぱく質を減らすことを目的とする商品です．
例）ご飯，パン，そば，うどん，小麦粉など

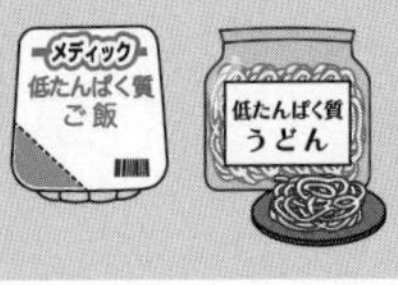

なるほど.

たとえば，たんぱく質を調整したお米の場合，
こんな感じでたんぱく質がカットできるのよ.

▼ **たんぱく質をカットした食品の例**

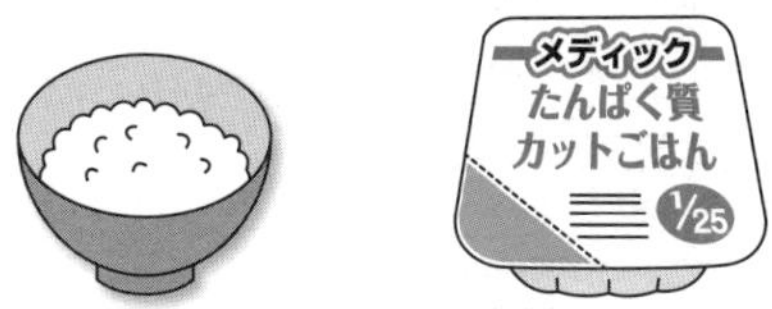

	精白米（めし）〔180g〕	たんぱく質量を調整した精白米〔180g〕
エネルギー (kcal)	302	300
たんぱく質(g)	4.5	→ 0.2
脂質(g)	0.54	0.7
炭水化物(g)	66.8	72.0

たんぱく質以外の栄養素は普通の白米と
あまり変わらないのに，たんぱく質の含有量は
たったの0.2g ！
1/25カットごはんなら，1食で4g以上減らせるんだ.

治療用特殊食品を取り入れながら
たんぱく質摂取量を調整してみると，次のようになるわ．

▼ **低たんぱく質食品を取り入れた献立**

	食事内容	エネルギー (kcal)	たんぱく質 (g)
朝食	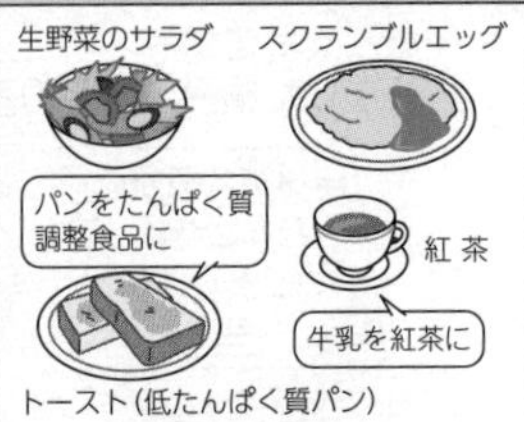	413	7.7
昼食	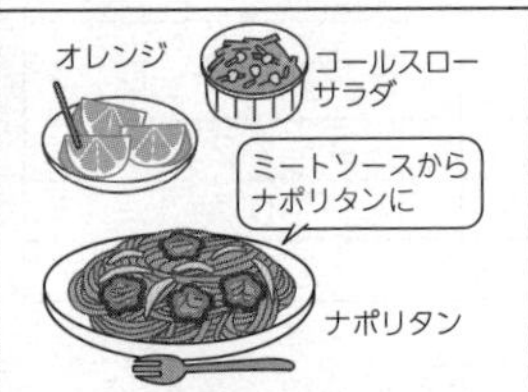	566	18.0
夕食	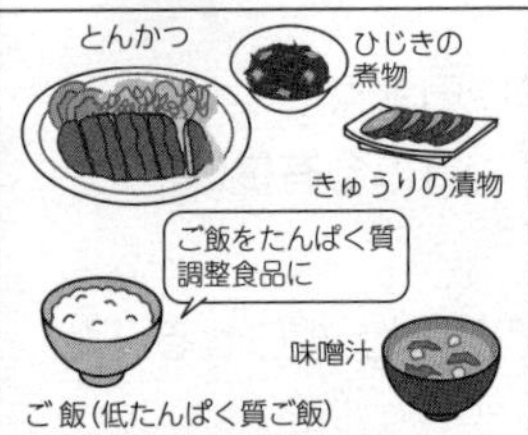	693	20.9
合計		1,672	46.6
昨日のJさんの食事		1,694	81.9
Jさんの指示栄養量		2,000	49.7

たんぱく質の摂取量が半分ちょっとになったわ！
すごい！　あれ，でも，いくつかの
料理が変更されているわ．どうして？

次に説明する，摂取エネルギーを
増やすことと関係しているのよ．
Ｊさんの献立は摂取エネルギーが足りないから，
調理方法や使用する食材を変えることで，
たんぱく質摂取量を減らしつつ，摂取エネルギーを
増やしているの．

なるほど．確かに，豚肉の生姜焼きからとんかつに
変更すると，少ないお肉の量でも満足感があるし，
油で揚げるから摂取エネルギー量もアップするわね．

そういうことよ．ただ，調理方法や食材の工夫だけで
摂取エネルギーを増やすのには限界があるわ．
だから，間食を加えることもあるの．
間食にはエネルギー源が糖質主体のものを選んだり，
治療用特殊食品のうち，摂取エネルギーをアップさせる食品を
取り入れたりするわ．

comment

摂取エネルギー量が少ない患者さんには，砂糖の代わりに甘さを抑えた甘味料（低甘味ブドウ糖重合体製品）の使用をおすすめします．この甘味料は砂糖に比べて甘みが少ないので，砂糖より多く使用しても甘くなりすぎず，エネルギー摂取量を増やすことができます．なお，たんぱく質はほとんど含有していません．

実際にこれらを組み合わせて調整すると…….

▼ **エネルギー摂取量を増やした献立**

	食事内容	エネルギー (kcal)	たんぱく質 (g)
朝食	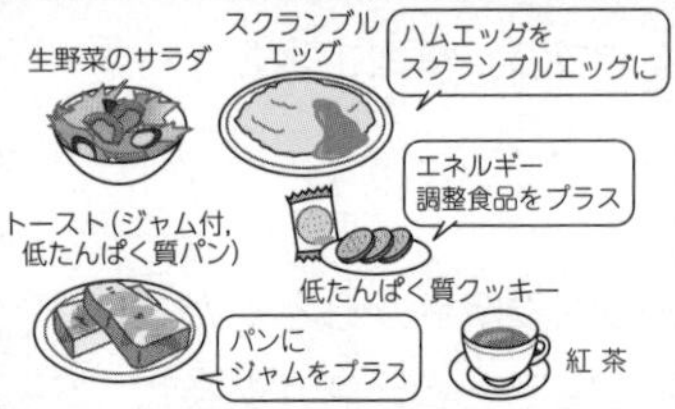 生野菜のサラダ / スクランブルエッグ / ハムエッグをスクランブルエッグに / エネルギー調整食品をプラス / トースト(ジャム付，低たんぱく質パン) / 低たんぱく質クッキー / パンにジャムをプラス / 紅 茶	563	8.2
昼食	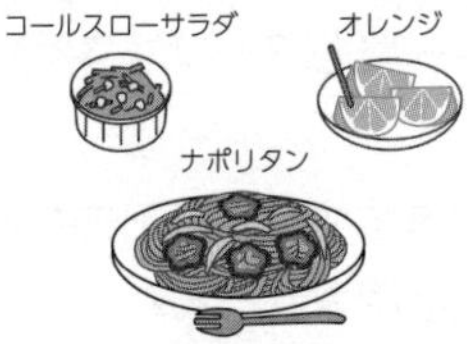 コールスローサラダ / オレンジ / ナポリタン	566	18.0
間食	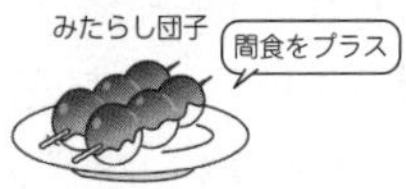 みたらし団子 / 間食をプラス	144	2.1
夕食	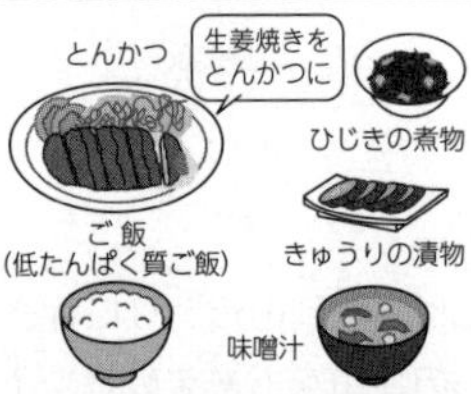 とんかつ / 生姜焼きをとんかつに / ひじきの煮物 / きゅうりの漬物 / ご 飯(低たんぱく質ご飯) / 味噌汁	693	20.9
合計		1,966	49.2
昨日のＪさんの食事		1,694	81.9
Ｊさんの指示栄養量		2,000	49.7

たんぱく質の摂取量はほとんど変えずに，
エネルギーの摂取量を増やせた！
これで指示書にあったエネルギー量に近づいたわ．

comment

低たんぱく質製品の利用は，一般的な食品と比べて値段がやや高く，風味も多少違うので，患者さんの経済状況や食の好みを考慮して使用するよう心がけます．

ちなみに，少し話は戻るけれど，たんぱく質制限をするときに気をつけたいポイントがあるのよ．
ヒントはたんぱく質の供給源．

…？　たんぱく質ってどれも同じじゃないの？

実は違うのよ．
たんぱく質は，肉や魚，卵や牛乳といった
動物性のものと，豆類や穀類などの植物性のものに
分けられるの．たんぱく質制限をするときには，
アミノ酸価（アミノ酸スコア）が高い良質なたんぱく源を
[21125-4]
使うことが大事なのよ．

そういうことなんだ！
…って，アミノ酸価って何のことだっけ？

アミノ酸価は，食品中のたんぱく質に含まれる
必須アミノ酸の充足率を表した値よ．
必須アミノ酸の種類は覚えている？

9つあったわよね．これでしょ？

▼ 必須アミノ酸

- バリン
- ロイシン
- イソロイシン

分岐鎖アミノ酸（分枝）

- スレオニン（トレオニン）
- メチオニン
- フェニルアラニン
- トリプトファン
- リシン（リジン）
- ヒスチジン

必須アミノ酸は体内で合成できないから，
きちんと摂取する必要があるんだったわよね．
（2巻9章参照）

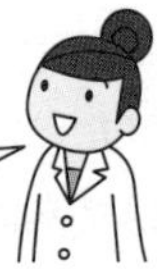

バッチリね．これらの必須アミノ酸が，食品にどんなバランスで含まれているかを知るために用いられるのが，アミノ酸価（アミノ酸スコア）なの．

▼ 食品のアミノ酸価（一例）

	食品	アミノ酸価
動物性食品	全卵	100
	牛乳	100
	牛肉	100
	魚類	100
植物性食品	大豆	100
	精白米	61
	小麦粉（中力粉）	39
	そば（全層粉）	100

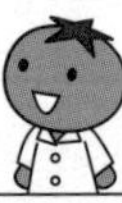

アミノ酸価は，「アミノ酸評点パターン」という，人間の各必須アミノ酸の必要量を示した指標と，各食品の必須アミノ酸の含有量を比較して算出されています

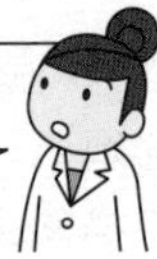

動物性食品はアミノ酸価が高いんだね

「植物性」と聞くとなんだか良いものに感じるけど，
CKDの患者さんには「植物性」「動物性」関係なく
アミノ酸価の高い良質なたんぱく質を
しっかり摂ってもらうことが大事なんだね．

そういうことね．
アミノ酸評点パターンが100を満たさないアミノ酸は，
制限アミノ酸と呼ばれるの．
制限アミノ酸があると，せっかく摂取したたんぱく質を
うまく体内で利用できずに，効率が悪くなるの．

▼ **食品と制限アミノ酸**

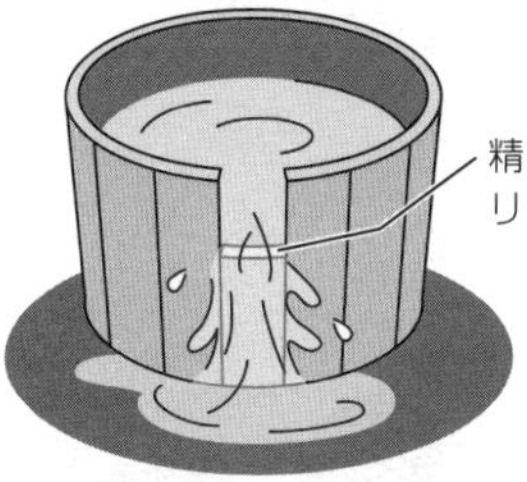
精白米は第一制限アミノ酸として
リシンがあるので，たんぱく質の利用効率が低くなります

comment

食品によっては制限アミノ酸が複数存在するため，不足が大きい順番に「第一制限アミノ酸」「第二制限アミノ酸」と呼ばれます．たとえば，とうもろこしの第一制限アミノ酸はリシン，第二制限アミノ酸はトリプトファンです．

comment

植物性たんぱく質もほかの食品と組み合わせることで，不足分を補って栄養価を上げることができます．これを「アミノ酸の補足効果」といいます．たとえば，精白米のアミノ酸価は61L（Lは制限アミノ酸のリシン）ですが，アミノ酸価が100の全卵と一緒に卵かけご飯として食べることで，不足分のアミノ酸を補足することができます．

了解！　他に気を付けることあるかしら？

そうね．もとの食生活になるべく近いメニューになるように工夫することもとても大切ね．
たとえば栄子，もし「食事の量を今日から半分にして」って言われたら，どう感じるかしら？

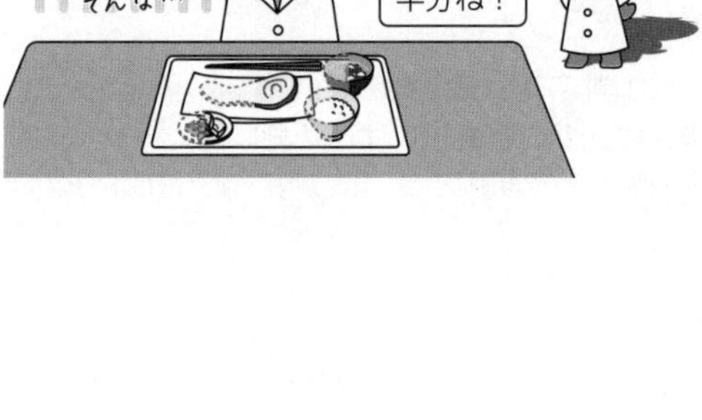

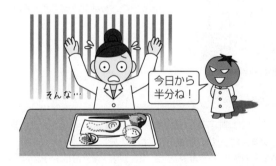

うぅ…….それはつらいわ.

そうよね.患者さんも同じはずよ.
たとえ食事指導のガイドラインに
記載されているからといって,
患者さんにやみくもに厳しい栄養指導をしても,
効果は現れにくいの.

なるほど.たしかに食事って習慣の1つだから,
簡単に変えられるものではないし,ストレスにもなりそう.

だから,管理栄養士は,
食事制限の基本を守ることに加え,
なるべく患者さんの食生活を大きく変えない方法,
つまり,QOL の低下を避けて維持する方法を
知恵を絞って提案する必要があるのよ.

管理栄養士には,患者さんに
ご自分の病気のことをきちんと理解してもらったうえで,
継続しやすい食事のアイディアを
提案する力が求められているんだね.

食塩とカリウムも減らしたい！

次は食塩だよね．
たんぱく質は低たんぱく食品を利用して減らせたけど，
食塩はどうかな？

はっきり言うと，簡単ではないわよ．
特に，Jさんはしょっぱい味付けがお好きだし，
食事の好みは変えることが難しいと思うわ．
でも，食事療法はただの食事ではなく，
治療の一環だから，基準を満たすと同時に，
できるだけ満足してもらう方法を
一緒に考えてみましょう．

患者さんだけでは続けるのが
難しいからこそ，管理栄養士の力が必要なんだもんね．

その意気よ．さて，食塩の摂取量を減らすためのポイントには，主に，次のようなものがあるわ．

▼ **食塩摂取量を減らすためのポイント**

香辛料や酸味，香りを生かす	だしを効かせる
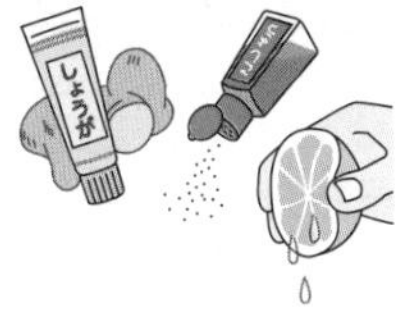	
汁物の食塩に気を付ける	**加工品は控えめに**
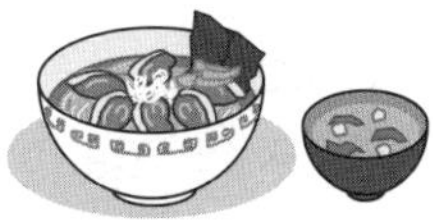	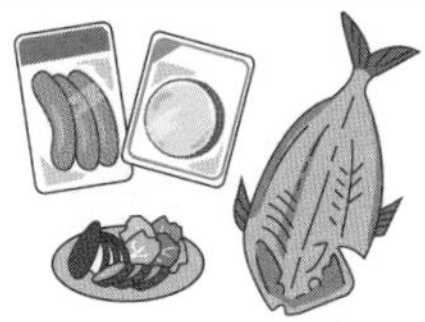

味付けや食材選びに気をつけるといいんだ．
ただ問題はこの制限を守った食事を続けられるか，という点よね．
Jさんはしょっぱい味付けがお好きだし….

そうね．食塩が少ないと，濃い味に慣れた人は物足りなさを感じやすいわね．
主菜の味はしっかりつけて，ほかの食品は薄味にしたり，減塩調味料を利用したりして工夫していく必要があるわ．

▼ 減塩の工夫をしたたんぱく質制限食の例

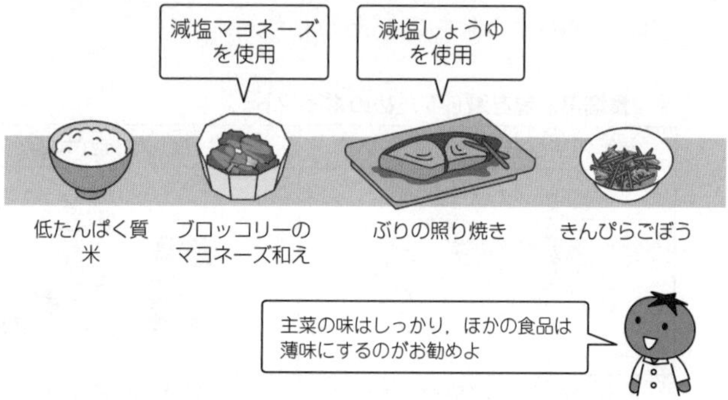

薄味に慣れるまで時間はかかりそうだけど，
私も味付けの工夫を考えてアドバイスできるようにしよう．

それと，気をつけたいのが減塩の調味料ね．
これも，多く使用すると，別の問題が発生するの．

どうして？　無理なく減塩するために使う分には
便利だと思うんだけれど….

減塩調味料には塩化ナトリウム（NaCl）の
代わりに塩化カリウム（KCl）を使用しているものも多くて，
この後に説明するカリウムの摂取量を
増やしてしまう可能性があるの．十分注意したいわ．

なるほど！　カリウムに関係してくるのね．
そういえば，食塩は食事量や味の濃さで
摂取量が分かりやすいけど，
カリウムって何に多く含まれているのかしら．

確かに何に含まれているかがイメージしにくいかもしれないわね．
カリウムを多く含む食品にはたくさんの種類があるから，
食材を選ぶ際に確認するようにしておきたいわ．

▼ **カリウムを多く含む食材（例）**

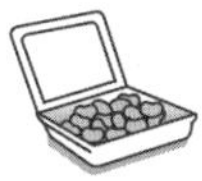
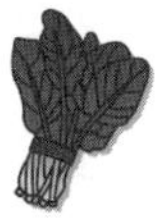
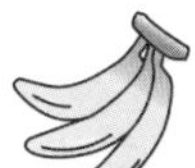
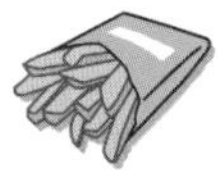

	糸引き納豆	ほうれんそう	バナナ	フライドポテト
100g あたり	660mg	490mg （葉，通年平均，ゆでの場合） 690mg （葉，通年平均，生の場合）	360mg （生の場合）	660mg

「日本食品標準成分表2020年版」をもとに作成

結構いろいろな食品に含まれているんだね．
どうやって減らしたらいいの？

カリウムは水に溶け出しやすい性質があるの．
可能なものは水にさらしたり，
茹でこぼしてから食べるようにお勧めするのが一般的ね．
あとは，カリウムが多い食品の食べる量を減らすこともあるわ．

なるほど．調理方法を工夫したり，
カリウムが多く含まれる食材を避けたりすることで
摂取量を減らすのね．

ええ．カリウムを多く含む食材は，どれもビタミンや
カリウム以外のミネラル，食物繊維の
供給源にもなることが多いの．
だから，単に摂取を控えてしまうと，
それらが不足してしまう可能性があるのよ．

確かにそうだわ．それに，カリウムはいろいろな食品に
含まれているから，やみくもに制限すると
食べるものがなくなっちゃうわ！

そうよね．だからこそ，栄養素が不足したり
食事療法を続けるのが難しくなったりしないように，
管理栄養士がサポートする必要があるのよ．

考えることがたくさんあって大変だわ….
ここまで勉強したことをふまえて献立を変えてみると…

▼ 食塩・カリウムの摂取量を調整した献立例

	食事内容	エネルギー (kcal)	たんぱく質 (g)	カリウム (mg)	食塩相当量 (g)
朝食	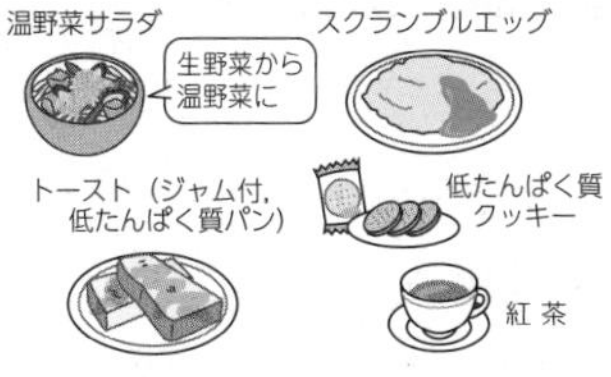	588	9.4	209	1.9
昼食	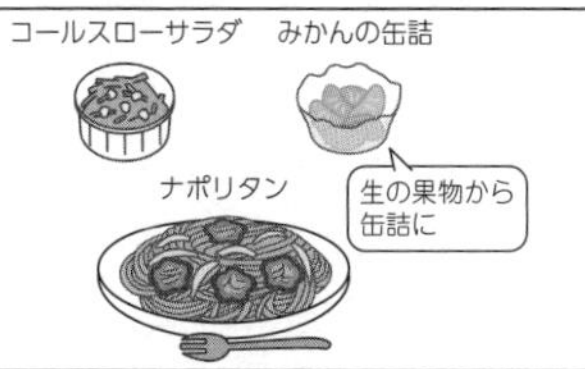	570	17.8	589	1.6
間食	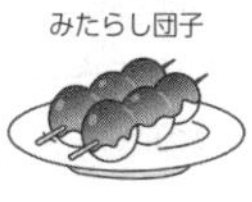	144	2.1	11	0.5
夕食	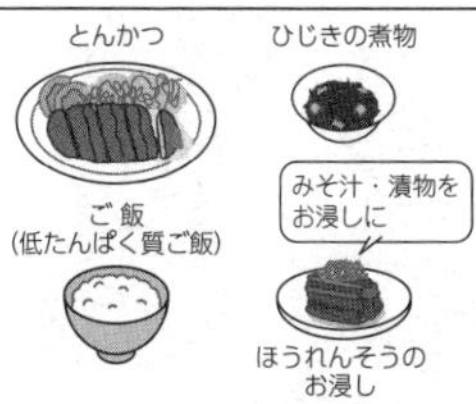	671	20.1	687	1.6
合計		1,973	49.4	1,496	5.6
昨日のJさんの食事		1,694	81.9	2,083	11.8
Jさんの指示栄養量		2,000	49.7	1,500	<6.0

いいんじゃないかしら．上出来よ！

やったー！

今までの話で感じてくれたと思うんだけど，
画一的な情報をお伝えするのではなく，
患者さんの嗜好にあわせて，
どんな食事がベストかを考えることが大切よ．

なるほどなぁ．
Jさんとご家族にも，しっかりご相談しよう．
来週，Jさんの2度目の栄養指導があるから，
それまでに私も今日学んだ内容を復習しておくわね．

応援しているわ．

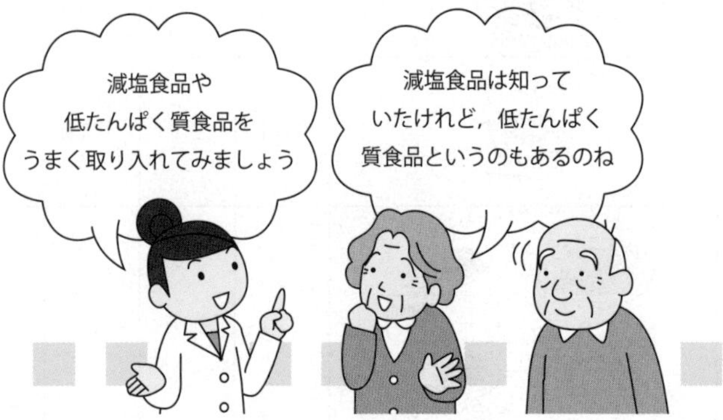
減塩食品や
低たんぱく質食品を
うまく取り入れてみましょう
減塩食品は知って
いたけれど，低たんぱく
質食品というのもあるのね

comment

腎不全の患者さんも，状況により経腸栄養（2巻3章参照）を行う場合があります．この場合，高エネルギー，低たんぱく質の特別な栄養剤を用いる必要があります．

血清クレアチニンとBUN

（……1週間後）

Jさんの2度目の栄養指導が終わったわ！
「このままだと透析になる」と
怖がりながら指導にいらっしゃったんだけど…….

F管理栄養士はなんとおっしゃっていたの？

「『食事療法を続けながら，経過をみていきましょう』と
先生も仰っていましたね．一緒に頑張りましょう」
とお声をかけていたわ．
Jさんも「これ以上進行させないようにしたい」
とおっしゃっているし，Jさんのご家族も協力的だったわ．

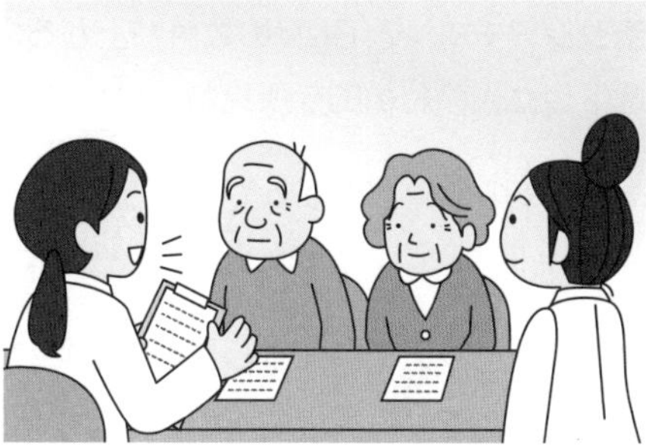

まずは病気の状態を自覚してもらうことが重要だから，
良かったんじゃないかしら．

うん．それで，Jさんへの指導のときに
気づいたんだけど，検査値で
「**血清クレアチニン（Cr）**」と「**BUN**」っていう
数値が高いのよね．CKDではたいてい上昇するものなの？

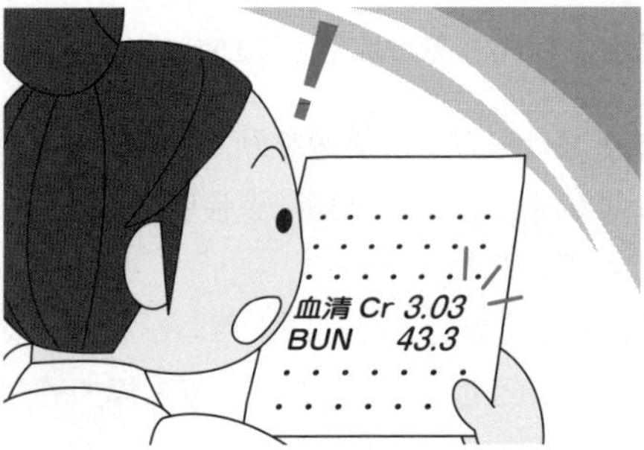

ええ．血清クレアチニンとBUNの数値が上がるのは，
腎機能が低下した人の特徴的な所見ね．

どうしてその2つの数値が上がってしまうの？
教えて，トマト！

もちろんよ．まずクレアチニンから説明するわね．
腎臓のはたらき(p172参照)について説明したときにも
少し話したけれど，クレアチニンは腎臓からしか
排出されない物質なの．腎機能が正常であれば，
血中のクレアチニンは低値になるわ．
もし，腎臓の機能が低下したらどうなるかしら？

排泄の機能も低下するわけだから，体内に残ってしまう？

そういうことね．
ろ過できなかったクレアチニンが血中に
増えていると考えられるわ．

なるほどね．

それと，クレアチニンの数値の確認の際には，
患者さんの筋肉量に注意が必要なのも覚えておいてね．

どうして？

血清クレアチニン量は筋肉の量と比例するの．
まず，一般的に血清クレアチニンは
筋肉量が多い人では高くなって，逆に筋肉量の
少ない人（高齢者や小児）では低くなるという点ね．

そうか，
クレアチンは筋肉で代謝されてできるから，
筋肉が多い人ではクレアチニンが高めになるんだ．

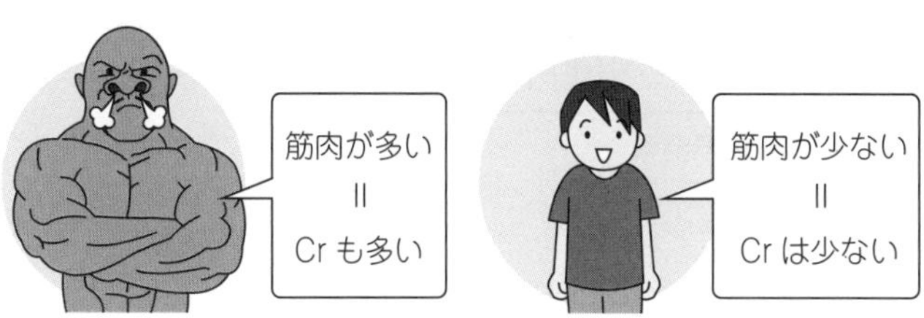
筋肉が多い
॥
Cr も多い
筋肉が少ない
॥
Cr は少ない

その通り．個人差が大きい指標なの．

国試ひとくちメモ

糸球体ろ過量（GFR）の測定：よく用いられる指標に，eGFR （p225参照）とクレアチニン・クリアランス（Ccr）があります．腎臓におけるクリアランスとは，血中に含まれる特定の物質（Ccrではクレアチニン）のろ過能力を示す指標であり，24時間蓄尿（p263参照）と採血による24時間法を用いた測定が標準的です．なお，腎不全では，クレアチニン・クリアランスが低下し，血清クレアチニンが増加します．（18031-3）

よく分かったわ．次はBUNね．

BUN（blood urea nitrogen：血清〔中〕尿素窒素）**の高値も腎機能の低下**が原因だと考えられるわ．
BUNは，その名の通り，血液中の**尿素**に含まれる**窒素**（N）を測定した数値よ．

▼ **尿素の化学構造**

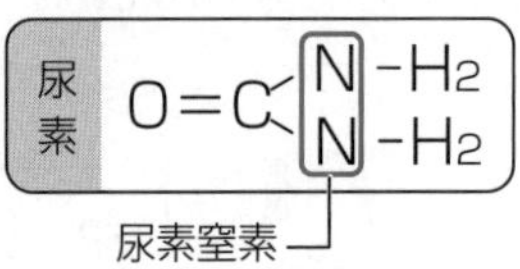

そういえば，腎臓での代謝産物の排泄で，
尿素は約50％が排泄されるって勉強したわ．
ということは，腎機能が低下して，
尿素の排泄が滞ると，血中の尿素が増えるのね．

その通りよ．このBUNもクレアチニンと同じように
数値の確認に注意が必要なの．

何に気をつければいいの？

BUNの元になるたんぱく質摂取量が多いと，
CKDの患者さんの場合は，アンモニアの代謝産物である
尿素が排泄されずに血中で増加するから，
BUNが実際の腎機能を
評価した値よりも高値を示すことがあるの．

comment

腎機能が正常な人が高たんぱくの食事をしたときには，尿素の合成は亢進するものの，尿中排泄量も増加するため，BUNはあまり高値になりません．

なるほど．ここまで血清クレアチニンやBUNのことを
勉強してきたけど，CKDの患者さんの栄養指導では，
血清クレアチニンやBUNだけじゃなくて，
患者さんの筋肉量やたんぱく質摂取量も確認する必要が
あるんだね．

そういうことね．
それぞれの指標の特徴を，一度まとめておきましょう．

はい！　これでいい？

▼ **血清クレアチニンとBUNの特徴**

	血清クレアチニン	BUN（血清尿素窒素）
代謝動態と特徴	筋肉でクレアチンが代謝されてできる．クレアチニンはすべて腎臓から排泄されるため，血中にはほとんど存在しない．	アンモニアの代謝によりできた尿素のうち，約50%は尿中に排泄される．BUNは血中に残った尿素に含まれる窒素．
腎機能低下時には	排泄する能力が低下するため，どちらも高値となる．	
アセスメントの注意点	筋肉で代謝される物質であるため，筋肉が多い人では数値が高く，少ない人では低くなる．	摂取するたんぱく質の量に数値が影響される．

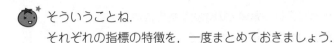

バッチリよ．それぞれの指標の特徴を
しっかりおさえておきましょうね．

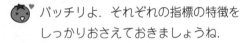

はーい！

たんぱく質摂取量は調べられる

（……1カ月後）

ねぇねぇトマト，
今日Jさんが久しぶりに外来にいらっしゃったの！
F管理栄養士が，
「食事療法をしっかり継続できていますね」
ってお話ししていて，Jさんも嬉しそうだったわ．

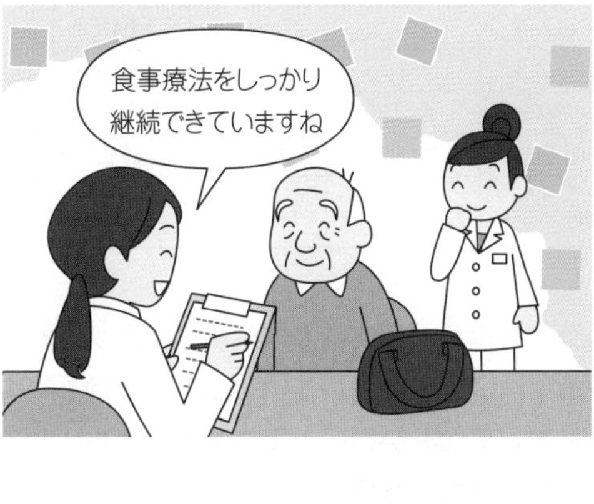

▼ 食事療法に取り組んだJさんの検査値

検査項目	基準値	前回のJさんの値	今日のJさんの値
血清アルブミン（g/dL）	4.5～5.5	4.1	4.0
血清総たんぱく（g/dL）	6.5～8.0	6.8	6.9
ヘモグロビン（g/dL）	13.0～17.0（男性）	12.3	12.1
eGFR（mL/分/1.73m^2）	≧90	16.7	17.1
血清クレアチニン（mg/dL）	0.70～1.20（男性）	3.03	2.97
血中尿素窒素〔BUN〕（mg/dL）	9.0～20.0	43.3	26.3
カリウム（mEq/L）	3.6～5.0	5.6	4.1
尿量（mL/日）			1,600
尿中尿素窒素（mg/dL）			380
尿たんぱく量（mg/日）	≦150	15	12
尿中ナトリウム（mEq/L）			61
体重（kg）	62.2（＝BMI 22.0）	62.2	62.5

低下していない（eGFR）

低下（＝改善）した（血中尿素窒素〔BUN〕，カリウム）

これは1リットルあたりの数値．1日尿中ナトリウム排泄量の算出はp264参照（尿中ナトリウム）

上の検査値をみると，血中の尿素窒素やカリウムの数値が低下，つまり改善していることが分かるわね．体重は減少していないから，エネルギー量も十分だったようね．食事療法の効果がしっかり認められるわ．

うん！　でも，F管理栄養士はどうして食事療法がきちんと守られていると分かったんだろう？
検査項目にたんぱく質摂取量なんてなかったけど…….

24時間蓄尿から算出したんだと思うわ.

蓄尿って，尿をためるの？

ええ．蓄尿は，その名の通り，
24時間の排尿をすべて保存してもらう検査よ.
蓄尿によって，尿量が分かるだけでなく，
たんぱく質と食塩の摂取量を正確に知ることができるの.

▼ 蓄尿によるたんぱく質，食塩の測定方法

20129-3

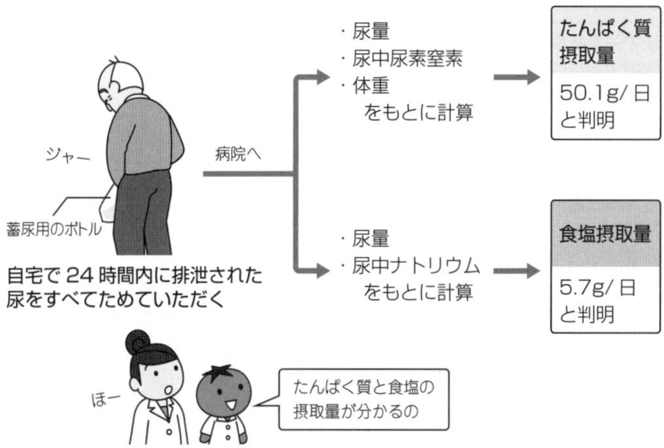

尿からいろいろなことが分かるんだね.

▼ 1日のたんぱく質摂取量と食塩摂取量の算出

1日のたんぱく質摂取量

　　＝〔尿中尿素窒素排泄量（mg/dL）× 尿量（dL）÷1,000

　　　　＋(体重〔kg〕）×0.031〕×6.25

　＝〔1日尿中尿素窒素排泄量（g)＋(体重〔kg〕×0.031〕×6.25

1日の食塩摂取量

　　＝尿中ナトリウム排泄量（mEq/L）× 尿量（L）÷17

　　（尿中ナトリウム排泄量（mEq/L）× 尿量（L）＝1日尿中ナトリウム排泄量）

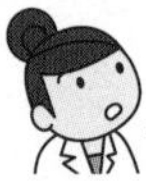

尿中の尿素窒素とナトリウムを測定すれば，
たんぱく質摂取量と食塩摂取量が求められるんだね

Jさんの場合

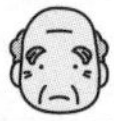

尿中尿素窒素 380（mg/dL)・尿量 16（dL〔1,600mL〕)・体重 62.5（kg)
尿中ナトリウム 61（mEq/L)

1日のたんぱく質量＝(380×16÷1,000＋1.94）×6.25
＝(6.08＋1.94）×6.25
＝8.02×6.25
＝50.1（g/日）

食塩摂取量＝61×1.6÷17≒5.74（g/日）

comment

そのほか，尿中クレアチニンも正確な量が測定できるので，尿量，血清クレアチニンとあわせて計算することで，正確なクレアチニン・クリアランスの算出が可能です．

comment

畜尿をするのが難しい場合は，BUN/血清Cr比でたんぱく質摂取量を推定することもあります．BUN/血清Cr比が10以下になることを目安とします．なお，BUN／血清Cr比に影響を与える要因として，ほかには脱水があり，脱水時には高い値をとります．

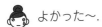

Jさんは，指示量（p229参照）と比べると，
たんぱく質は少しオーバーしたけれど，
食塩はばっちり抑えられているし，
体重の減少がなかったことから，
エネルギーも十分摂取できていると考えられるわ．

よかった～．

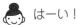

それと，CKDの食事療法では，あくまでも
治療として食事に向き合ってもらう必要があるけれど，
1カ月に1度くらいは，制限を考えずに
好きなものを食べてもらったりすると，
息抜きにもなるから，お勧めよ．

F管理栄養士もそうおっしゃっていたわ．

食事療法は生涯続けていく必要があるから，
管理栄養士も患者さんと良い関係を築いて，
栄養指導をこれからも続けていきましょう．

はーい！

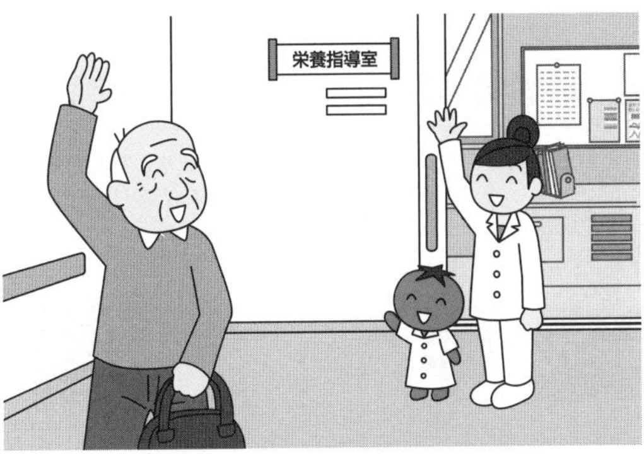

Check it out!

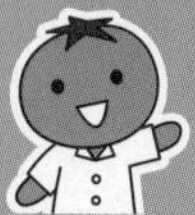

覚えられましたか？

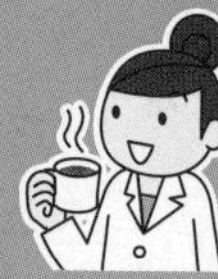

この章の重要事項を赤シートで隠してチェック！

- ☐ 腎機能が低下する因子として考えられるものには，加齢，食塩過剰摂取，肥満，喫煙，飲酒，糖尿病，高血圧，ネフローゼ症候群などの腎疾患などがある．(p218)
- ☐ 末期腎不全では，電解質異常（高カリウム血症，高リン血症），代謝性アシドーシス，尿毒症，腎性貧血，骨・ミネラル代謝異常，二次性副甲状腺機能亢進症などの症状が現れる．(p220)
- ☐ CKDの食事療法では，エネルギーの極端な制限はないが，ステージに応じてたんぱく質，食塩，カリウムの摂取量に注意する．(p229)
- ☐ クレアチニンはクレアチンの代謝産物であり，糸球体で再吸収も分泌もされずに排泄されるため，腎機能を示す指標として用いられる．腎機能が低下するにつれて尿中排泄量が減るため，血清クレアチニンは増加する．(p256～258)
- ☐ 尿素はたんぱく質の代謝などから生じるアンモニアの代謝産物で，約50％は排泄される．BUN（血清/血中尿素窒素）は，腎機能が低下すると，尿素の排泄が低下しBUNの数値が上昇するため，腎機能を示す指標として用いられる．(p258～260)

国試にチャレンジ

この章を読むと解けるようになる国試問題が別冊に収録されています．章の内容が理解できているか，チェックしてみましょう！

別冊 p.12 へ

QB・RBを活用しよう

この章と関連した問題集『クエスチョン・バンク』，参考書『レビューブック』のページを下記のQRコードで確認しましょう！

Chapter

7

透析療法

透析療法は，末期腎不全の患者さんなどで用いられる腎臓の代替療法です．本章では，前半で酸塩基平衡について説明し，後半で透析のメカニズムと注意点について解説します．

CKDがさらに進行すると…

ねぇ，トマト．外来に今日，
血液透析をしている患者さんがいらしていたの．
透析って聞いたことはあるけど
もっと勉強したいから，教えてくれる？

もちろんよ．
透析は血液浄化療法の一種で，
腎臓に代わって血液中の不要な物質を
排泄するための大事な治療なの．
CKDなどで腎機能が極めて低下している場合や，
薬物中毒などで体液中に病因物質が
蓄積している場合に行われるわ．

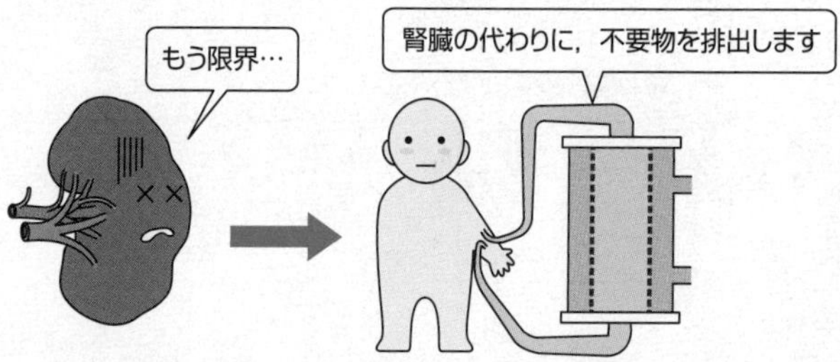

もう限界…
腎臓の代わりに，不要物を排出します

腎機能の低下といえば，
以前CKDの患者さんがいらしていたけれど，
透析は導入していなかったわよね．

そうね．今日，栄子が外来でお見かけした患者さんは
透析を導入するほど腎機能の低下が
進んでしまったということになるわね．

Profile

Yさん

64歳　男性

身長165cm，体重58kg，
BMI 21.3kg/m^2．
50歳ごろから腎機能の低下を指摘され，高血圧性の腎硬化症と診断された．降圧剤などの薬理療法や生活習慣の改善で管理していたが，主治医と相談して62歳から透析を導入した．

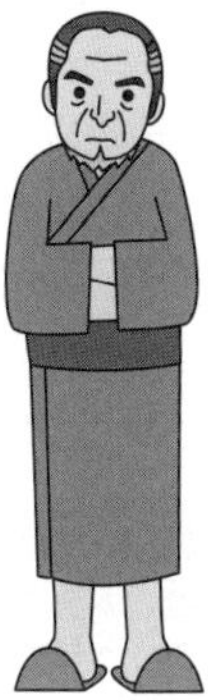

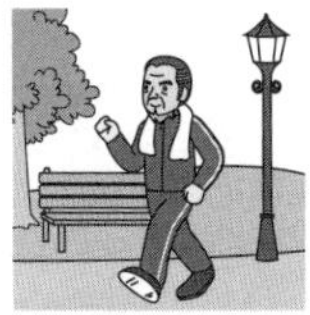

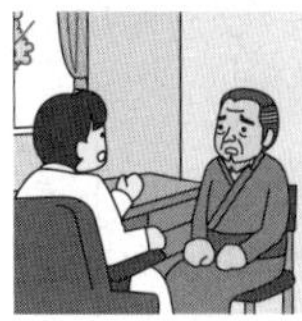

どういう疾患で透析を導入するの？

原因になる疾患はいろいろあるけれど，
糖尿病腎症や腎硬化症，慢性糸球体腎炎が多いわね．

そうなんだ．
Yさんは透析は避けたかったそうなんだけれど，
これ以上悪化すると尿毒症になる危険が
高いという判断で，２年前に導入を決めたんですって．
ところで，尿毒症ってなに？

腎機能が極端に低下すると，尿素やクレアチニンのような本来排泄すべき物質が体内にたまってしまうことは勉強したわよね．
そうすると浮腫や貧血，頭痛や食欲不振の症状が出たりするわ．
重症例では肺に水が溜まったり（肺水腫），
心不全を起こしたりするの．

▼ **尿毒症の症状**

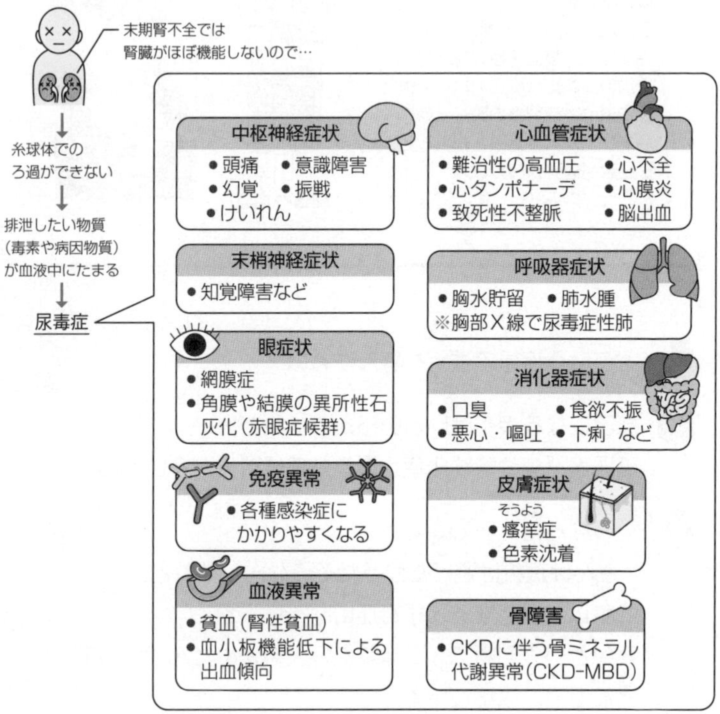

尿毒症って，大変だ…….

そうなの．だから，ここまで来てしまうと，
生活習慣の改善だけで治療するのは難しいの．
不要な物質の排泄や必要な物質の再吸収が
きちんと行われないと，
体内の恒常性がくずれやすくなるの．
そのなかでもアシドーシスについて
しっかり理解しておきたいわ．

透析の大切さ，よく分かったわ．ところで，
アシドーシスって，耳にすることは多いけど
よく分かってないんだ．じっくり教えてくれない？

いいわよ．慣れない言葉も出てくると思うけれど
しっかりついてきてね．

頑張ります！

pHの調節

まず，pHについて確認していきましょう．
pHとは，水溶液中の酸と塩基のバランスのことなの．

うんうん．

人間の体液（血液）は，
酸と塩基がお互いにバランスをとって，
生きていくのに最適なpHを維持しているの．
このバランスのとれた状態を**酸塩基平衡**といって．
動脈血中では**7.35～7.45**の間で調節されているのよ．

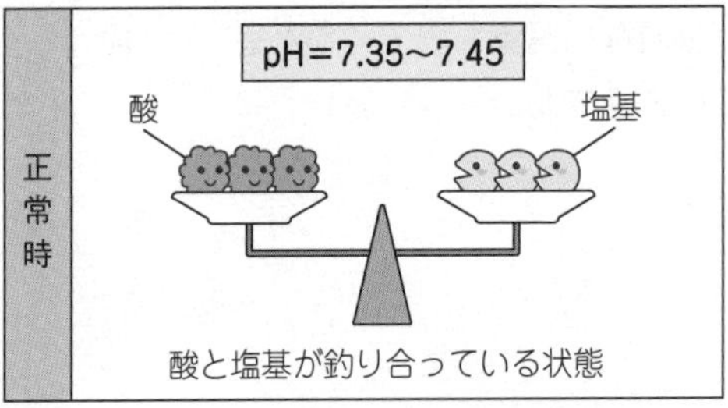

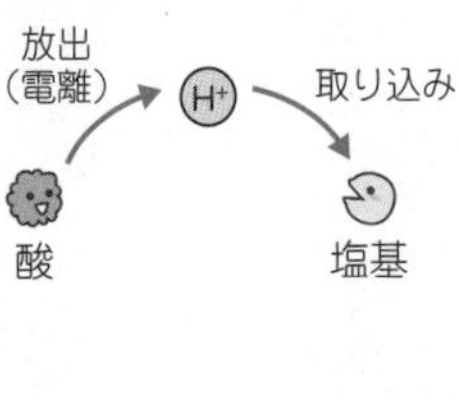

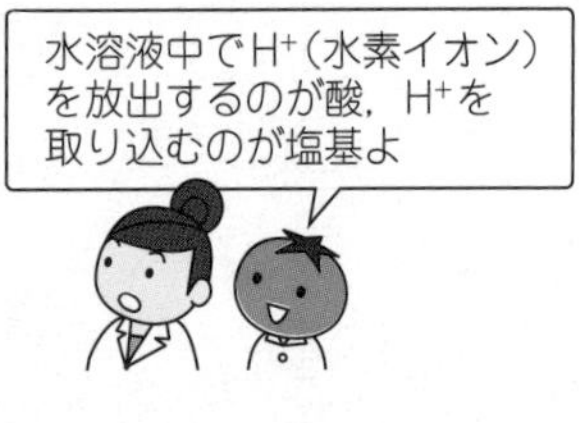

私の体液も酸塩基平衡状態なんだ～.

そうよ．でも，Yさんのように腎機能が低下して
酸性の物質がうまく排泄できず
体内にたまってくると，体液も酸性に傾いてしまうの．
これがアシデミアという状態よ．

▼ アシデミアのイメージ

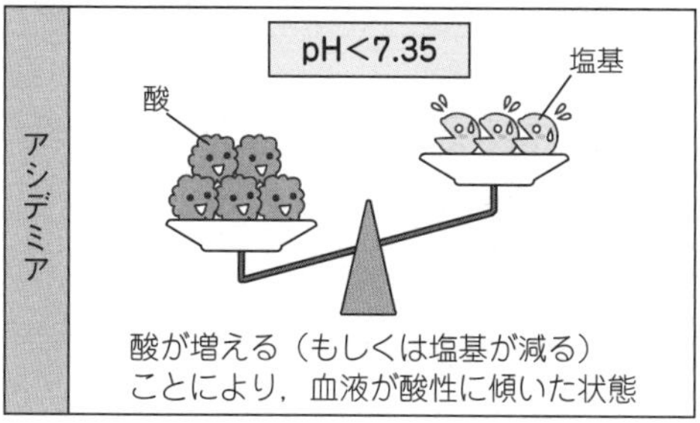
アシデミア
pH＜7.35
酸
塩基
酸が増える（もしくは塩基が減る）
ことにより，血液が酸性に傾いた状態

comment

アシデミアとは逆に，pH＞7.45となった状態をアルカレミアといいます．アルカレミアは，塩基が増える（もしくは酸が減る）ことで，体液がアルカリ性に傾いた状態です．(p280参照)

ちなみに，アシデミアをもたらす状態をアシドーシス，
逆にアルカレミアをもたらす状態を
アルカローシスというの．あとでくわしく説明するわ(p280参照)．

はーい．でも，そもそも
酸って，どうやって発生するの？

主に**栄養素の代謝によって発生する**の.
酸は，大きく分けて**揮発性**のものと
不揮発性のものの２種類があって，
代謝される栄養素によって，
発生する酸の種類も違うのよ.

▼　酸の種類

揮発性酸	炭水化物と脂質の代謝によって産生されるH_2CO_3（炭酸）.
不揮発性酸	たんぱく質の代謝によって産生される硫酸やリン酸など.

なるほどー．でも，酸がたまるばかりだと
体が酸性に傾いちゃうよね.
どうやって塩基とバランスをとるの？

実は，人間の体には，
pHのバランスを調節する３つの機構があるのよ.

３つ？

まず，体液には**緩衝系**と呼ばれる，
酸化を和らげるシステムがあるの.
そしてそれ以外に，**肺で呼吸**をして酸を排出（排泄）したり，
腎臓で排出を行ったりしているのよ.

▼ 体内のpH調節機構

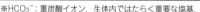

pH調節機構	緩衝系	体外への酸排出	
		肺	腎　臓
働　き	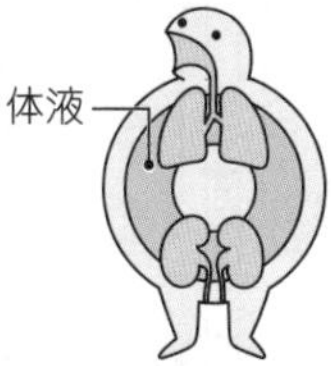 ●化学的な緩衝作用により酸を放出・吸収する． ●重炭酸緩衝系，非重炭酸緩衝系がある．	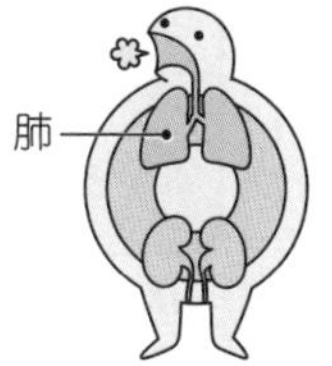 ●換気により揮発性酸をCO_2として肺から排出する．	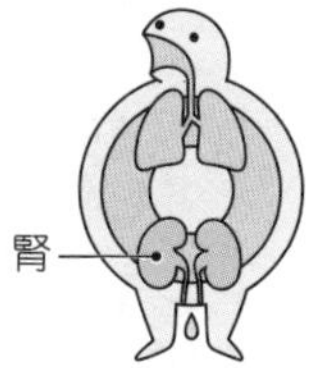 ●HCO_3^-※の再吸収と不揮発性酸の排出を行う．
pH調節のスピード	速い　ミリ秒	秒～分	時間～日　遅い

※HCO_3^-：重炭酸イオン．生体内ではたらく重要な塩基．

そんなシステムがあるんだ！
でも，なんだか複雑そう…….

原理はそれほど難しくないから安心して．
具体的な調節方法をみていきましょう．
まず，緩衝系は体の至るところに存在しているわ．
H^+の増加に素早く対応して，
血液が酸性に傾かないようにしているのよ．

▼ 緩衝系のイメージ

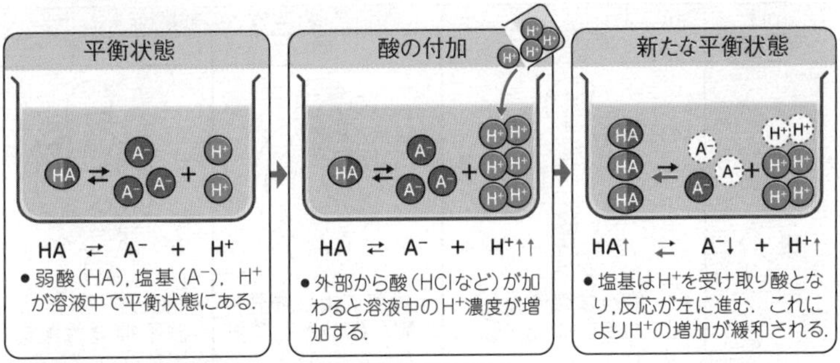

平衡状態
HA ⇄ A⁻ + H⁺
● 弱酸(HA)，塩基(A⁻)，H⁺が溶液中で平衡状態にある．
酸の付加
HA ⇄ A⁻ + H⁺↑↑
● 外部から酸(HClなど)が加わると溶液中のH⁺濃度が増加する．
新たな平衡状態
HA↑ ⇄ A⁻↓ + H⁺↑
● 塩基はH⁺を受け取り酸となり，反応が左に進む．これによりH⁺の増加が緩和される．

酸はH^+を放出するもの，塩基はH^+を受け取るものだと考えてね．(p272参照)

なるほど〜．**H^+と塩基**が結合することで，
急激に酸性に傾くのを防いでいるんだね．

そういうことね．
ただ，緩衝系だけでは酸を排出しきれないの．
続いて登場するのが肺ね．

そうか．呼吸によって酸を排出するんだ．

その通り．二酸化炭素（CO_2）は，水に溶けると
炭酸（H_2CO_3）になるから，酸として扱われるの．
つまり，人間は呼吸による換気を行うことで，
揮発性酸をCO_2として排出しているのよ．

ここまでで，体内の酸はだいぶ減ったわね．

ええ．でも，まだたんぱく質の代謝によってできる不揮発性酸が排出できていないわ．

代謝産物の排泄ってことは，ここで腎臓が登場するの？

そうよ．ではここで，正常な腎臓での酸排出機構をみてみましょう．

▼ 正常時の腎臓における酸排出機構

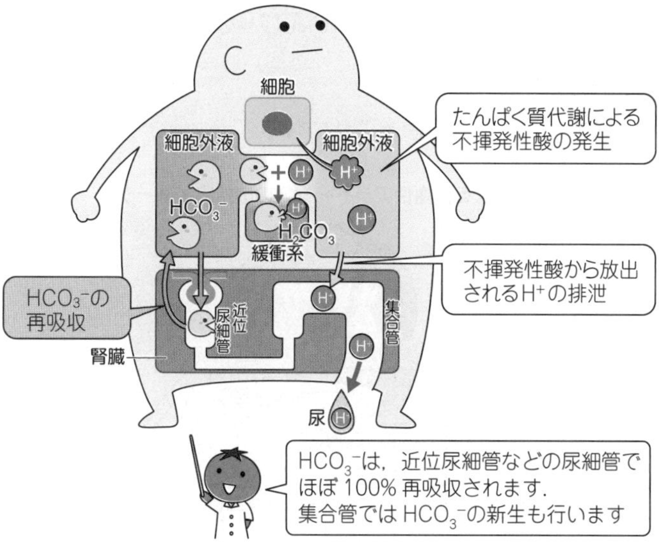

不揮発性酸から放出されるH^+は，
腎臓で排出されているんだ．
あ，塩基（HCO_3^-）は腎臓で再吸収されているんだね．

そうなの．腎臓の尿細管で再吸収された塩基は，
緩衝系で再利用されるのよ．

ふーん，すごく合理的だね．
これで，不揮発性酸も
うまく排出することができるんだ．
でも，Yさんはうまく腎臓で酸を排出したり，
塩基を再吸収したりできないんじゃない？

その通りよ．体が酸性に
傾きがちになるのもそのせいなの．

▼ 腎不全による代謝性アシドーシスの酸排出イメージ

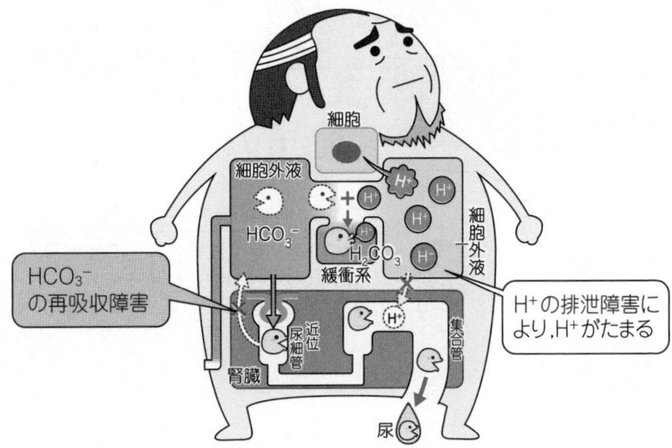

comment

腎不全では，H^+の排泄障害やHCO_3^-（塩基）の再吸収障害によって酸がたまり，代謝性アシドーシスが起こります．代謝性アシドーシスには，組織の低酸素状態（ショック・播種性血管内凝固）による乳酸アシドーシスがあります．ほかにも，栄養素に関連する要因として，絶食によるケトアシドーシス，ビタミンB_1不足による乳酸アシドーシスなどがあります．

塩基の再吸収がうまくいかなくなると，
緩衝系もうまく機能しなくなるだろうから，
どんどん体に酸がたまるわよね．

そうなのよ．ちなみに，
アシドーシスとアルカローシスには，
代謝性だけでなく，呼吸性のものもあるし，
逆にアルカリ性に傾くこともあるの．
ここまでのおさらいも兼ねて，
生理学の先生にくわしく教えていただきましょう．

lecture

代謝性と呼吸性アシドーシス/アルカローシス

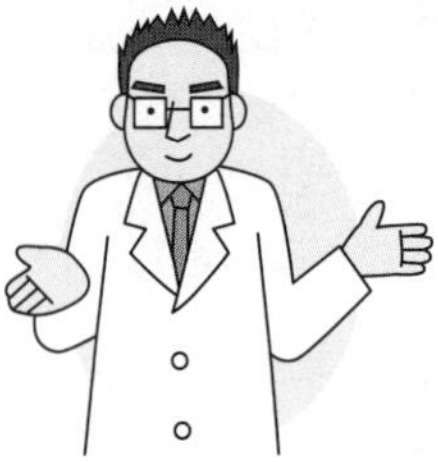

生理学の先生

血中では，酸と塩基が同じくらいの量で釣り合うよう調整されており，pHは7.40±0.05に保たれています．これを酸塩基平衡といいます．

普段は釣り合っているこのバランスが，何らかの理由で破綻することがあります．このとき, pHを低くする（アシデミアをもたらす）状態をアシドーシス，pHを高くする（アルカレミアをもたらす）状態をアルカローシスといいます．アシドーシスやアルカローシスが起こる状態は，以下の4つのうちのいずれかにあてはまります．

アシドーシス	アルカローシス
①代謝性アシドーシス：塩基↓ または（かつ） ②呼吸性アシドーシス：酸↑	③代謝性アルカローシス：塩基↑ または（かつ） ④呼吸性アルカローシス：酸↓
①塩基が減ったとき 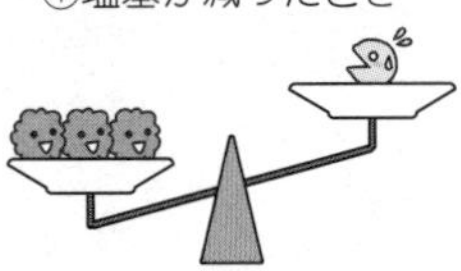 ②酸が増えたとき 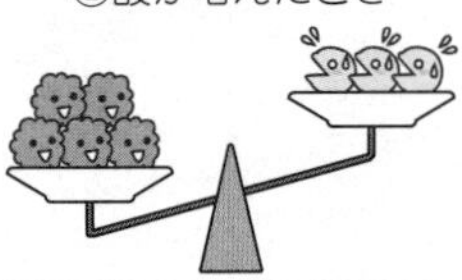	③塩基が増えたとき 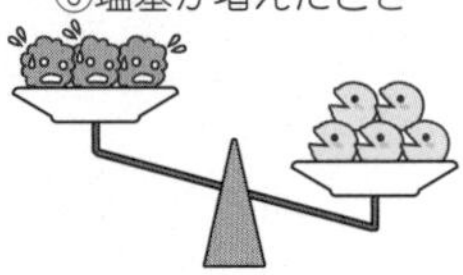 ④酸が減ったとき 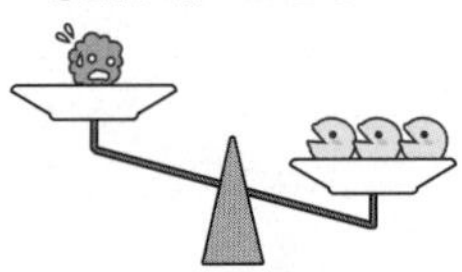

↓ アシデミア（pH<7.35）

↓ アルカレミア（pH>7.45）

アシドーシスは，①代謝性アシドーシスと②呼吸性アシドーシスに分けられます．①の例として腎不全を考えてみましょう．腎不全では，H^+の排泄障害により，体内にH^+が増加します．このとき，緩衝系で塩基がH^+と結合し，塩基の再吸収が減少するため，塩基の量が減ります．こうして代謝性アシドーシスが起こるのです．

次に，②の例として喘息（ぜんそく）が挙げられます．喘息の発作中は十分に換気ができず，CO_2（＝酸）の排出がうまくできないため，血中の酸が増加します．これにより呼吸性アシドーシスが起こるのです．

アルカローシスを起こすものにも，③代謝性アルカローシスと④呼吸性アルカローシスの2つがあります．

③は，嘔吐などによって胃酸が体外に出てしまったり，輸血などで塩基が増えすぎてしまったりして，HCO_3^-の腎の尿細管における再吸収が亢進することが原因となります．血中の塩基量が増えるため，代謝性アルカローシスとなります．

最後の④については過換気症候群などで起こり，呼吸数や換気量が増加して過換気でCO_2が排出されすぎてしまうことが原因となります．アシドーシス，アルカローシスの主な原因については，次ページを確認しましょう．

体が酸性に傾いたアシデミアの状態（pH＜7.35）では，血圧の低下や不整脈，見当識障害（自分の置かれている環境を把握できない状態）などが起こり，pHが6.8よりも低くなると死亡のおそれがあります．また，体がアルカリ性に傾いたアルカレミアの状態（pH＞7.45）でも不整脈やテタニー，見当識障害などがみられ，pHが7.8を超えると死亡のおそれがあります．このように，体液のpHは7.35～7.45に維持することが重要なのです．

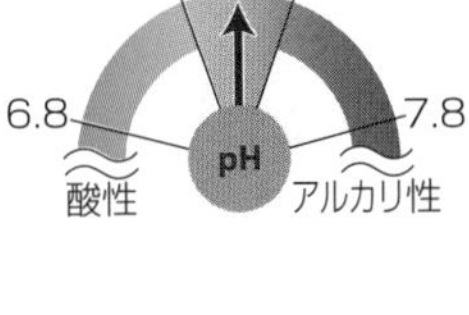

- pH7.35～7.45 が正常域
- pH6.8 より低くなったり，pH7.8 より高くなると死亡のおそれ

▼ アシドーシスの主な原因

19025-1,2

主な原因

代謝性アシドーシス

- ・腎不全 → **H^+（酸）の排出↓**
- ・下痢 → **HCO_3^-（塩基）の喪失↑**
- ・中心静脈栄養
  →糖代謝の亢進によりビタミンB_1が不足し，乳酸が蓄積
- ・糖尿病ケトアシドーシス／飢餓
  →体内の組織に糖が不足し，脂肪を分解することでケトン体（酸性）が増加（p35 参照）
  → **不揮発性酸の産生↑**

呼吸性アシドーシス

- ・呼吸不全（COPD，重症の喘息など）
- ・睡眠時無呼吸症候群
  → **CO_2（酸）の排出↓**

▼ アルカローシスの主な原因

主な原因

代謝性アルカローシス

- ・重炭酸ナトリウムの投与
- ・輸血（クエン酸塩）など
- ・低カリウム血症
- ・体液量減少
  →塩基の再吸収促進
  → **塩基↑**
- ・原発性アルドステロン症
  →アルドステロンの過剰分泌
- ・嘔吐
  → **H^+（酸）の排出↑**

呼吸性アルカローシス

- ・過換気症候群／過呼吸
  → **CO_2（酸）の排出↑**

国試ひとくちメモ

血液ガスの分析：血液ガスの分析では，まずpHからアシデミアかアルカレミアかを判定します．その後，$PaCO_2$（動脈血二酸化炭素分圧．正常値35～45Torr）とHCO_3^-（重炭酸イオン．正常値22～26mEq/L）により，代謝性か，呼吸性かを判定します．判定の結果により，さらに詳しく分析を行ったうえで，適切な治療を行います．（17133-5）

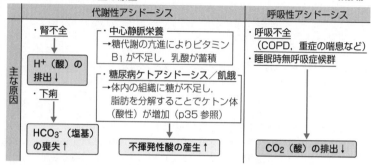

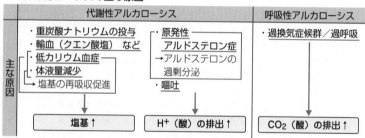

pHを一定に保つ，か…….
まぁ私みたいに元気だと，すぐにアシデミアやアルカレミアになることはなさそうね．

あら，あなたが激しい運動をした直後や，
しばらく絶食したときもアシデミア状態なのよ．

えっ！　そうなの？

ええ．普段の生活でも一時的なアシデミア/アルカレミア状態になることはあるんだけれど，緩衝系がはたらくから，通常はすぐに回復するの．ただ，Yさんのように慢性腎臓病（CKD）の患者さんでは代謝性アシドーシスになりやすく，回復しにくいという点が問題なの．

そうなんだ．

それに，CKDが進行して体が**酸性状態**（pH↓）になると，高カリウム血症の原因にもなるのよ．

こ，怖い……．

高カリウム血症についてはあとで（p316参照）詳しく説明するけれど，致死性の不整脈につながる危険な状態だから，重炭酸ナトリウム（重曹，$NaHCO_3$）などの内服により，カリウムを細胞内にシフトさせるの．

そんな状態でもあるのね……．

comment

CKDの患者さんはアシデミアになりやすく，高カリウム血症にもなりやすい状態です．低たんぱく質食品はカリウム含有量が少ないものが多く，高カリウム血症の是正のためにも推奨されます．

ええ．腎臓が正常に機能しないと，
pHのバランスを維持するのも難しいのよ．
Yさんの場合，体液のバランスを正常に保つためにも，
透析を導入する必要があると判断されたのね．

透析を導入すると，
アシドーシスのリスクは軽減されるの？

そうね．透析は腎機能の一部を代替してくれるから，
適正な透析と食事を心がければ，
ひどいアシドーシスになることはないわ．
ここからは透析の概要について学んでいきましょう．

透析は腎臓の代替療法

いやー，学べば学ぶほど，
腎機能が低下するって怖いことだと思ったわ．
だからこそ，腎機能を補う透析が大切なのね．
そういえば，透析ってどういう仕組みなの？

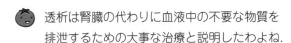

透析は腎臓の代わりに血液中の不要な物質を
排泄するための大事な治療と説明したわよね．

うん．
末期腎不全では腎機能が相当低下しているから，
水分や電解質のバランスがおかしくなっていて，
酸塩基平衡も異常な状態よね．排泄されるべき物質も
体内にたまっちゃうわ．
透析によって，それらがすべて解決できるの？

ざっくり言えばそういうことね．
透析では，血液中の水分やナトリウムなどの
過剰な物質を除去するだけでなく，
体内に不足している物質（HCO_3^-）なども補充して，
体液のバランスをとることができるのよ．

▼ **透析による体液正常化のイメージ**

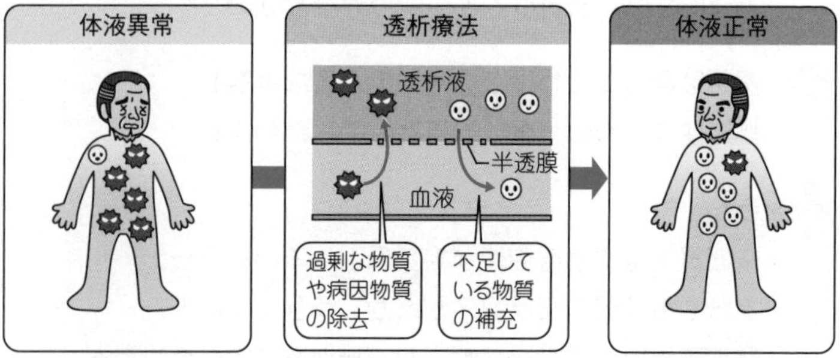

透析により，体液を正常に近づけることができます

comment

透析は，末期腎不全のみならず，薬物の除去など体液中の病因物質を除く場合にも行われます．

過剰な物質を透析液中に排出して，
身体に必要な物質を透析液から補充するんだ．
よくできた仕組みね．

確かにそうね．末期腎不全の患者さんは，
腎臓の代替療法として透析を行うことが多いの．

comment

末期腎不全患者さんの透析以外の治療として，腎移植があります．腎移植は腎不全の原因療法であり，腎機能の回復が可能ですが，わが国では提供者（ドナー）が圧倒的に不足しています．2019年の統計※では，生体腎移植（健康な家族からの腎提供）は1,827件，献腎移植（ドナーの心停止下もしくは脳死下の移殖）は230件でした．

そうなんだ…．
ねぇ，実際には透析ってどうやってやるんだろう？
腎臓の機能の代わりになるんだよね．

大きく分けて**血液透析**と**腹膜透析**という
2つの方法があって，それぞれの原理はかなり違うの．
たとえば，血液透析は体外で透析を行うんだけど，
腹膜透析は体内で行うのよ．

※日本移植学会　臓器移植ファクトブック2020より

▼ 血液透析と腹膜透析の特徴

	血液透析（HD※1）	腹膜透析（PD※2）
原　理	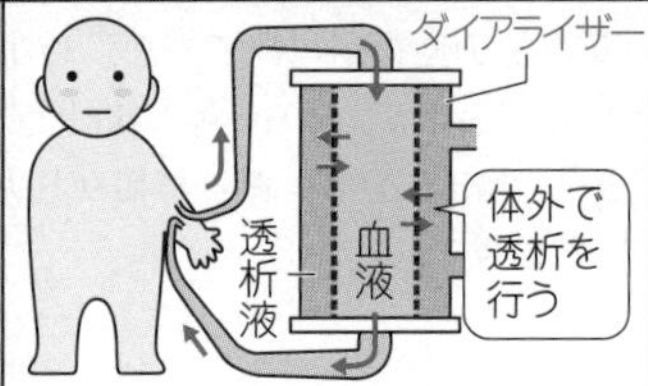 ●患者の血液を体外に取り出し，ダイアライザー（透析器）の中で透析を行い，体内に戻す．	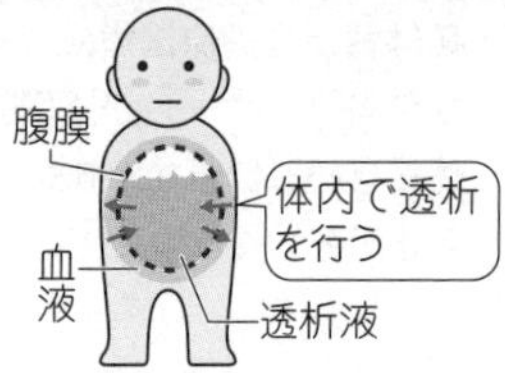 ●患者の腹腔内に透析液を注入し，腹膜を半透膜として用い，体内で透析を行う．
施行方法	●医療機関で医療従事者によって施行される．※3 ●1回4時間ほどの透析を1週間に3回行う．	●家や職場などで患者自身が施行する． ●透析は体内で常時行われ，毎日数回の透析液交換を行う．
透析効率	高　い	低　い
継続可能期間	半永久的	腹膜が劣化するため，治療期間は5～8年が限度

※1 HD：hemodialysis
※2 PD：peritoneal dialysis
※3 最近，少数ではあるが在宅での血液透析を施行する患者さんもみられる．

ふむふむ．透析の液を交換する方法が血液透析と
腹膜透析で違うのね．
血液透析は医療機関で1回4時間くらいを週に3回行うんだ．

そうね．
血液透析を行っている間は透析の機械につながっているから
行動が制限されるけれど，それ以外は普通の生活が可能なのよ．
ちなみに，現在透析を行っている患者さんの
9割以上は血液透析なの．

そうなんだね．それと比べると，腹膜透析は，おなかの中に透析液を入れて，体内で常に透析するんだ！
でも，その透析液はどうやって体内に注入するの？

おなかに挿入したカテーテルを使って交換するのよ．
それじゃあ，腹膜透析の一種である
持続携行式腹膜透析（CAPD）を例に，
実際に注入している様子をみてみましょう．

▼ 腹膜透析の透析液交換（代表的なケース）

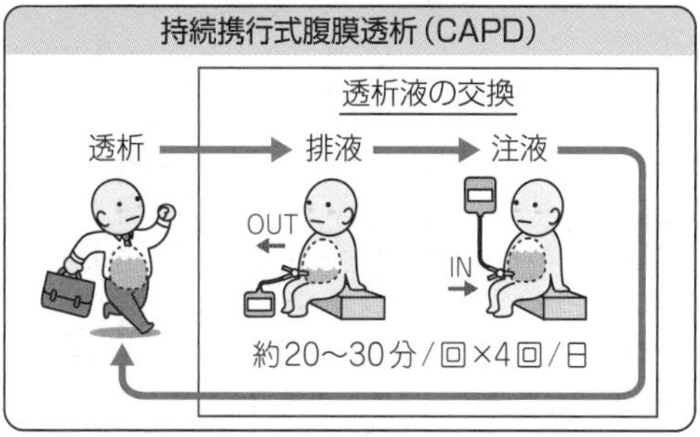

comment

日中に何度も透析液を交換する代わりに，夜間の就寝中に機械を用いて自動的に透析液を交換する自動腹膜透析（APD）という腹膜透析の方法もあります．また，腹膜透析を行いながら，週1～3回程度血液透析を併用する方法もあります．

CAPD：continuous ambulatory peritoneal dialysis
APD：automated peritoneal dialysis

1日に何度も透析液を交換する必要があるんだ．
あと，透析効率は血液透析のほうが高いんだね．
やっぱり，効率が高い方が良いのかな．

ただね，それは一概に良いとばかりは言えないの．
透析効率が高いということは，不要物がたまった状態を，
一気に正常な状態に変えることを意味するの．
体液の急激な変化は身体の負担になるから，
血液透析後には低血圧になったり，全身倦怠感などを
訴えたりする患者さんが少なくないのよ．

▼ 透析の種類によって体液の変化も異なる

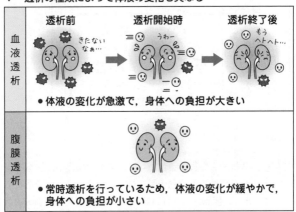

血液透析

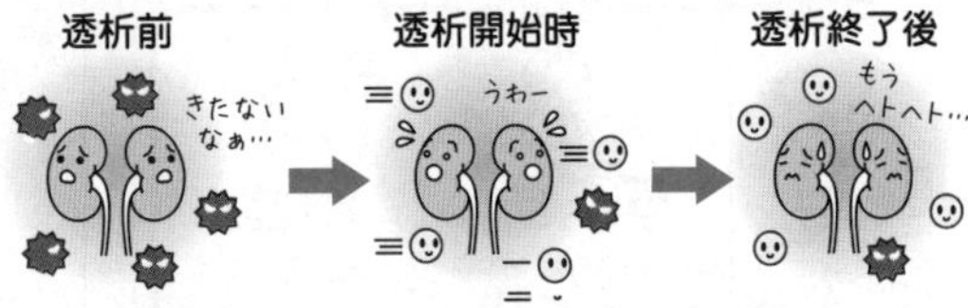

● 体液の変化が急激で，身体への負担が大きい

腹膜透析

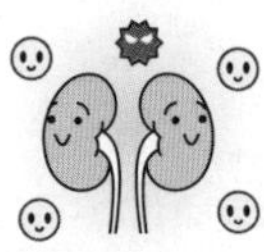

● 常時透析を行っているため，体液の変化が緩やかで，身体への負担が小さい

comment

血液透析と腹膜透析の違いは，掃除にたとえると分かりやすいでしょう．血液透析は一気に掃除をするので，身体の負担が大きくなります．一方，腹膜透析は毎日少しずつ掃除するイメージです．こまめに掃除をすると，短時間で済み楽ですが，何度も行う必要があります．

そうか，腹膜透析だと効率は良くないけど，
毎日少しずつ透析をするから，
急激な変化を起こさずに済むのね．

そうなの．体液の変化が緩やかなのは，
腹膜透析の利点なのよ．ちなみに，血液透析と
腹膜透析では，**排泄される物質もちょっと異なる**の．

そうなの？

ええ．これは，透析に使用する膜の違いが
大きな理由なの．
血液透析は透析器の半透膜を使い，
腹膜透析は文字通り腹膜を使って透析を行うの．
腹膜は半透膜より物質を通す孔が少し**大きいから，**
血液透析では排出されない物質も排出されるのよ．
次のページの図をみながら比較してみましょう．

▼ 血液透析のイメージ

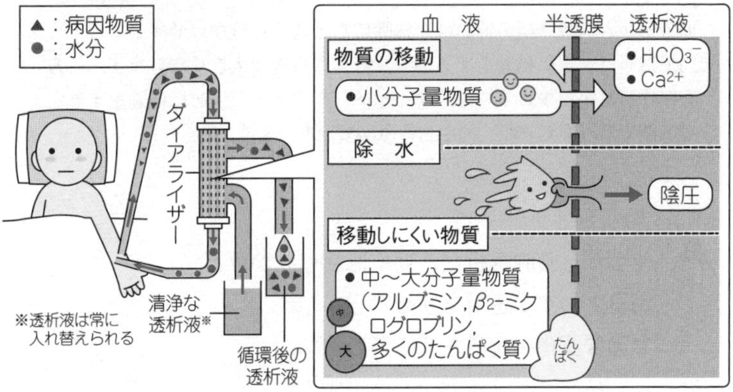

▼ 腹膜透析のイメージ

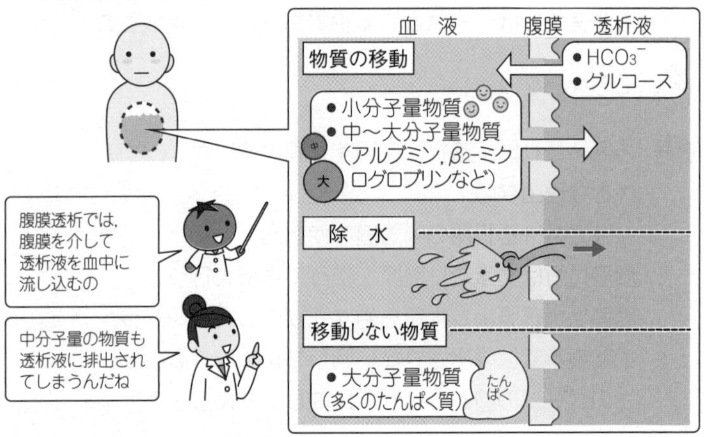

comment

血液透析の一種として，血液ろ過透析（HDF）という方法もあります．これは，血液透析にろ過工程を加えた透析方法で，血液透析では除去しきれないβ_2-ミクログロブリンなどの物質を取り除くことができます．

comment

血液透析で用いる透析液は，体に不足しがちなCa^{2+}を多く含んでいます．一方，腹膜透析で用いる透析液はグルコースが多く，体液との浸透圧の違いを利用した除水が行われます．

本当だ．**腹膜透析では**
アルブミンも透析液中に排出されちゃってる．
アルブミンは，尿中に排出されない物質だよね？

鋭いわね．その通りよ．だから，腹膜透析では
低アルブミン血症に注意する必要があるわ．

いろいろ気をつけなきゃいけないことがあるんだなぁ．
2つの透析の違いはほかにもあるの？

HDF：hemodiafiltration（血液濾過透析）

腹膜透析は，腎機能を生かしながら，
アシストするように透析を行うことができるの．
だから，腎臓にまだ少し残っている機能
（**残存腎機能**）を生かすなら腹膜透析がお勧めよ．

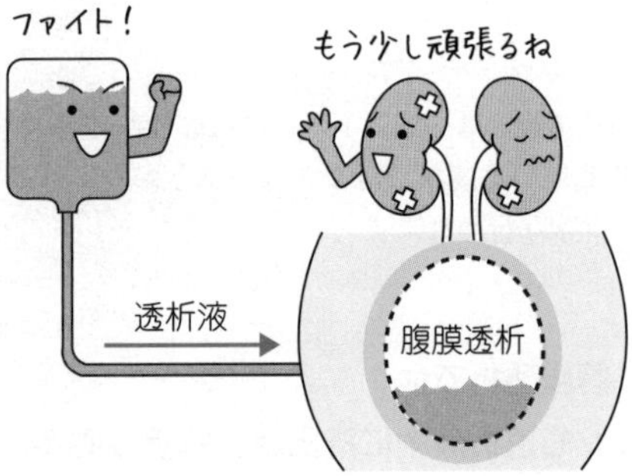

腹膜透析では腎機能を少しでも使うことが可能です

comment

ある程度の尿量があれば腹膜透析を行うことは可能です．ただ，尿が出なくなった場合は，血液透析との併用や血液透析への移行を検討することがあります．

血液透析では腎機能は生かせないの？

血液透析では
残存腎機能が早く失われるから，生かすことはできないの．

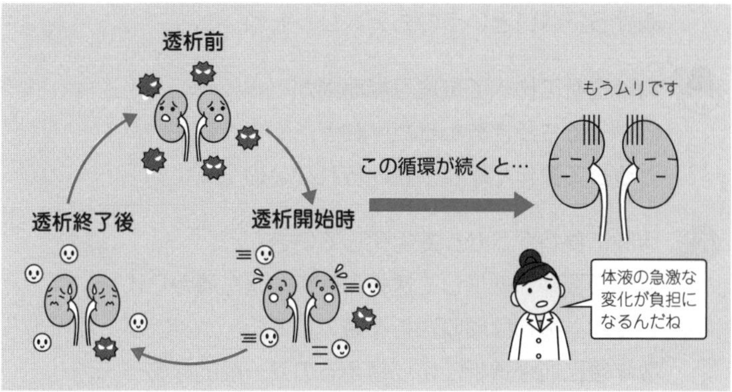

そうなんだ．でも，利点も多くあるのに，
どうして腹膜透析を選ぶ人は少ないの？

やっぱり手間を理由に挙げる人が多いわね．
自分で透析を行わなければいけないし，
慎重に行わないと**感染症を引き起こすおそれ**もあるの．
それと，腹膜透析は**数年しか**
続けられないというのもデメリットね．

血液透析に比べて継続可能期間が
短いってさっき教わったけれど，
どうして数年だけしか続けられないの？

腹膜に負担がかかって劣化していき，
腹膜の機能が低下して透析の効率も落ちるからよ．
だから，最初は腹膜透析を導入して，
数年後に血液透析に切り替えるのが一般的なの．

comment

腹膜透析の透析液に含まれるグルコースは，腹膜に少しずつ負担をかけると考えられています．腹膜が劣化すると，除水能力の低下や腹膜炎の原因にもなるため，5～8年で血液透析へ移行するのが望ましいとされています．

患者さんの体の負担も考えながら，
どちらの方法をとるか考える必要があるんだね．
ちなみに，Ｙさんは以前に腸の手術をしたことがあって，
血液透析を選択されるそうよ．
どういうことかしら？

腹部の手術をすると
腹膜が癒着している可能性があるから，
腹膜透析ができない患者さんもいるのよ．
どちらの透析でも生活の負担になるから，
うまく付き合う必要があるわね．

うん．透析中の食事についても勉強しておきたいな．
これからミーティングだから，また後で教えてね！

頑張ってね．

comment

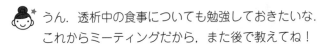

腹膜透析は患者さん自身が透析を行う必要があるため，腹部手術の経験がある方だけではなく，認知症で治療手順を理解できない方や，手の麻痺がある方，重度の視力障害がある方などにも不向きな治療です．

透析患者さんの食事のポイント

ミーティング後にＹさんと少しお話をしたんだけど，「透析導入前に比べて，食事の制限が減ったのは嬉しいね」っておっしゃっていたの．
透析患者さんは，透析をしていないCKDの患者さんに比べて食事の制限が軽いの？

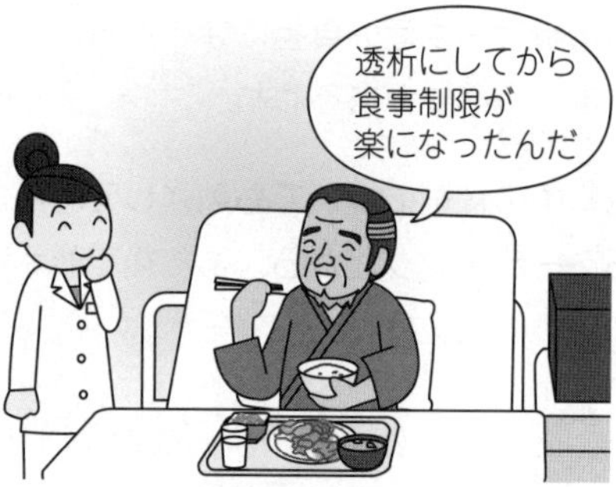

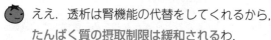

ええ．透析は腎機能の代替をしてくれるから，**たんぱく質の摂取制限は緩和される**わ．

そうなんだ～．

とはいえ，透析を導入する前に比べて，
たんぱく質制限は緩和されるけれど，
カリウムや塩分制限は続くし，楽なことばかりではないわ．
CKDの食事療法では主にエネルギー・たんぱく質・カリウム・
食塩の制限について学んだけれど，透析ではこれに加えて
リンと水分についても注意してね．

うん．Ｙさんは毎週３回血液透析を行っているそうだけど，
その間は不要物が体内にたまってしまうんだから，
食事や水分の摂取量には気をつけていただかないとね．

あなたもだいぶ理解できてきたみたいね．
その通りよ．不要物が過剰になると体液が酸性に傾くし，
その状態を透析で一気に是正すると，
体調不良などが起こりやすいの．

トマトと勉強してきたから，
だいぶ分かるようになってきた！

良かったわ．じゃあ，ここで念のため，
透析導入後の食事療法基準を確認しておきましょう．

▼ CKDステージによる食事療法基準

18135 19133 20130

<table>
<tr><th></th><th>エネルギー
(kcal/kgBW/日)</th><th>たんぱく質
(g/kgBW/日)</th><th>食塩
(g/日)</th><th>カリウム
(mg/日)</th><th>リン
(mg/日)</th><th>水分</th></tr>
<tr><td>ステージ5D
血液透析(週3回)</td><td>30～35*1,2)</td><td rowspan="2">0.9～1.2*1)</td><td>6未満*3)</td><td>≦2,000</td><td rowspan="2">たんぱく質
(g)×15
以下</td><td>できるだけ
少なく</td></tr>
<tr><td>ステージ5D
腹膜透析</td><td>30～35*1,2,4)</td><td>PD除水量(L)
×7.5
＋
尿量(L)×5</td><td>制限なし*5)</td><td>PD除水量
＋
尿量</td></tr>
</table>

＊1　体重は基本的に標準体重（BMI＝22）を用いる.
＊2　性別，年齢，合併症，身体活動度により異なる.
＊3　尿量，身体活動度，体格，栄養状態，透析間体重増加を考慮して適宜調整する.
＊4　腹膜吸収ブドウ糖からのエネルギー分を差し引く.
＊5　高カリウム血症を認める場合には血液透析同様に制限する.
日本腎臓学会編：慢性腎臓病に対する食事療法基準2014年版. 東京医学社，2014をもとに作成

確かに，透析導入直前のステージ
（CKDステージG4，G5）に比べると，
導入後のたんぱく質の制限は，緩やかになるんだね.

そうなの. ただ，多すぎるのはやはり問題よ.
あくまでも目安として考えておきましょう.
それと，リンについても注目したいわね.
腎機能の低下でリンの排泄が減っていることに加えて，
尿からの排泄がほとんどないこともあって
体内にリンが蓄積して高リン血症になってしまうの.

そうなんだ.
リンは，血液透析と腹膜透析で両方とも
「**たんぱく質**（g）×**15**（mg）以下」とされているわね.

そう．食品中の**たんぱく質**と**リン**の含有量は
非常に強い相関関係があって，たんぱく質1gあたり，
リンはおよそ15mgくらい含まれているの.
つまり，たんぱく質の摂取量が決まると，
おおよそのリンの量も決まってしまうのよ.

comment

食事制限のみでリンのコントロールが難しい場合は，リンを吸着する薬剤を用います.

なるほど.
透析導入するとたんぱく質の摂取制限がゆるくなるけど，
その分リンをたくさん摂ってしまうんだね.

そうなの．もちろんそれ以外にも，加工食品や乳製品，
小魚など内臓ごと食べるものにもリンが
たくさん含まれているから注意ね．

なるほどね．あれ？
でも高リン血症ってなんでいけないの？

高リン血症では，
血中のカルシウムとリンが結合して，
血管内で**石灰化**という現象が起こる危険があるの．
動脈硬化を引き起こす大きな要因となるのよ．

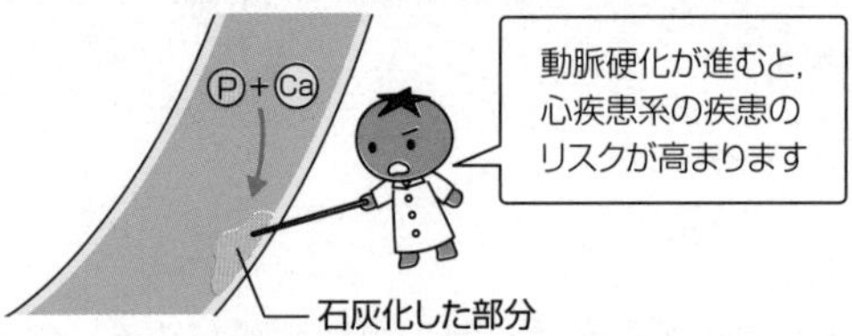

P + Ca
動脈硬化が進むと，
心疾患系の疾患の
リスクが高まります
石灰化した部分

本来，石灰化は骨中で起こる現象です

comment

血管内での石灰化は，血液透析，腹膜透析でみられるほか，透析に至る前の腎不全保存期でもみられます．

ふむふむ.

透析中の患者さんでも高リン血症時には,
たんぱく質摂取量を制限していただいて,
リンの摂取量を抑える場合があるわ.

やっぱり注意は必要なんだね.
それと, 水分についても制限があるけれど,
これは透析と次の透析までの間に,
体内に水がたまらないようにするため?

そうよ. Yさんの場合,
週に3回の通院で透析を行うから,
透析を毎回午前中に行うと仮定すると,
8～9食分の代謝後の不要物が
体内にたまるわよね.

月	火	水	木	金	土	日
通院 + 透析		通院 + 透析		通院 + 透析		

金曜(12時に透析完了)	→昼食, 夕食	計9食
土曜, 日曜	→3食×2=6食	
月曜	→朝食	

最大9食分の代謝後の不要物が,
体内にたまることになるの
なるほど

そうだね.

残存腎機能が完全にゼロの患者さんは,
この間に尿が出ないから, 体液を排出できないの.
だから, どんどん体重が増えてしまうのよ.

それって, 単純に太ったとはいえないわよね？
出すべき水分や物質が体にたまっているというか…….

その通り. だから, 浮腫を起こしやすくなるし,
体液のpHの管理も難しいの.
適度な水分摂取量にとどめていただきたいわね.
ガイドラインでは水分はできるだけ少なくとされているわ.

できるだけ少なくって言われてもなぁ.
どう考えればいいの？

身体から出ていく量と同じくらい摂取してもらうとよいわ.
それには, **水分出納**を把握しておくと理解しやすいわね.
毎日の生活では, 飲料水, 食品中の水分, それから
摂取した栄養素が体内で代謝されてできる
代謝水が体内に入ってくるの.

▼ 1日の水分出納

19025-4 21113

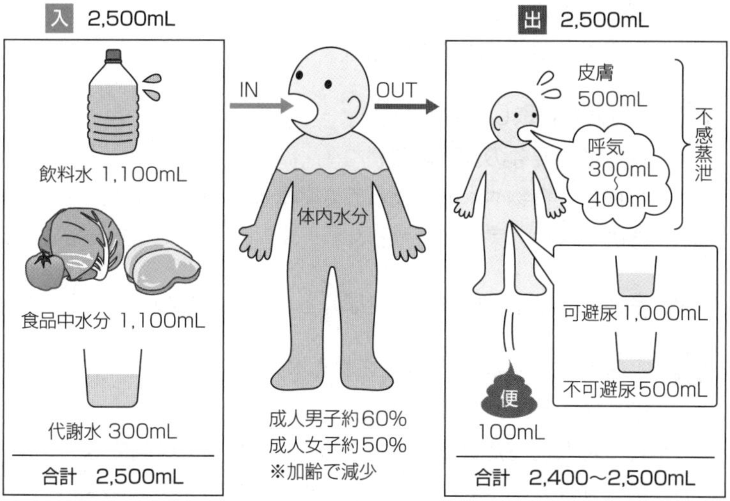

不感蒸泄では，水分のみ喪失し，
電解質の排泄は起こりません．

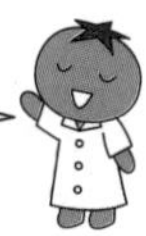

国試ひとくちメモ

代謝水：たとえば糖質は100kcalあたり13.5g，たんぱく質は100kcalあたり10.1g，脂質は100kcalあたり11.5gの代謝水を生成します．(21079-3)

その分，皮膚や呼気から出る**不感蒸泄**や，
便中の水分が出ていくのね．
可避尿と不可避尿の違いは何？

1日何も摂取しなくても，
排泄が必要なのが**不可避尿**ね．
摂取した食物や水分によって変動するのが**可避尿**よ．
今のYさんの尿量は分かる？

今は，尿は出ていない（無尿）といっていたわ．

となると，尿によって排泄される水分が
なくなるということよ．
さっきも言った通り，透析から次の透析までの間には
最大9食分，つまり3日分の水分がたまるの．（p303参照）
水分として1日1,000mL摂取すると，3日で3,000mLよね．
つまり，尿量がない患者さんは，
約3kg体重が増えると考えられるわけ．

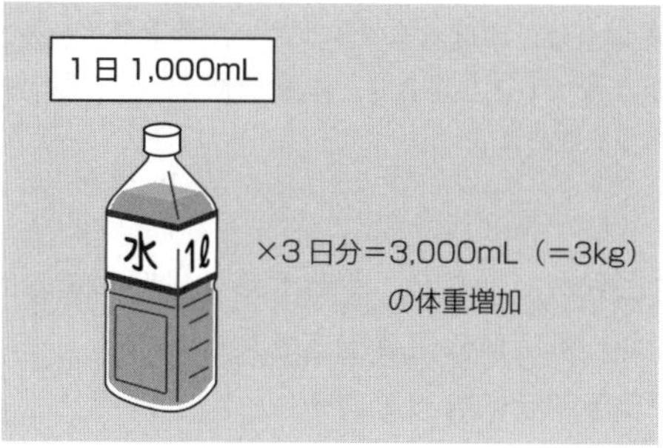

うんうん.

透析間の体重増加の目安は,
5%以内（2日間あく場合）にすることが理想なの.
つまり，ドライウェイトが60kgの患者さんでは,
3kgの体重増加は上限の5%となってしまうのよ.

comment

ドライウエイト（DW：dry weight）とは,「体液量が適正で，透析中に過度の血圧低下を生ずることなく，かつ長期的にも心血管系への負担が少ない最低体重」と定義され，透析療法において除水量を定めるための指標です．ドライウエイトを厳しく設定しすぎると血圧低下や脱水を引き起こし，緩く設定しすぎると高血圧や浮腫の原因となります.

comment

尿が出ている場合は，尿量と不感蒸泄の分が飲水量の目安となります．ただし，尿量が減ってきた場合は，体重の増減などでモニタリングするなどして飲水量を決めます．

なるほどなぁ．しかも，そもそも3,000mLの水分を
短時間で一気に体外に排出させたら，
身体がフラフラになりそう…….

そうね．
だから，患者さんの体調や，尿以外の水分排泄量，
１回の透析の除水量など多くのことを考慮して
水分摂取量を決める必要があるわ．

患者さんに合わせて設定することが大切なのね．
そういえば，先輩のＦ管理栄養士に
「水分量の多い食べ物に気をつけて」と
アドバイスされたんだった．
ノートにまとめておいたんだけど…….

▼ 水分量の多い食べ物の例

飲みもの	汁もの	液体を固めたもの	溶かすと液体になるもの	くだもの
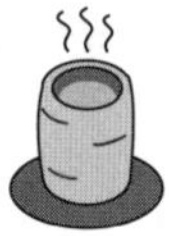 お茶	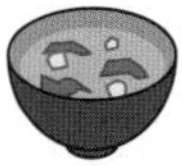 みそ汁	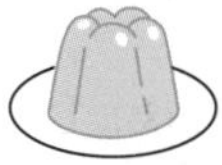 ゼリー	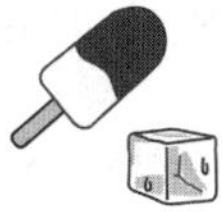 アイス，氷	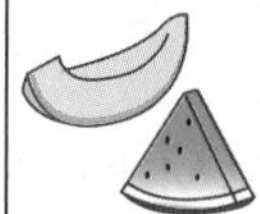 スイカ，メロンなど

感心ね．自分で意識しないまま
水分を多く摂取してしまうこともあるから，
Yさんにも教えて差し上げるといいんじゃない？

はーい！

comment

食物に含まれる水分にも気をつけましょう．水分量が多いおかゆなどの食事を控えるように指導するケースもあります．

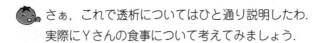

さぁ，これで透析についてはひと通り説明したわ．
実際にYさんの食事について考えてみましょう．

食事療法基準 (p300参照) にあてはめて計算してみると…….

▼ Yさんに指示する食事の目安（1日あたり）

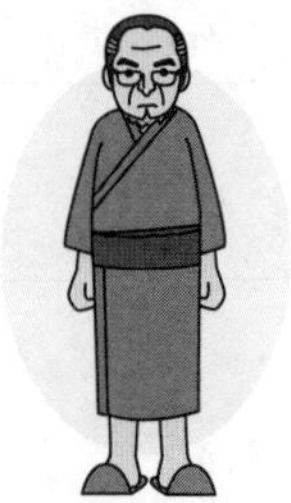

64歳．男性．
身長165cm，体重58kg
CKDステージG5D※
（維持透析）．

標準体重	1.65（m）×1.65（m）×22≒59.9（kg） 60kgとして計算しましょう
エネルギー	60×30〜35=1,800〜2,100（kcal）
たんぱく質	60×0.9〜1.2=54〜72（g）
水　分	できるだけ少なく
食　塩	6（g）未満　状況により適宜調整
カリウム	2,000（mg）以下
リ　ン	たんぱく質（g）×15（mg）以下 =72（g）×15（mg）=1,080（mg）以下

※透析中の患者さんは，G区分に「D」をつけます．

いいんじゃないかしら．

あとは，指示するだけじゃなく，
私たち管理栄養士が検査値をアセスメントしつつ，
食事などのアドバイスを続けることが大切よね．

そうしていきましょう．
さて，これで透析の基礎はおさえられたわね．
治療の際には，患者さんの状態を
トータルでアセスメントするように心がけましょう．

はい！　Yさんにも
食事療法の重要性をしっかりお伝えするわ．

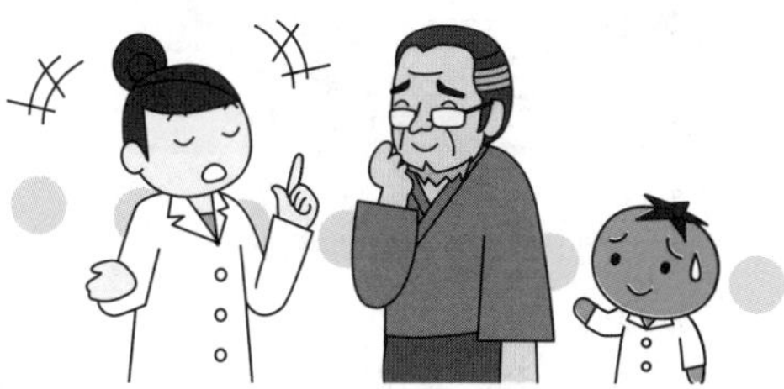

貧血に注意

今日Yさんが受診にいらっしゃって，
久しぶりにお会いしたの！
透析治療を順調に進めているそうよ．
ただ，腎性貧血が続いているそうで，
ちょっと心配なの．

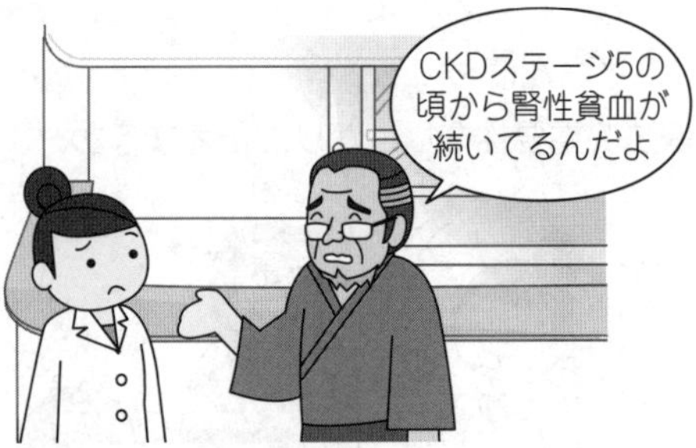
CKDステージ5の
頃から腎性貧血が
続いてるんだよ

「腎性」ということは，腎臓に関係しているのよね？

ええ．腎性貧血は，
エリスロポエチン（**EPO**：erythropoietin）という，
腎臓が産生するホルモンの不足が原因の貧血で，
透析患者さんの合併症としてよくみられるの．

そういえば，腎臓の機能として，
ホルモンの産生や調節も
あるって言ってたわよね．

その通り．
エリスロポエチンは，腎臓で産生されるホルモンなの．
このホルモンは，簡単にいえば
赤血球を増やすために必要なものなのよ．

▼ **エリスロポエチンの分泌**

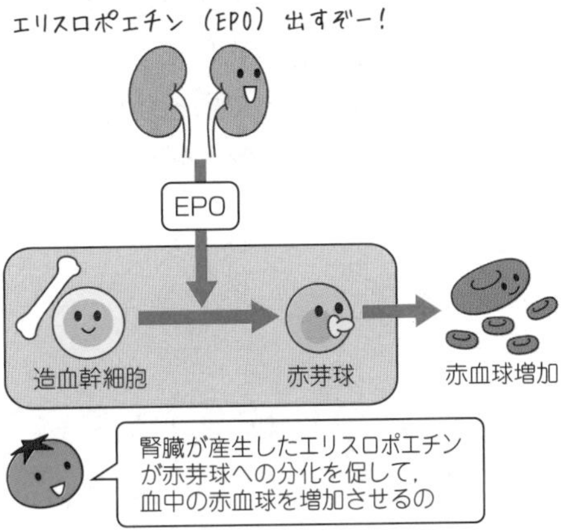

エリスロポエチン（EPO）出すぞー！
EPO
造血幹細胞
赤芽球
赤血球増加
腎臓が産生したエリスロポエチンが赤芽球への分化を促して，血中の赤血球を増加させるの

あ，もう分かった気がする．
Yさんは腎機能が低下しているから，
エリスロポエチンの分泌も減少するのね？

その通り．Yさんの貧血は，
腎機能低下が原因だから，腎性貧血というのよ．
この貧血は食事では回復しないから，透析時などに
エリスロポエチン製剤を定期的に投与する必要があるの．

食事面もそうだけど，
透析を導入しても貧血のように，
気をつけなければいけないことがあるんだね．

そうなの．ほかにも，ミネラルの代謝異常や，
動脈硬化など，常に合併症のリスクがあるから，
慎重に治療を続けていただきましょう．
ちなみに，透析がうまくいっているかを調べるためには，
BUNや血清クレアチニン（Cr）を用いるわ．

そうなんだ．

ええ．透析前後の値を比較することで，
除去がうまくいっているか知ることができるの．

	透析前	透析後
BUN	86.4mg/dL	38.2mg/dL
血清Cr	8.2mg/dL	3.9mg/dL

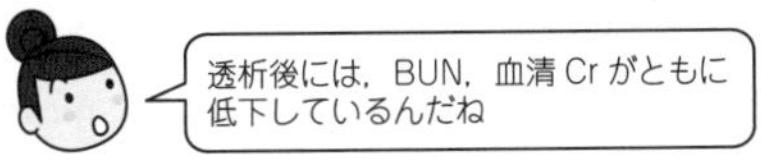
透析後には，BUN，血清 Cr がともに
低下しているんだね

Yさんの QOL を上げるためにも，
私も適切な栄養素を摂ることの重要性を
しっかり説明できるようにならなくちゃ．

いい顔してるわ．栄養指導頑張ってね．

はい！　行ってきます！

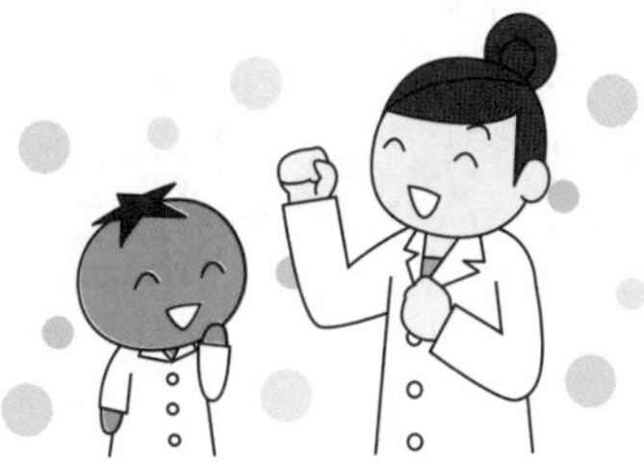

豆知識

高カリウム血症/低カリウム血症

腎機能の低下は身体にさまざまな影響を及ぼします．高カリウム血症もその１つです．カリウムは，体内ではほとんどが細胞内にあって，常に一定の濃度に維持されている必要があります（p235参照）．

腎機能の低下によりカリウムが体内にたまるようになると，細胞膜の電位に異常をきたし，筋力の低下や弛緩（しかん）性麻痺の原因となるほか，致死性の不整脈を起こす可能性もあります．主な症状は以下の通りです．

▼ **高カリウム血症の主な症状**

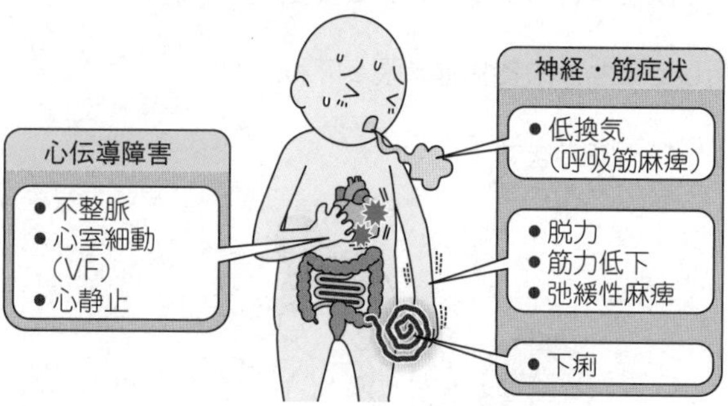

高カリウム血症の原因としては，腎機能低下やカリウム摂取量の過剰，アシドーシス（H^+が細胞内に入り，K^+が細胞外に排出される），などが挙げられます．

なお，前述した通り，カリウムは濃度が上がっても下がっても問題となります．カリウムの低下時にみられる低カリウム血症は，カリウム摂取量不足や，腎機能の異常によりカリウムの排泄が亢進してしまうことが原因で起こります．主な症状は以下の通りです．

▼ 低カリウム血症の主な症状

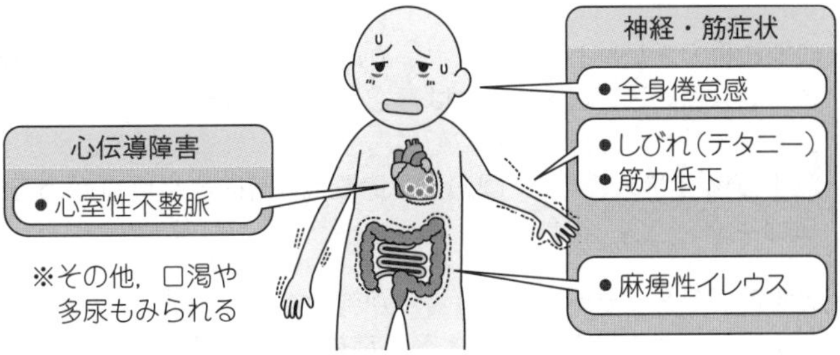

高/低カリウム血症の主な原因について，以下にまとめたので確認しておきましょう． CKDの患者さんは，高カリウム血症を合併する危険性が高いため，重症度に応じた薬剤投与や食事療法が必須です．

▼ 高カリウム血症，低カリウム血症の主な原因

高カリウム血症の原因	低カリウム血症の原因
● 腎機能低下時におけるカリウム摂取量の過剰 ● 細胞内から細胞外へのシフト →アシドーシス，インスリンの欠乏（絶食や糖尿病による），高血糖などが原因 ● 腎機能低下，アルドステロンの欠乏によるカリウム排泄量の低下	● カリウム摂取量の不足 ● 細胞外から細胞内へのシフト →アルカローシスやリフィーディング症候群が原因 ● 腎機能の異常を原因とするカリウム排泄量の増加 →尿細管機能異常，レニン･アンジオテンシン･アルドステロン系（RAA系）亢進 ● 下痢や嘔吐など，腎臓以外を原因としたカリウム排泄量の増加

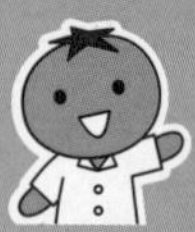

覚えられましたか？

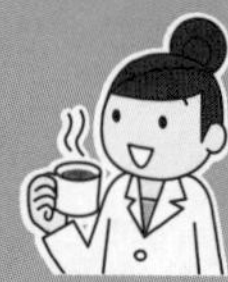

この章の重要事項を赤シートで隠してチェック！

- [ ] 腎機能が著しく低下して起こる尿毒症は，尿素やクレアチニン（Cr）などの物質が排泄されずに血中に増加し，浮腫や貧血，頭痛，食欲不振などの症状が出現する．（p270～271）
- [ ] 血液浄化療法には，ダイアライザーを使用する血液透析と自身の腹膜を使用する腹膜透析がある．（p288）
- [ ] 血液透析のメリットは，透析効率が高い点，半永久的に治療が継続可能な点，週3回通院すれば普通の生活が可能な点である．対してデメリットは，透析後に低血圧や全身倦怠感などの症状が出現する場合がある点，1回の透析時間が4時間と長い点がある．（p288～296）
- [ ] 腹膜透析のメリットは，患者自身が施行することができる点，残存腎機能を生かすことができる点である．対してデメリットは，感染症の危険，腹膜の劣化により5～8年程度しか継続できない点である．（p288～296）
- [ ] 透析では，CKDの食事療法と同様，エネルギー・カリウム・食塩に加えて，水分・リンの制限が必要になる．（p300）

国試にチャレンジ

この章を読むと解けるようになる国試問題が別冊に収録されています．章の内容が理解できているか，チェックしてみましょう！

別冊 p.14 へ

QB・RBを活用しよう

この章と関連した問題集『クエスチョン・バンク』，参考書『レビューブック』のページを下記のQRコードで確認しましょう！

Chapter

8

骨代謝とビタミン，ミネラル

骨は，断続的に組織を入れ替え，常にフレッシュな状態を維持しています．本章では骨代謝のメカニズムを説明し，骨代謝に関係するミネラルなどの栄養素についても学びます．

骨の重要性

（……トマトって人間の骨にもくわしいのかしら.）

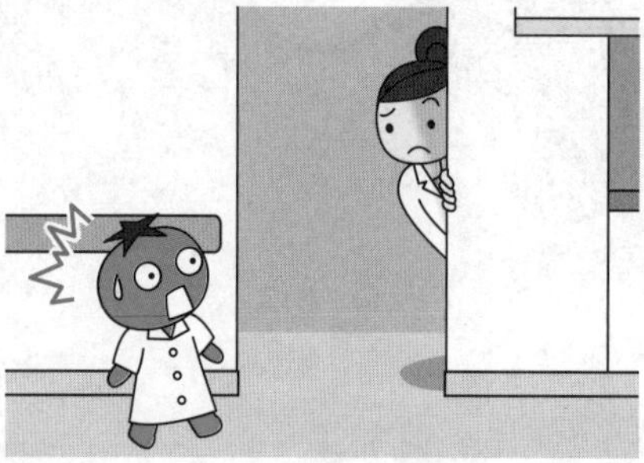

？　何をジロジロ見てるのよ？

いや，昨日仕事帰りに
近所の中学生のHさんに偶然出会ったんだけど，
最近，部活中に指を骨折してしまったそうなの.

Profile

Hさん

14歳　女性

身長152cm，体重53kg．
BMI22.9．
栄子の近所に住む中学生の女の子．バレーボールの練習中に右手人差し指を骨折してしまい，しょんぼりしていたときに，仕事帰りの栄子に偶然出会った．

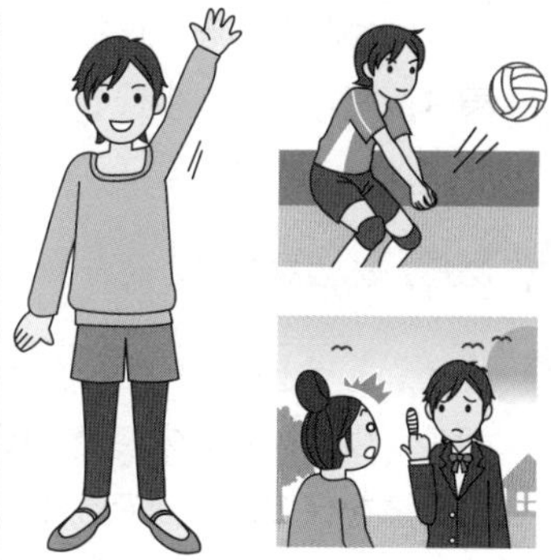

それで，Hさんが
「もう骨折しないようにカルシウム摂ります！」
と言っていたんだけど，カルシウムを摂るだけで
強い骨をつくれるのか，私もいまいち自信がなくて…….

なるほどね．

Hさんにきちんとアドバイスしてあげたいから，
もしトマトが骨についてよく知っているなら
教えてほしいの．

一応「何でも知ってるスーパートマト」
っていわれているからね．OKよ．
実は，**カルシウムの摂取と骨折の予防との関連性は，明らかではないの．**

あら，そうなの？

ええ．もっとも，Hさんのような10歳代の女性が，
カルシウムなどの栄養素を摂っておくと，数十年後に
骨の量を保つことができることは分かっているわ．
詳細については，また後で説明するわね（p355参照）．

そうなんだ．

せっかくの機会だし，
骨の役割や代謝について，じっくり学んでみない？

ぜひ！　なるべく基礎からお願いします！

骨の役割とリモデリング

それじゃあまず，
骨の役割について考えていきましょう．

うーん，骨って，
身体を支えてくれているイメージはあるわね．

そうね．
骨は身体を支持したり，**臓器を保護**したり，カルシウムなどの**ミネラルを貯蔵**するはたらきや，**造血機能**もあるのよ．

▼ **骨の主な役割**

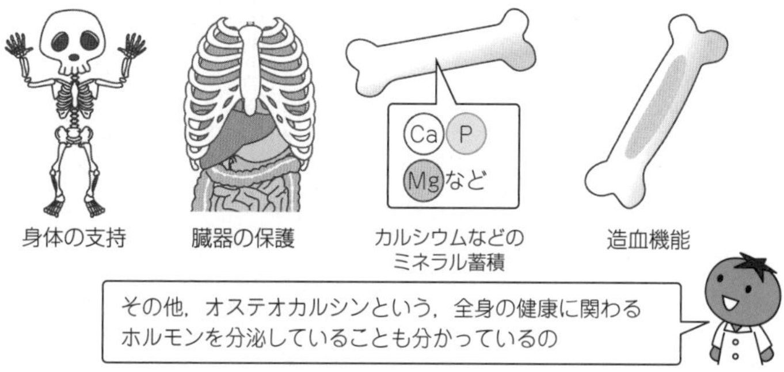

Ca
P
Mg など
身体の支持
臓器の保護
カルシウムなどのミネラル蓄積
造血機能
その他，オステオカルシンという，全身の健康に関わるホルモンを分泌していることも分かっているの

そうか，血液は骨でつくられているんだ！
臓器も骨が守ってくれているんだね．

そうなの．だから，
健康な骨を維持するって大切なことなのよ．

なるほどなぁ．

じゃあ，今度は骨の構造についてみていきましょう．
骨は，**皮質骨**という外側の部分と，
海綿骨という内側の部分で構成されているの．

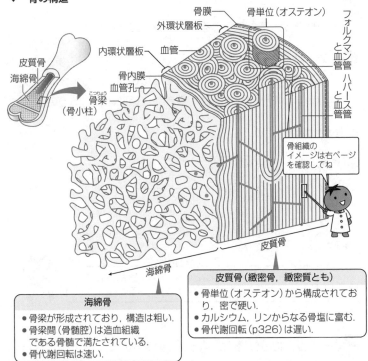

▼ **骨の構造**

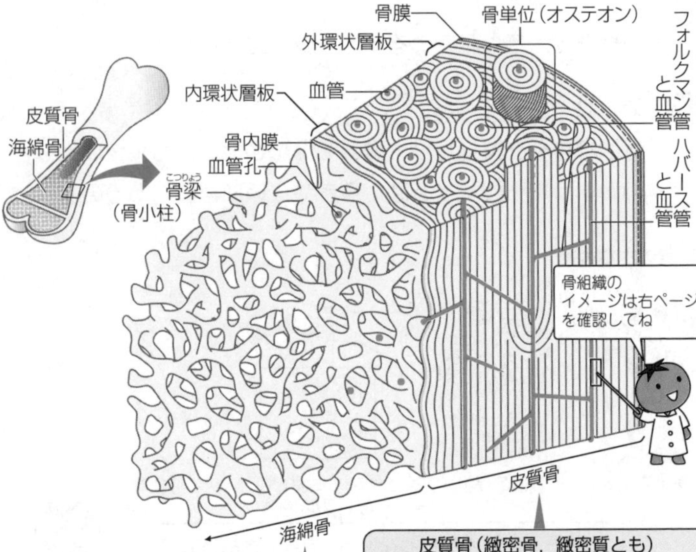

海綿骨
- 骨梁が形成されており，構造は粗い．
- 骨梁間（骨髄腔）は造血組織である骨髄で満たされている．
- 骨代謝回転は速い．

皮質骨（緻密骨，緻密質とも）
- 骨単位（オステオン）から構成されており，密で硬い．
- カルシウム，リンからなる骨塩に富む．
- 骨代謝回転（p326）は遅い．

comment

血液は海綿骨を満たす骨髄で生成されています．皮質骨はすきまがなく硬いのに対し，海綿骨は空洞部分も多く，そこを骨髄が満たしています．

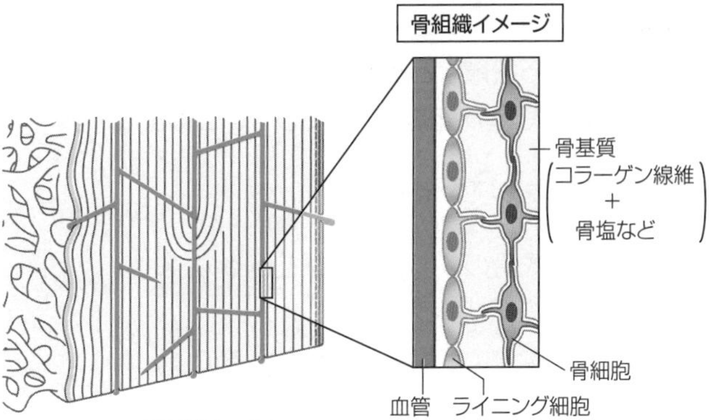

骨組織は，主に
骨細胞と骨基質によって構成されています

内側と外側とで骨のタイプも異なるんだ．
そもそも，骨って何からできているの？

骨を構成する主要な要素は，
カルシウムや**リン**，マグネシウムなどのミネラルね．
たとえば，体内のカルシウムの99％，
リンも85％が骨中に含まれているのよ．（p330参照）

そんなに？
骨って，まるでミネラルの保管庫みたいだね．

とはいっても，骨は保管庫や金庫みたいに
長期間変化しないわけではなくて，常に変化するものなの．

えっ，どういうこと？

骨の組織が古くなると，
身体を支える機能などが低下するから
一定の周期で骨の組織を新しくしているのよ．

そんなことをしているんだ．

ええ．これを骨の**リモデリング**というの．
人間は，リモデリングによって
フレッシュな骨の状態を維持しているのよ．

▼ **骨のリモデリングの意義**

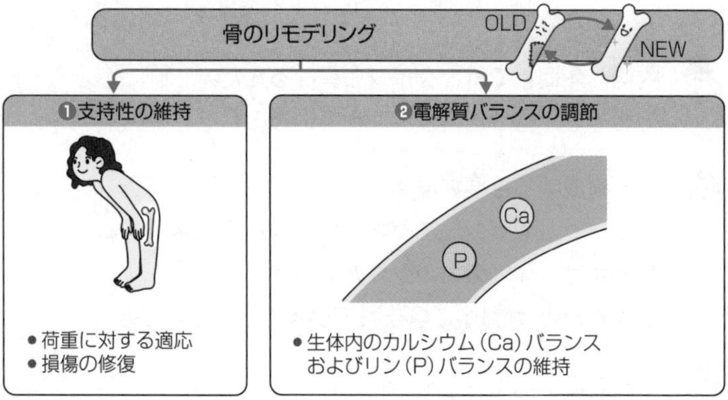

ふーん．そうなんだ．
でも，リモデリングってどんな仕組みなの？
急に骨が入れ替わるわけじゃないよね．

リモデリングは，**破骨細胞**と**骨芽細胞**という
2つの細胞の協力で行われるの．

▼ 破骨細胞と骨芽細胞

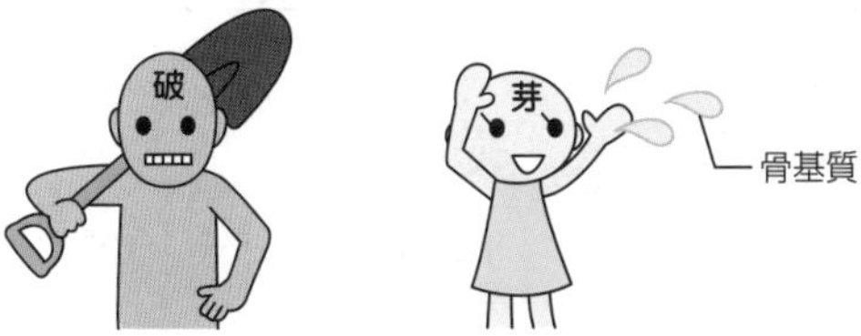
破
芽
骨基質

破骨細胞

- 多核の巨細胞
- 古くなった骨を分解・吸収する

骨芽細胞

- 骨基質の合成・石灰化を行う
- 骨基質に埋入して骨細胞となる

まず，骨が古くなって劣化してくると，
破骨細胞が劣化部分の分解・吸収を行うわ．
これを**骨吸収**というの．

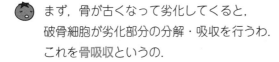

▼ 骨吸収のイメージ

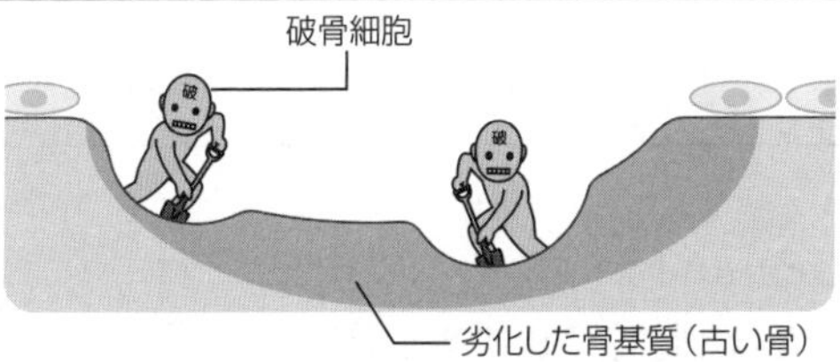
破骨細胞
破
破
劣化した骨基質（古い骨）

破骨細胞は2〜3週間かけて骨吸収を行い，
劣化した骨基質を分解・吸収します

※古い骨に含まれるミネラルやコラーゲンは，骨吸収により血中に放出されます．

なるほど．骨吸収によって
古い骨は削られていくんだ．でも，
その後には新しく骨をつくる必要があるよね？

ええ．骨吸収の次に**骨形成**が行われるわ．
骨吸収によって骨基質が消失した部分に，今度は
骨芽細胞が骨基質を産生・分泌して，石灰化も行うの．

▼ 骨形成のイメージ

19038-4

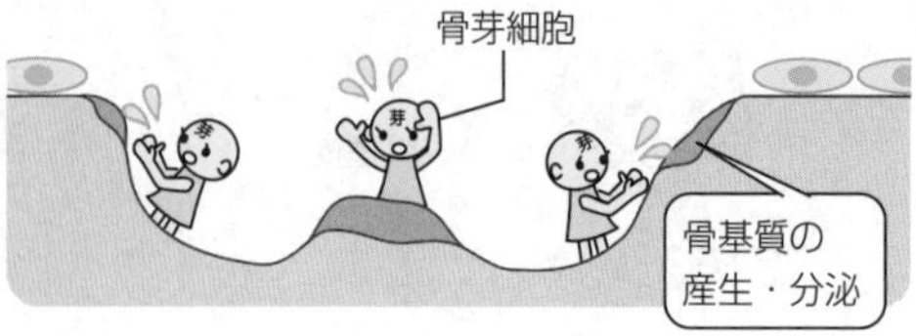
骨芽細胞
芽
骨基質の
産生・分泌
●骨吸収によって骨基質が消失した部位に骨芽細胞が誘導され，骨基質を産生・分泌しながら埋入していく．

へぇー．って，骨芽細胞自体も埋められてしまうの？

そうなの．埋められた骨芽細胞は，骨細胞に変わるのよ．

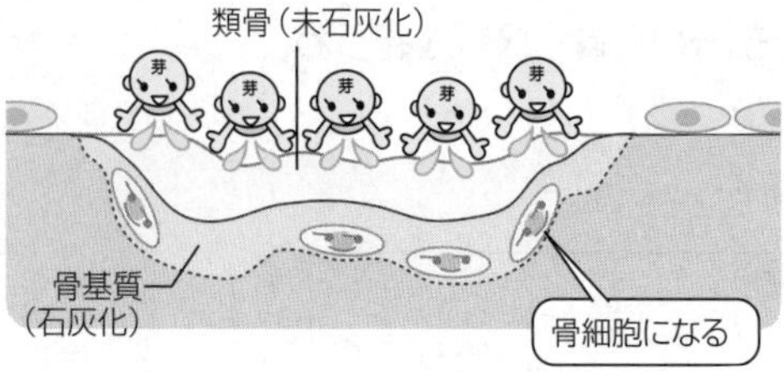

類骨（未石灰化）

骨細胞になる
●類骨（石灰化していない骨基質）にカルシウム塩などが沈着して石灰化する．
●埋入した骨芽細胞は類骨を石灰化しながら骨細胞に分化する．

ふーん．おもしろ～い！
骨芽細胞は自らも骨細胞に変化するんだね．

そう．骨形成は，12～16週程度かけてゆっくり行われるのよ．
骨は，このサイクルを繰り返して
フレッシュな状態を保っているの．
人は，このリモデリングによって，
数年をかけて全身の骨をつくり替えているの．

comment

破骨細胞と骨芽細胞は，骨髄腔内で分化・増殖をしています．そのため，骨髄腔に接する表面積が大きい海綿骨はリモデリングの速度が速くなります．一方で，骨髄腔に接する表面積が小さい皮質骨では，速度が遅くなります（p324参照）．

私の身体の中で今も，骨がつくり替えられているんだなぁ．

そうよ．骨のリモデリングをおさえておくと，骨粗鬆症（こつそしょうしょう）など骨に関わる病気についての理解もスムーズになるから，復習しておいてね．

了解！

それじゃあ，ここからは骨に関係する栄養素について，みていきましょう．

国試ひとくちメモ

骨形成と運動：骨の強さは，**運動により大きく変化**します．たとえば，定期的にスポーツをする人は骨に負荷がかかるため，**骨形成が促進**され骨量が増加します．一方，長期臥床（がしょう）や，宇宙などで無重力状態が続くと，骨に刺激が与えられないため，骨は急速にもろくなってしまいます．（17082-5，19038-3）

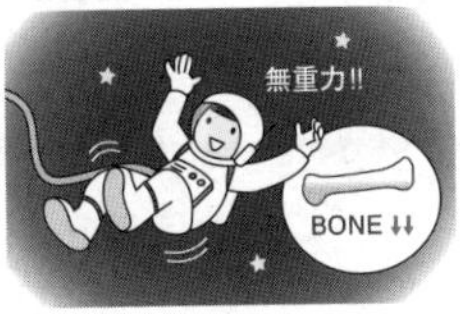

リンの特徴と代謝

以前ミネラルについて教えてもらったときに，
骨にはカルシウムやリンが
多く含まれていると学んだわよね．

えぇ．ほかにも**ナトリウム**や**マグネシウム**，
ミネラル以外の**コラーゲン**や**水分**も含んでいるわ．

▼ **骨を構成する成分**

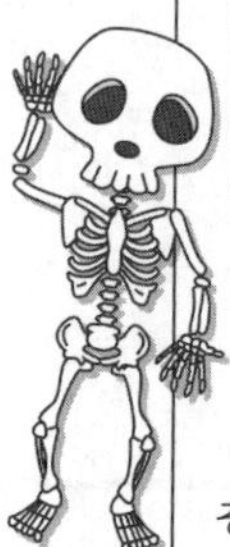

	性別・体重	
推定骨量※平均値	男性 60～75kg 未満	女性 45～60kg 未満
	2.9kg	2.2kg

タニタ体重科学研究所
https://www.tanita.co.jp/page/personal/function.html)

カルシウム：約1kg（体内のカルシウムの 99%）
リン：約 500g（体内のリンの 85%）

その他，ナトリウム，マグネシウム，カリウムや，コラーゲンなどの有機質や水も含んでいます．

※水分を含まない乾燥した骨量のこと．

国試ひとくちメモ

ハイドロキシアパタイト：ハイドロキシアパタイトは，カルシウムやリンなどから形成される結晶です．**リン酸カルシウム**の一種であり，骨や歯の主な無機成分として存在します．
(19038-1，20078-1)

$Ca_{10}(PO_4)_6(OH)_2$
ハイドロキシアパタイトの化学式

骨といえばカルシウムというイメージだけど，
ほかにもこんなに多くの成分が含まれているんだ．

そうなの．それじゃあ，ここからは
リンとカルシウムについてみていきましょう．
まずはリンね．リンは，カルシウムに次いで
体内で2番目に多いミネラルなのよ．

ふーん．でも，リンって，
あんまり話題にならない栄養素のような気がする．

確かにね．それはリンが，特に意識しなくても
摂取できる栄養素だからかもしれないわ．

あ，そういえば，リンとたんぱく質には
相関関係があるんだったわよね (p301参照)．

その通り．だから，特別意識しなくても，
たんぱく質を摂れば自然とリンも摂取できるのよ．

そうなんだ.

リンの代謝についても簡単におさえておきましょう.
リンは，**小腸**で吸収されたのち，
その多くが骨中に分布するほか，
細胞でも重要な役割を担っているわ.

▼ リン（P）の体内動態

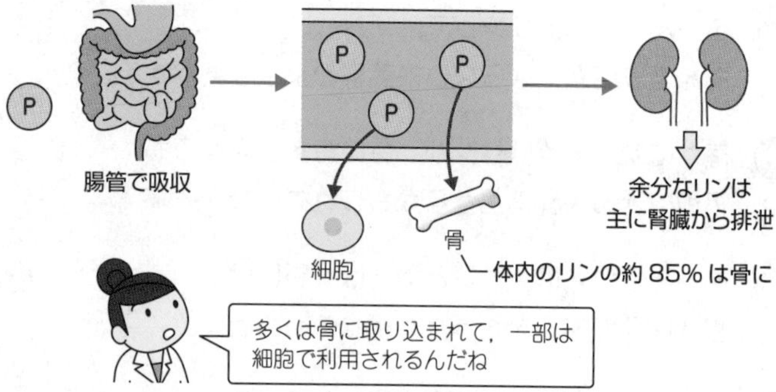
P
腸管で吸収
P
P
P
余分なリンは
主に腎臓から排泄
細胞
骨
体内のリンの約 85% は骨に
多くは骨に取り込まれて，一部は
細胞で利用されるんだね

リンは，**細胞膜のリン脂質**や**DNA**，**ATP**や
クレアチンリン酸，**補酵素**（**FAD**，**NADなど**）
の構成成分なんだよね
前に教えてもらったわ（1巻8章参照）.

▼ 細胞におけるリンの主な役割

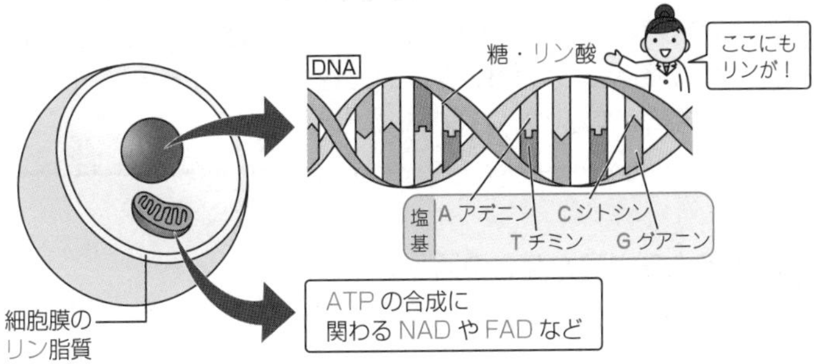

そう．このように，糖代謝や脂質代謝などに
重要な役割を果たしているのよ．

でも，一般的な食事で十分摂れるんだよね．

そうなの．むしろ
リンは，リン酸塩として**加工食品に食品添加物として**
用いられることが多いから，過剰摂取が問題になるの．

▼ リン酸塩が使用されることの多い食品

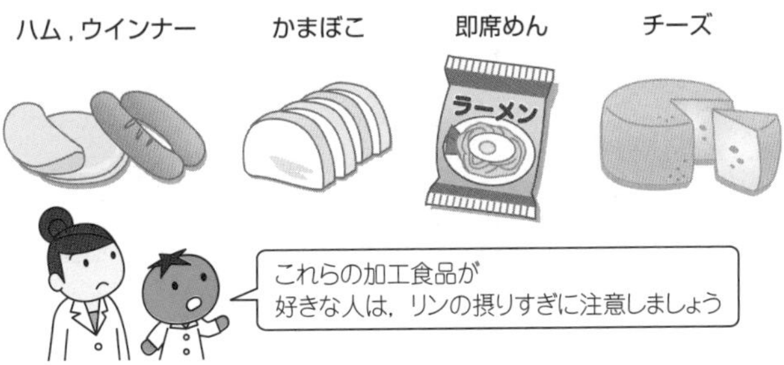
ハム，ウインナー
かまぼこ
即席めん
チーズ
ラーメン
これらの加工食品が
好きな人は，リンの摂りすぎに注意しましょう

国試ひとくちメモ

リンの過剰摂取：リンの過剰摂取は，**カルシウムの吸収の妨げ**（p336参照）となることが分かっています．カルシウムとリンの摂取比率は，1：1～2程度とするのが理想です．（18081-2）

どれも私の好きなものばっかり…….
気をつけないとなぁ.

もちろん，少し食べたからといって問題はないわ.
でも，摂りすぎは考えものね.

はーい.

それじゃあ，ここからは
骨に含まれるもう1つの重要な成分，
カルシウムについてみていきましょう.

待ってました！

カルシウムの吸収と分布

「カルシウムはしっかり摂りましょう」
って，小さい頃から教わってきたなぁ．
私もよく牛乳飲んだもの．

そうね．でも実は，
カルシウムはあまり吸収率が高い栄養素ではないの．

そうだったわね．

食品にもよるけれど，カルシウムの吸収率は，
20～50%程度と考えられているわ．

▼ **カルシウムの吸収率**

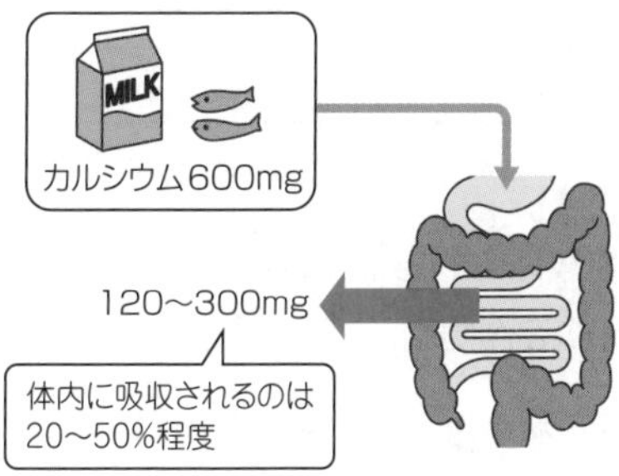

食品中のカルシウムは，小腸で吸収されます

comment

カルシウムの吸収率は，牛乳で約40%，小魚では約33%，野菜は約19%であり，食品によってばらつきがあります（吸収率には個人差があります）.

なんだかもったいない…….

そうなのよ.
ちなみに，カルシウムの吸収率は
ほかの栄養素にも影響を受けるのよ.
リンはカルシウムの**吸収を阻害**し，
ビタミンDは吸収を**促進する**働きがあるわ.

▼ 栄養素によるカルシウムの吸収への影響

抑制する
シュウ酸，フィチン酸，脂質の多い食事，タンニン，多量のリン

促進する
ビタミンD，カゼインホスホペプチド（CPP），乳糖

CPPについては以前教えてもらったけど，
ほかの栄養素も影響するんだね.

そうなの．たとえば，牛乳はカルシウム含有量が
多く，CPPや乳糖も含んでいるから，
吸収されやすいと考えられるわ.

なるほどなぁ.

CPP：casein phosphopeptide（カゼインホスホペプチド）

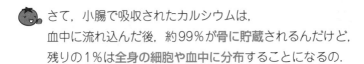

さて，小腸で吸収されたカルシウムは，
血中に流れ込んだ後，約99％が**骨に貯蔵**されるんだけど，
残りの1％は**全身の細胞や血中に分布**することになるの．

▼ **カルシウム（Ca）の体内分布**

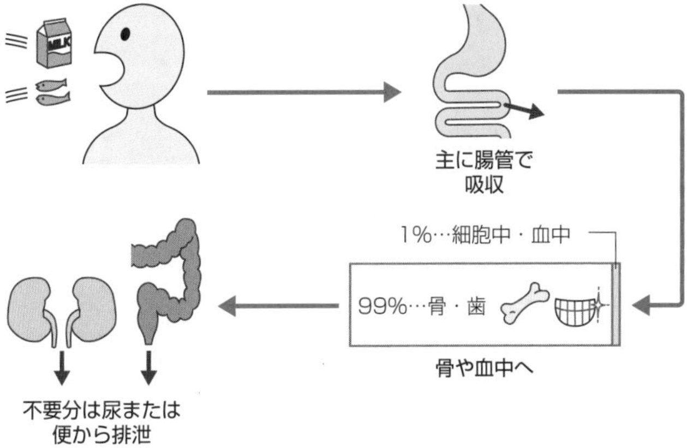

でも，細胞や血中に存在するこの1％の
カルシウムにも，とても大事な役割があるのよね．

そうなの．この後くわしく説明するわね．

国試ひとくちメモ

カルシウム吸収に影響する因子：カルシウムの吸収には，一緒に摂取する栄養素のほかにも，年齢や摂取量による影響も認められています．一般的に，**若年者は高齢者よりもカルシウムの吸収率が高いことや，摂取量が多くなると吸収率が低下する**ことが知られています．（21094-4）

血中カルシウム濃度の調節

じゃあ，ここで1つクイズよ．
1日中何も食べられないと，血中のカルシウムの濃度はどうなると思う？

何そのつらそうな状況…….
やっぱり濃度は低くなるんじゃない？

ブー．**濃度は変わらないわ**．
カルシウムの濃度を維持するために，
骨からカルシウムを放出したり，
腸管からのカルシウム吸収を促進したりするほか，
腎臓でも再吸収を活発にするのよ．

▼ **血中カルシウム濃度低下時の対応**

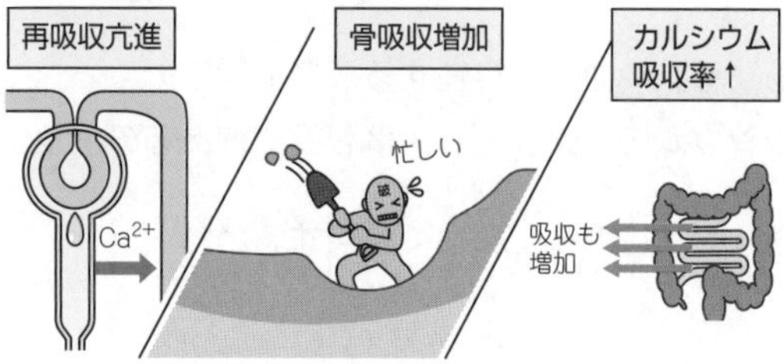

comment

腎不全の患者さんなどで腎機能が低下していると，腎臓でカルシウムの再吸収がうまくできず，ビタミンDの活性化もしにくいため，低カルシウム血症を起こすことが多くなります．(p341参照)

そうなんだ！
そこまでしてカルシウムの濃度を保つってことは，
やっぱり血中や細胞中のカルシウムに
大事な役割があるからだよね．

ええ．カルシウムは，**筋肉の収縮**や**細胞の機能調節**，
血液凝固にも関連する，とても重要な物質なの．
だから，適度な濃度を保つ必要があるのよ．

▼ **カルシウムの主なはたらき**

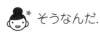

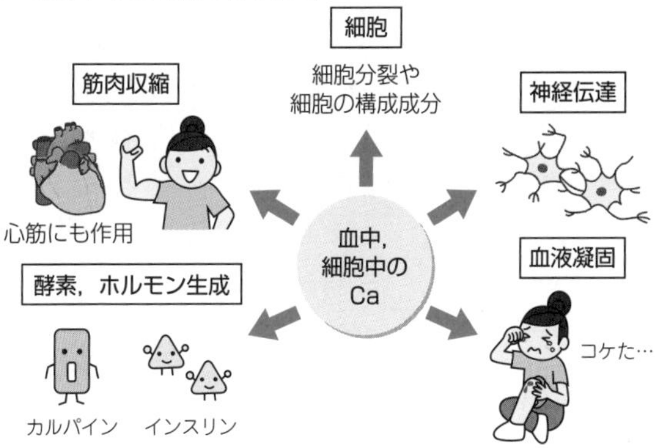

そうなんだ．

それと，カルシウムは重要な物質なんだけど，
身体が必要とする量があれば十分で，
多すぎても少なすぎても問題なの．たとえば，
血中のカルシウム濃度が一定でないと，
低カルシウム血症や高カルシウム血症になってしまうの．

▼ **血中のカルシウム濃度と変動**

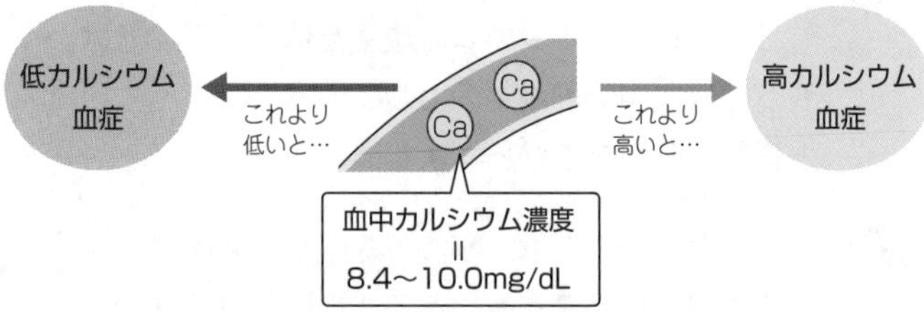

comment

血中のカルシウムは，イオン化カルシウム（Ca^{2+}）が約50%を占め，たんぱく質と結合したカルシウムが約41%，残りの9%は陰イオンと結合しています．血清アルブミン値が低下している人では，血中のたんぱく質が減少しているため，見かけ上，血中カルシウム濃度が低下しやすくなります．

どんな原因で変動してしまうの？

健康な人では考えにくいけれど，
何らかの原因により副甲状腺機能が亢進したり，
CKDなどの疾患が原因で変動することがあるの．
高カルシウム血症と低カルシウム血症について，
医師にくわしく教えていただきましょう．

lecture

高／低カルシウム血症が起こる理由

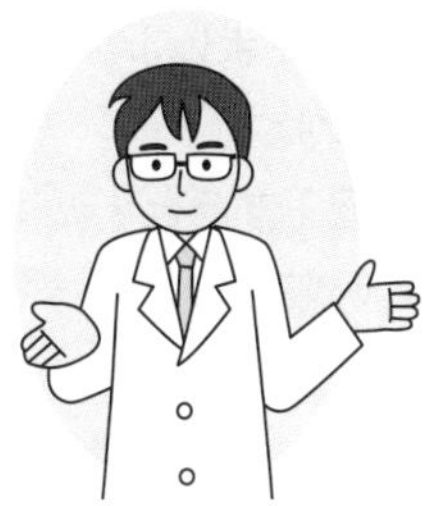

内分泌内科医

普段は厳密に調節されている血中のカルシウムイオン濃度ですが，何らかの疾患が原因でバランスが狂うことがあります．たとえば副甲状腺の腺腫や過形成，がんの発生，ほかの悪性腫瘍の影響で，副甲状腺機能亢進症が起こると，副甲状腺ホルモンが大量に分泌されます．副甲状腺ホルモン（p343参照）は，骨吸収を促進するため，大量に分泌されると高カルシウム血症の原因となります．

高カルシウム血症では脱水，倦怠感などの全身にみられる症状のほか，意識低下や筋力の低下，心電図の異常などがみられます．治療としては生理食塩水の投与を行い様子をみますが，重症例では透析の導入も検討します．

一方，低カルシウム血症の原因として特に多いのがCKDです．カルシウムイオンは，本来は糸球体でろ過された後に再吸収されますが（p344参照），CKDで腎機能が低下すると再吸収がうまくいかず，尿中に排泄されてしまうため，血中カルシウム濃度が低下してしまうのです．

低カルシウム血症でも，心電図異常やテタニー（手指や口唇のしびれ感を示す症状で，重症例では手足の筋肉が強く収縮します）など，多様な症状を呈するため，カルシウム製剤や活性型ビタミンD_3製剤の投与が必要です．

低カルシウム血症の原因としても
CKDが出てきた…….
腎機能の低下って本当に怖いわね.

そう．CKDについては何度も復習しておきましょう.
さぁ，今回はまだ教えたいことがあるのよ.
ここまでで，血中のカルシウム濃度が低下すると
骨吸収を活発にしたり，カルシウムの吸収が増えて
血中のカルシウム濃度を増加させたりすると
学んできたわよね.

ええ．おかげで，知識がどんどん身についているわ.
もはやスーパー栄子といっても過言ではないぐらい…….

……まだ基本の「き」が理解できただけよ.
ここからは，血中のカルシウム濃度を
維持するために重要な役割をもつ,
副甲状腺ホルモン（**PTH**：parathormone）と
ビタミンDについて説明するわ.

血中カルシウムイオン濃度の調節と副甲状腺ホルモン

まずは副甲状腺ホルモンについて説明するわね.
副甲状腺ホルモンは，その名の通り副甲状腺から
分泌されるホルモンで，血中のカルシウムの
濃度が低下すると，分泌が増えるのよ.

▼ 副甲状腺ホルモンの分泌

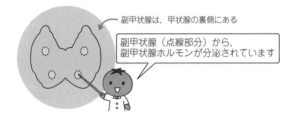

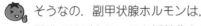

副甲状腺って，甲状腺の裏側にあるんだね.

そうなの．副甲状腺ホルモンは，
腎臓では**ビタミンDを活性化**させたり，
カルシウムイオンの排泄を抑えて再吸収を促したりするの.
それと，**骨にも作用して骨吸収を増加させる**のよ.

▼ 副甲状腺ホルモンの作用

17033-3 18080-2~5

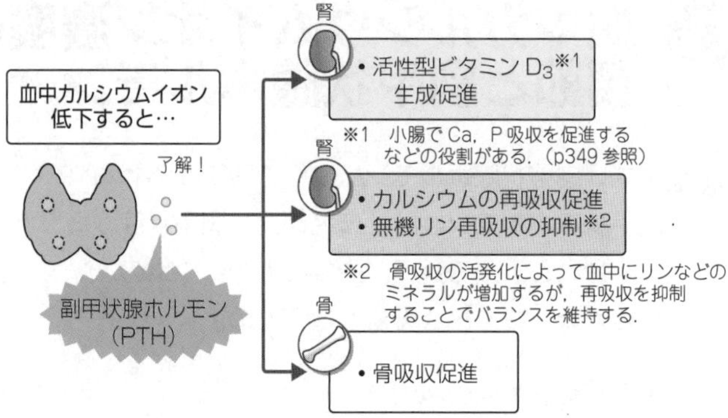

血中カルシウムイオン
低下すると…
了解！
副甲状腺ホルモン
（PTH）
腎
• 活性型ビタミン D3※1
生成促進
※1　小腸で Ca，P 吸収を促進する
などの役割がある．（p349 参照）
腎
• カルシウムの再吸収促進
• 無機リン再吸収の抑制※2
※2　骨吸収の活発化によって血中にリンなどの
ミネラルが増加するが，再吸収を抑制
することでバランスを維持する．
骨
• 骨吸収促進

comment

骨組織には，カルシウム以外にも多くの物質が含まれます（p330 参照）．骨吸収が増加すると，血中にはカルシウムのほかにリンなどの物質も増えてしまいますが，副甲状腺ホルモンは腎臓で無機リンなどの再吸収を抑制する（＝尿中に排泄させる）ため，血中カルシウム以外の濃度は増加しません．

へー，副甲状腺ホルモンのおかげで
血中のカルシウムの量が維持されているんだ．

そうなの．副甲状腺ホルモンは，
多すぎても少なすぎても良くないから，
カルシウムやビタミンDなど，
ほかの物質の血中濃度と連動して分泌されているのよ．

確かに，骨吸収を促進するホルモンなわけだから，
あまりたくさん出ると骨がもろくなっちゃいそうだね．

だんだん知識が身についてきたみたいね．
それじゃあ，今度は血中のカルシウム濃度
を左右するもう1つの重要な物質，
ビタミンDについて学んでいきましょう．

国試ひとくちメモ

カルシトニン：血中カルシウムの濃度が上昇した場合には，**甲状腺からカルシトニンというホルモンの分泌が増加**します．カルシトニンは破骨細胞のはたらきを抑制して骨吸収を抑制するはたらきがあるため，血中カルシウム濃度の減少に寄与すると考えられています．また，カルシトニンは，骨粗鬆症の治療薬としても用いられています．（17033-2，18080-1，20078-2）

ビタミンDの代謝と役割

うーん，副甲状腺ホルモンがビタミンDの
活性化を促進するって言っていたけど，
そもそも活性化って何だったっけ？

復習しましょう．実は，ビタミンDは
肝臓と腎臓で**代謝されることで効果を発揮するようになる**
（＝**活性化**する）ビタミンなのよ．
副甲状腺ホルモンは，腎臓での
ビタミンDの活性化を促進するわけ．

へぇ～，そうなんだ．そういえば前に，
ビタミンDは食事からの摂取のほかに，
日光浴でもできるって教えてくれたわよね．

（1巻8章参照）

そう．正確には**紫外線**によってできるのよ．
人間の表皮には，7-デヒドロコレステロールという
ビタミンD_3の前駆体（プロビタミン）が存在しているの．
これに紫外線があたると，
ビタミンD_3（コレカルシフェロール）ができるの．

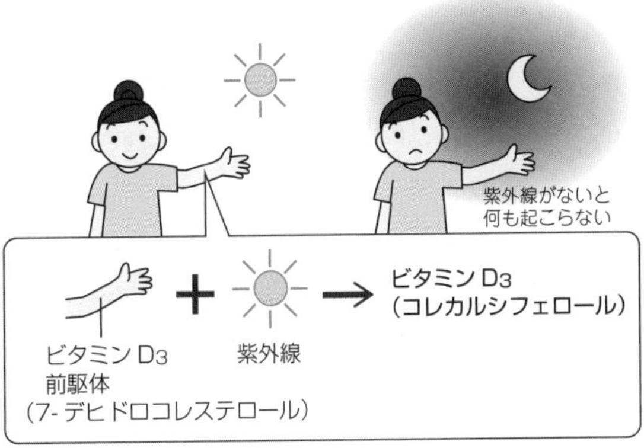

そうだったわね．

ちなみに，食品から摂取されるビタミンDは
きのこなどの植物性食品に含まれる**ビタミンD_2**と，
魚などの動物性食品に含まれる**ビタミンD_3**の
2種類に分けられるの．

▼ 食品中のビタミンD

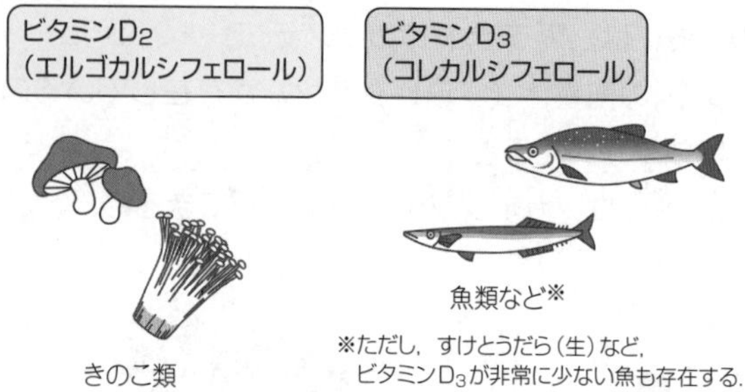

ビタミンD_2，D_3とも，体内では同等の効力をもつと考えられています

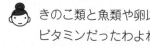

きのこ類と魚類や卵以外にはほとんど含まれないビタミンだったわよね．それで，体内では肝臓と腎臓で代謝されて活性型になるのよね．

▼ 活性型ビタミンD_3ができるまで

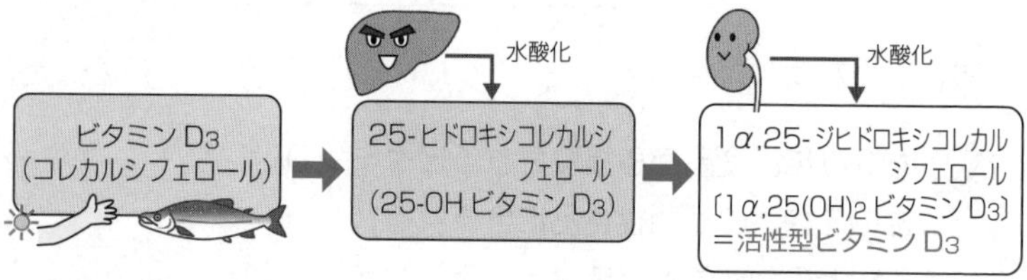

comment

ビタミンD_2はビタミンD_3とほぼ同じ構造をもっており，同様の経路で活性化されます．

しっかり覚えてくれていたわね．
そして，活性型ビタミンD_3は，
カルシウムの血中濃度を上げるために
小腸，骨，腎臓に強力に作用するの．

▼ **活性型ビタミンD_3の作用**

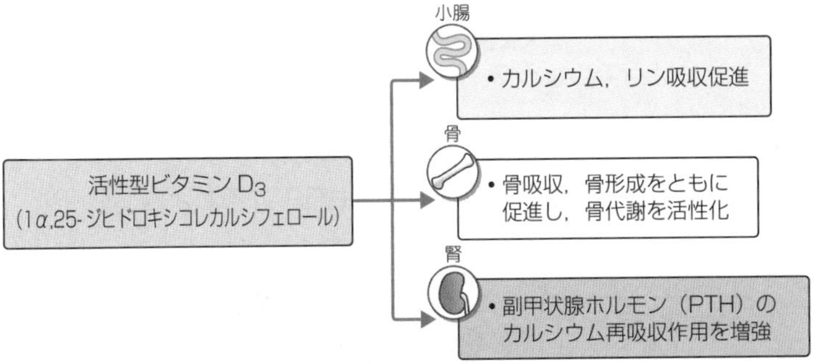

活性型ビタミン D3
（1α,25-ジヒドロキシコレカルシフェロール）
小腸
• カルシウム，リン吸収促進
骨
• 骨吸収，骨形成をともに促進し，骨代謝を活性化
腎
• 副甲状腺ホルモン（PTH）のカルシウム再吸収作用を増強

国試ひとくちメモ

カルシウムの摂取量が多いと，副甲状腺ホルモンの分泌が減少し，活性型ビタミンD_3の血中濃度は低下します．結果として上記の作用が弱まり，血中カルシウム濃度のバランスが維持されます．（18080-2）

国試ひとくちメモ

活性型ビタミンD_3の受容体：小腸や骨，腎臓などの細胞の核内には**活性型ビタミンD_3の受容体**が存在しているため，これと結合して複合体を形成し，カルシウムの輸送などに関与する遺伝子の発現を促進します．（18078-2）

やっぱりよくできたシステムだなぁ.
ビタミンDの重要性が改めてよく理解できました.

じゃあ，ここで復習クイズね.
日光浴の機会やビタミンDの摂取が少なくなると，
活性型ビタミンD_3の濃度が低くなるけれど，
この濃度を上げるためにあるホルモンが分泌されるの.
それは何でしょう？

うーん．活性型ビタミンD_3が減ると，
血中のカルシウムイオンの濃度も低下するわよね.

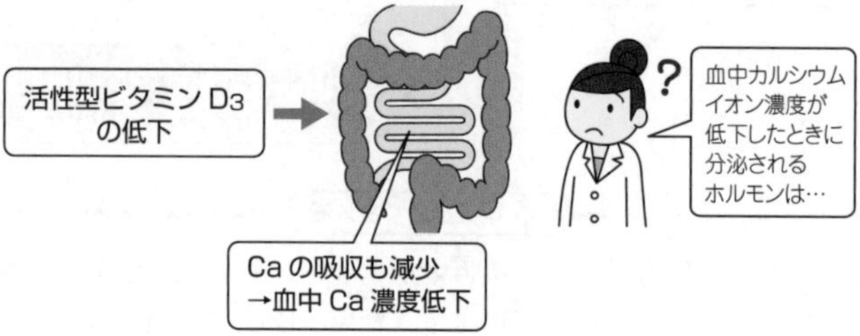
活性型ビタミン D3
の低下
Ca の吸収も減少
→血中 Ca 濃度低下
?
血中カルシウム
イオン濃度が
低下したときに
分泌される
ホルモンは…

というこことは，副甲状腺ホルモンが分泌されるの？

正解！　バッチリ理解できたわね．
情報量が多かったから，
ここで一度振り返ってみましょう．

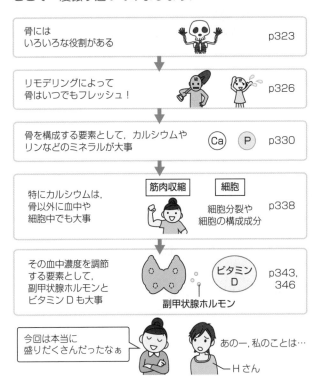

骨には
いろいろな役割がある

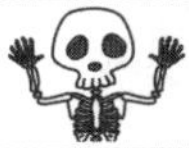

p323

↓

リモデリングによって
骨はいつでもフレッシュ！

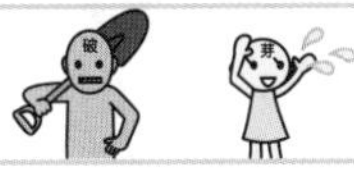

p326

↓

骨を構成する要素として，カルシウムや
リンなどのミネラルが大事

Ca　P

p330

↓

特にカルシウムは，
骨以外に血中や
細胞中でも大事

筋肉収縮

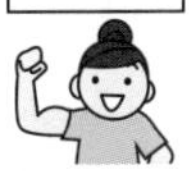

細胞

細胞分裂や
細胞の構成成分

p338

↓

その血中濃度を調節
する要素として，
副甲状腺ホルモンと
ビタミンDも大事

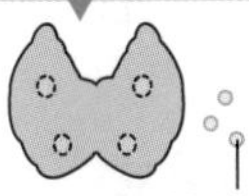

ビタミンD

p343，346

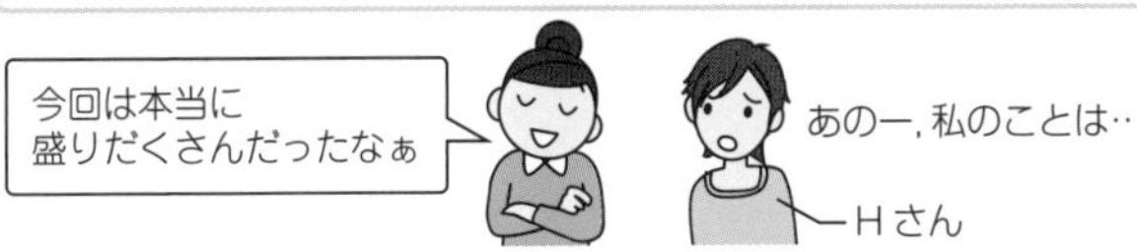
今回は本当に
盛りだくさんだったなぁ
あのー，私のことは…
Hさん

ハッ！　骨代謝のことばかり勉強してきたけど，
Hさんのことすっかり忘れてた！

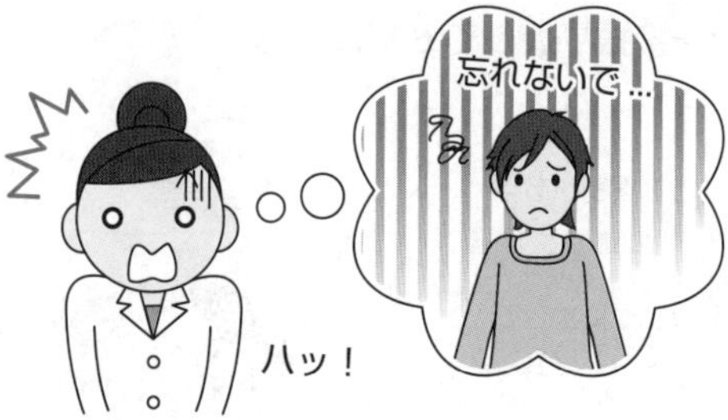

でも，ここまでの説明で
骨形成に重要な栄養素が分かってきたんじゃない？

うん．骨形成のためには
カルシウムとビタミンDだね．

そうね．骨折との関連性については
まだ不明確な点も多いけれど，丈夫な骨をつくるためには
カルシウムとビタミンDが欠かせないわ．

▼ カルシウムを多く含む食品

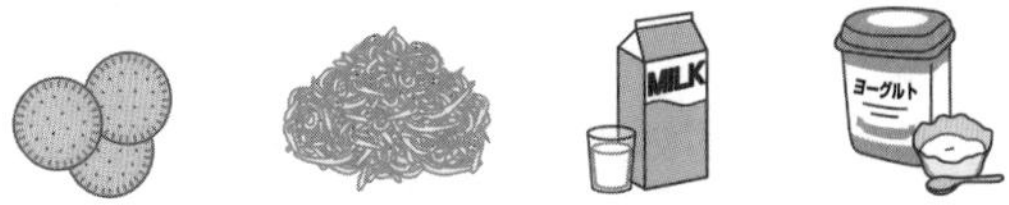

食品名	ビスケット〔ハードビスケット〕	しらす干し〔半乾燥品〕	牛乳〔普通牛乳〕	ヨーグルト〔全脂無糖※〕
可食部100gあたりの含有量	330mg	520mg	110mg	120mg

※プレーンヨーグルト

「日本食品標準成分表2020年版(八訂)」をもとに作成

乳製品に多いんだね.
でも，牛乳やヨーグルト以外は
それほどたくさん摂取しないかも.
それに，カルシウムって吸収率も低い栄養素
だったわよね(p335参照).

そうね.
牛乳が苦手な人や，**乳糖不耐症**の人は，
特に摂取が難しいといえるわ.

カルシウムは摂取量が不足しがちな
ミネラルと学んだけど，たとえば足りない分を
サプリメントなどで補うのではダメ？

うーん，難しい質問ね.
栄養素は食品から摂るのが基本だけど
どうしても不足しがちな方には
ご提案してもよいと思うわ.

はーい．Hさんにもおすすめしようかと
考えていたんだけど，なるべく
食品から摂取していただくようにするわ．

そうね．しっかり食事を摂って
部活を続けて骨に刺激を与え続ける方が効果的よ．

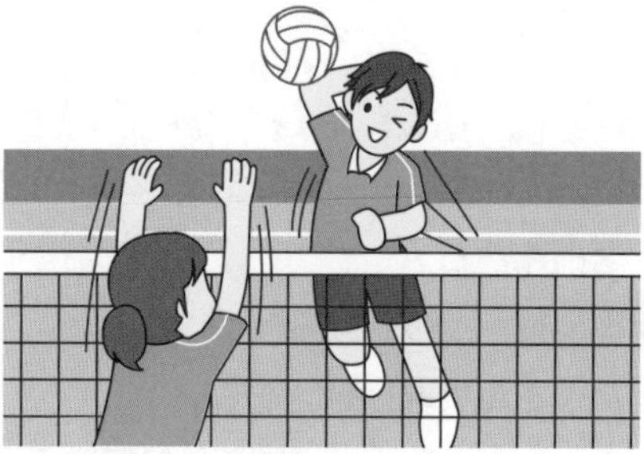

了解！

それともう1つ．
Hさんは今しっかりカルシウムを摂っておくと，
「骨の貯金」ができるの．

どういうこと？

体内の骨量は，50歳くらいから減ってしまうの．
特に女性は閉経によって大幅に落ちてしまうのよ．

▼ 骨量の変化のイメージ

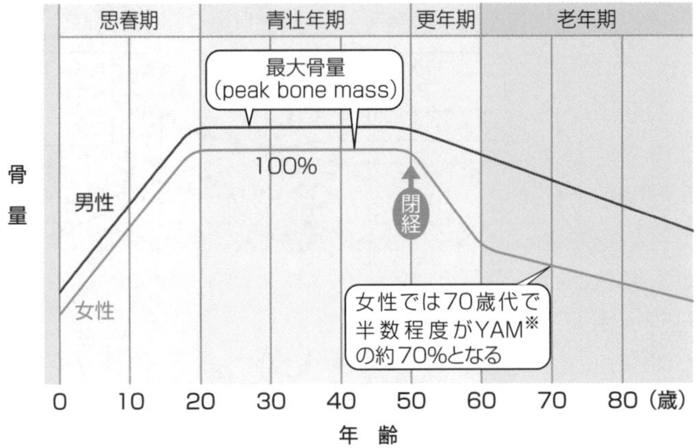

※22～44歳までの平均骨量を，YAM（young adult mean：若年成人平均値）といいます．骨量がYAMの70%以下になると，骨折の危険性が高くなります．

国試ひとくちメモ

エストロゲンの分泌：女性は，エストロゲンの分泌により破骨細胞のはたらきや分化が抑制されています．**閉経後はエストロゲンの分泌が激減するため，破骨細胞のはたらきが活発となり，骨量減少が顕著になると考え**られます．（15044-1，16039-3）

本当だ．閉経によって骨量がガクンと下がってしまっているわ．

そう．でも，若いうちにカルシウムをしっかり摂って貯金しておけば，カルシウム蓄積量の低下を抑えられて，骨粗鬆症（こつそしょうしょう）の予防にもつながるの．次ページで確認しておきましょう．

▼ しっかりカルシウムを摂っておくと……

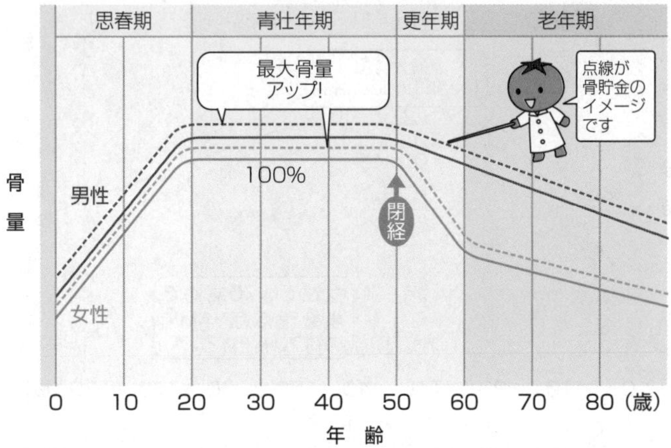

本当だ！
骨貯金があると，閉経で骨量が減ってしまっても，
貯金分を多く残すことができるんだ．
さっきトマトが言ってた「骨の貯金」は，
このことだったのね (p354参照)．

ええ．今のHさんの年齢で
カルシウムやビタミンDをしっかり摂ったうえで，
運動を続けていれば，骨量の上限を
大きく，そして減りにくくしてくれるのよ．

良いことづくめなんだね．

そう．ちょっと大げさかもしれないけど，
今から意識しておけば，
将来の人生が変わる可能性もあるから，
カルシウムなどの栄養素の重要性について
教えてあげるといいんじゃないかしら．

了解！　Hさんには
しっかり運動＆栄養を実践してもらおう！

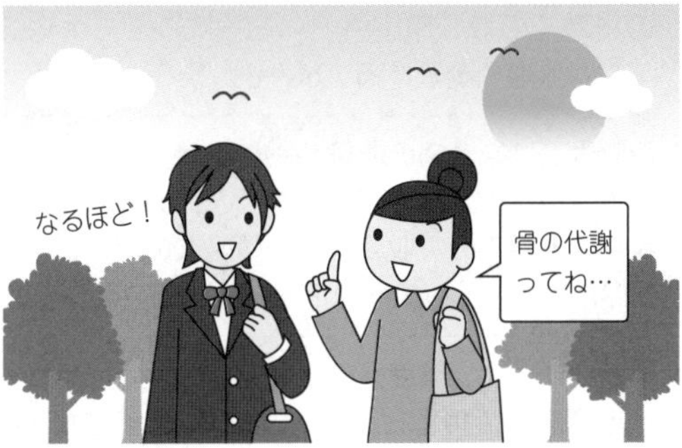

Check it out!

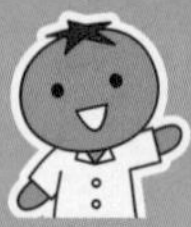

覚えられましたか？

この章の重要事項を赤シートで隠してチェック！

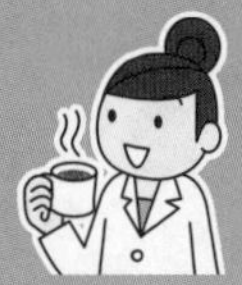

- ☐ 骨は，破骨細胞による骨吸収と，骨芽細胞による骨形成を繰り返し，常に新しい状態を保っている．これを骨のリモデリングという．(p326)

- ☐ カルシウムの吸収率は20～50％で，タンニンやシュウ酸，多量のリンの摂取で吸収が阻害され，ビタミンD，牛乳に含まれるCPPや乳糖は吸収を促進する．(p335)

- ☐ 血中カルシウムは，筋肉の収縮や細胞の機能調節，血液凝固に関わる．血中カルシウム濃度が低下すると，カルシウムの腎臓での再吸収促進や小腸での吸収率上昇，骨吸収の増加によって，一定の濃度が保たれる．(p338)

- ☐ 血中カルシウムイオン濃度が低下すると副甲状腺ホルモンの分泌が増加し，腎臓で活性型ビタミンD_3の生成が促進されて，カルシウムの再吸収促進とリンの再吸収抑制に関わる．(p344)

- ☐ 活性型ビタミンD_3は，カルシウムの吸収促進，骨吸収・骨代謝の促進，副甲状腺ホルモンのカルシウム再吸収増強作用をもつ．(p349)

国試にチャレンジ

この章を読むと解けるようになる国試問題が別冊に収録されています．章の内容が理解できているか，チェックしてみましょう！

別冊 p.16 へ

QB・RBを活用しよう

この章と関連した問題集『クエスチョン・バンク』，参考書『レビューブック』のページを下記のQRコードで確認しましょう！

Chapter

9

感染症

2019年に初めて感染者が報告された新型コロナウイルス感染症（COVID-19）によって，私たちの生活は大きく変わりました．社会的関心が高まる一方の感染症分野については，症状や感染経路，予防策など広い知識をおさえておきましょう．

感染症との闘い

なかなか減らないわねぇ，感染者数….

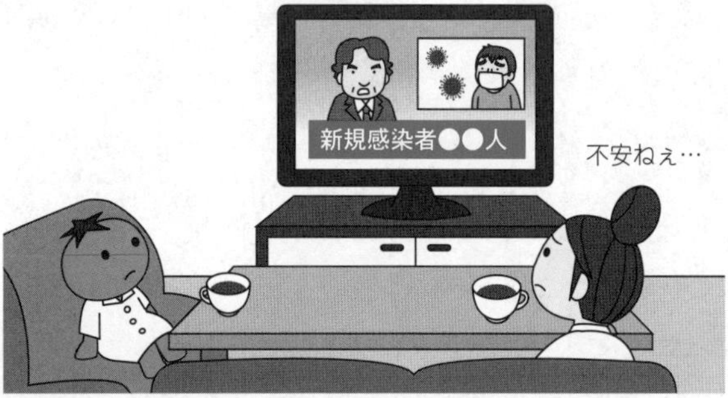

そうね，新型コロナウイルス感染症（COVID-19）が国内で問題になってからもう1年以上.
こんな状況にも少し慣れてきたわね.

それにしても，将来歴史の教科書に載るような規模の感染症を，自分が生きている間に体験するなんて不思議な気持ちね.

そうね．でも人類の歴史は，ウイルスや細菌などを原因とする感染症との闘いの繰り返しともいえるのよ.
たとえばペスト（黒死病）や天然痘（痘瘡），コレラ，スペイン風邪など，人類の存続をおびやかすような感染症はこれまでもたくさん存在してきたの.

▼ 人類と感染症との闘い

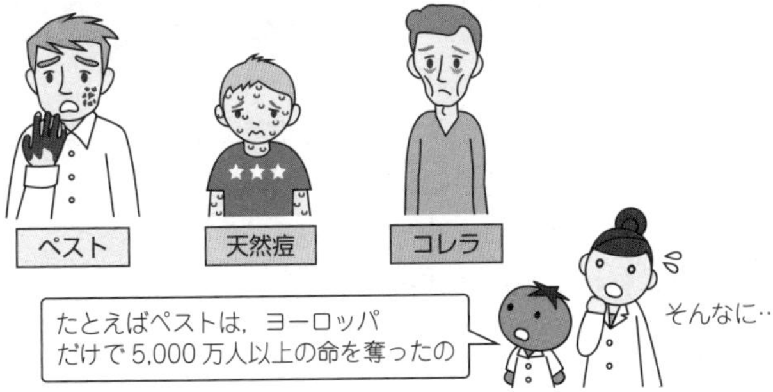
ペスト
天然痘
コレラ
たとえばペストは，ヨーロッパだけで5,000万人以上の命を奪ったの
そんなに…

そういえばそうね．
今もまさに闘いの最中だけど，なんとか乗り越えたいわ．

ええ．私たちも感染症のことを正しく理解して，
日々しっかり対応していきましょうね．

うん．まずは感染症について
もっとよく知らないとね．トマト，お願いします！

感染症法：予防と蔓延の防止

まずは感染症についての法律を知っておきましょうか．
感染症の発生予防や蔓延（まんえん）防止のために
「**感染症の予防及び感染症の患者に対する医療に関する法律**」という法律が制定されているの．

名前長っ！

確かにそうね．だから，一般的には
「**感染症法**」と呼ばれるわ．この法律では，
最初に国や地方公共団体，国民，医師等，
獣医師等の責務が明記されているの．

▼ 感染症に対する各者の責務

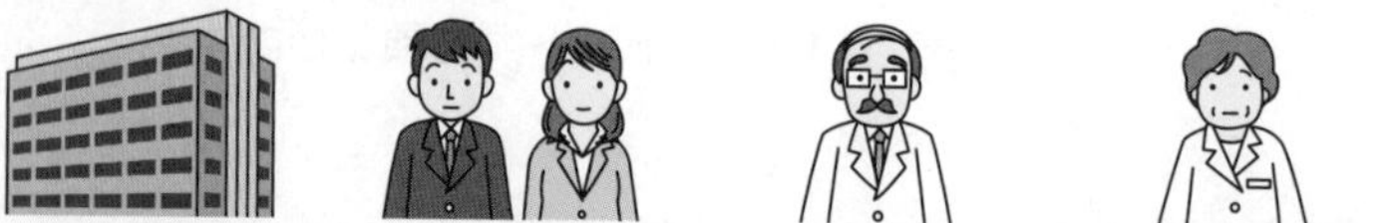

国，地方公共団体	国民	医師等	獣医師等
・感染症の研究推進 ・検査能力の向上 ・予防に係る人材の養成及び資質の向上 ・患者が良質かつ適切な医療を受けられるよう努める　など	・感染症に関する正しい知識を持ち、その予防に必要な注意を払うよう努めるとともに、感染症の患者等の人権が損なわれることがないようにする	・感染症の予防に関し国及び地方公共団体が講ずる施策に協力し、その予防に寄与するよう努める ・感染症の患者等が置かれている状況を深く認識し、良質かつ適切な医療を行うとともに、適切な説明を行い、当該患者等の理解を得るよう努める　など	・感染症の予防に関し国及び地方公共団体が講ずる施策に協力し、その予防に寄与するよう努めなければならない　など

へ～国民にも責務があるんだね．
でも「感染症の患者等の人権が損なわれることがないよう……」
っていうのは重要よね．
新型コロナウイルス感染症のときも，
感染者・濃厚接触者に対する偏見が
問題になった時期があったもの．

そうね．こうした差別や偏見は
人権侵害につながりかねないからね．
正しい知識をもとに，冷静に対応できるように
なりましょうね．

はーい．

comment

感染症の歴史のなかでは，ハンセン病患者やHIV感染者に対する差別が問題となってきました．管理栄養士国家試験で問われる内容ではありませんが，大事な歴史なので読者の皆さんもぜひ知っておきましょう．

感染症法：感染症の分類

感染症法では，感染症の分類も示されているの．
具体的には，1類，2類，3類，4類，5類，
新型インフルエンザ等感染症，指定感染症，
新感染症に分けられてるのよ．

▼ 感染症法における感染症の分類

類　型	概　要
1類感染症	●感染力，罹患した場合の重篤性などに基づく総合的な観点からみた危険性が極めて高い感染症
2類感染症	●感染力，罹患した場合の重篤性などに基づく総合的な観点からみた危険性が高い感染症
3類感染症	●特定の職業への就業によって集団発生を起こしうる感染症
4類感染症	●動物，飲食物などの物件を介して人に感染し，国民の健康に影響を与えるおそれのある感染症（人から人への伝染はない）
5類感染症	●国が感染症発生動向調査を行い，その結果などに基づいて必要な情報を一般国民や医療関係者に提供・公開していくことによって，発生・拡大を防止すべき感染症

各感染症の具体的な疾患名や新型インフルエンザ等感染症，
指定感染症，新感染症の分類については，次のページを確認しましょう

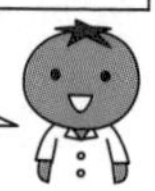

1類は感染力や危険性が極めて高い感染症か．
新型コロナウイルス感染症はどこに含まれるのかしら．

新型コロナウイルスやその他新しい感染症は
この分類とは別の分類が用意されているわ．

▼ 新型インフルエンザ等感染症，指定感染症，新感染症

類型	定義	対応・措置	期間
新型インフルエンザ等感染症	・新型インフルエンザ※1 ・再興型インフルエンザ※2 ・新型コロナウイルス感染症※3 ・再興型コロナウイルス感染症※4	1類感染症に準じた措置	・就業，入院に関しては定めなし
指定感染症	1～3類および新型インフルエンザ等感染症を除く既知の感染症で，1～3類に準じた対応が必要となった感染症	1～3類に準じた入院対応や対物措置	・政令で指定 ・指定から1年以内（1年以内に限り延長可能）
新感染症	ヒトからヒトに伝染すると認められる疾病で，既知の感染症と症状等が明らかに異なり，その感染力および罹患した場合の重篤度から危険性がきわめて高いと判断された感染症	・認定前：厚生労働大臣が都道府県知事に対し対応を個別に指導 ・認定後：1類感染症に準じた入院対応	

※1：新たにヒトからヒトへ伝染する能力を獲得したウイルスが病原体となるインフルエンザで，国民の生命および健康に重大な影響を与えるおそれがあるもの．
※2：かつて世界規模で流行したインフルエンザで，その後流行することのなかったものが再興したもの．
※3：新たにヒトからヒトへ伝染する能力を獲得したコロナウイルスが病原体となる感染症で，国民の生および健康に重大な影響を与えるおそれがあるもの．
※4：かつて世界規模で流行したコロナウイルスが病原体となる感染症で，その後流行することがなかったものが再興したもの

新型コロナウイルス感染症は，
新型インフルエンザ等感染症の分類
に含まれているのね．

そうよ．現在のところ，
新型コロナウイルス感染症は**1～2類感染症に準じた措置**
をとっているわ（2021年11月現在）．

感染者が出たデパートが，
休業して店内を消毒していたことがあったよね．
あれもその措置なのかな．

そうよ．1類感染症は感染力や危険性が
極めて高い感染症の扱いになるから，
いろんな制限や対応が生じるの．
罹患者が発生した場合の措置はこうなっているわ．

▼ 各感染症の罹患者が発生した場合の制限措置（○：可，×：不可）

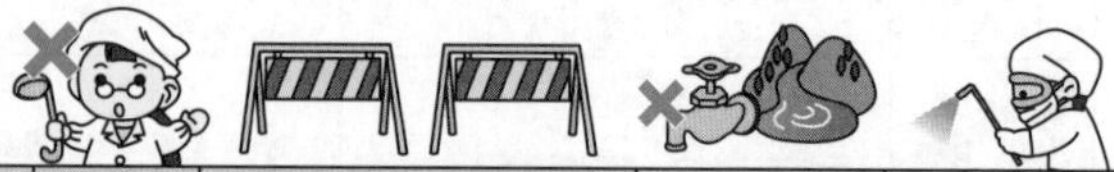

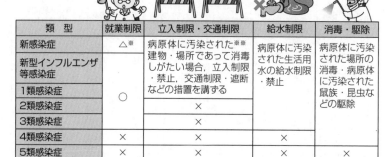

<table>
<tr><th>類　型</th><th>就業制限</th><th>立入制限・交通制限</th><th>給水制限</th><th>消毒・駆除</th></tr>
<tr><td>新感染症</td><td>△※</td><td rowspan="3">病原体に汚染された※※建物・場所であって消毒しがたい場合，立入制限・禁止，交通制限・遮断などの措置を講ずる</td><td rowspan="5">病原体に汚染された生活用水の給水制限・禁止</td><td rowspan="6">病原体に汚染された場所の消毒・病原体に汚染された鼠族・昆虫などの駆除</td></tr>
<tr><td>新型インフルエンザ等感染症</td><td rowspan="4">○</td></tr>
<tr><td>1類感染症</td></tr>
<tr><td>2類感染症</td><td>×</td></tr>
<tr><td>3類感染症</td><td>×</td></tr>
<tr><td>4類感染症</td><td>×</td><td>×</td><td>×</td></tr>
<tr><td>5類感染症</td><td>×</td><td>×</td><td>×</td><td>×</td></tr>
</table>

※新感染症の就業制限の規定はないが，入院の措置は可能である．
※※「病原体に汚染された」とは，その疑いがあるものも含む．

その他，1類感染症では原則入院，2類感染症や新型インフルエンザ等感染症では状況に応じて入院となります

comment

その他，都道府県知事は1～3類感染症，新感染症，新型インフルエンザ等感染症が疑われる人に対して，健康診断を受けるよう勧告・措置を行うことができます．

3類感染症までは**就業制限措置**が取られるんだ.[17011]
ツラい…….

そうね．ただ，1～3類に含まれる感染症には，
エボラ出血熱や**コレラ**など，**致死性の高い**ものも
多く含まれているの．感染を広めないように
厳しい措置が必要なのよ．

そうなんだね.

ちなみに，感染症を診断した医師は，
最寄りの保健所長を経由して，
都道府県知事に届け出る義務があるの.

▼ 感染症の届け出

類型		届出基準	届出期間	届出先
新感染症		全数把握（医師が届け出る）	診断後直ちに	最寄りの保健所長を経由して都道府県知事へ 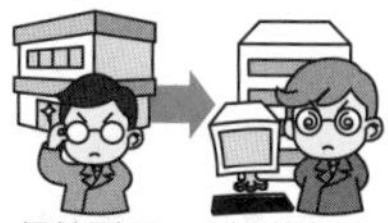
1類感染症				
新型インフルエンザ等感染症				
2類感染症				
3類感染症				
4類感染症				
5類感染症	全数		診断後7日以内※	
	定点	定点把握（指定届出機関の管理者が届け出る）	次の月曜日まで 翌月初日まで（耐性菌と性感染症定点）	

※侵襲性髄膜炎菌感染症，風疹および麻疹は直ちに届け出る.

comment

全数把握の対象となる感染症は，発生数が希少なもの，あるいは周囲への感染拡大防止を図る必要があるものです．一方，定点把握の対象となる感染症は，発生動向の把握が必要なもののうち，患者数が多数で，全数を把握する必要はないものです.

多くの感染症は診断後すぐに届け出る必要があるのか.

そうね．ちなみに，以下の疾患については，
患者さんが無症状であっても，病原体を保有している
場合（＝キャリア）は届ける必要があるの．

▼ **キャリアが届出の対象となる疾患**

無症状病原体保有者（キャリア）が届出の対象となる疾患	●1～4類感染症の各疾患 ●AIDS ●梅毒 ●新型インフルエンザ等感染症 ●新型コロナウイルス感染症

さらに，疑似症（疑わしい例）でも
陽性として届け出ないといけない例もあるわ．
念のため挙げておくわね．

疑似症患者が患者とみなされる疾患	●1類感染症の各疾患 ●結核 ●SARS ●鳥インフルエンザ（H5N1及びH7N9） ●新型インフルエンザ等感染症 ●MERS ●新型コロナウイルス感染症

なるほどー．覚えておくわ！

感染症法については理解できたかしら．
最後に，分類ごとの具体的な疾患なども
まとめておいたのでこちらも確認しておきましょう．

▼ 感染症の分類（詳細版）

類型		定義と感染症名	届出基準
1類感染症		(7疾患) ●感染力，罹患した場合の重篤性などに基づく総合的な観点からみた危険性がきわめて高い感染症． →エボラ出血熱，クリミア・コンゴ出血熱，南米出血熱，マールブルグ熱，ラッサ熱，痘瘡（天然痘），ペスト 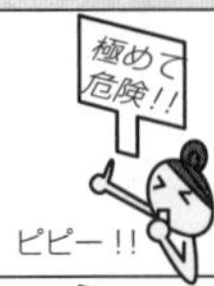 	全数把握（医師が届ける）
2類感染症		(7疾患) ●感染力，罹患した場合の重篤性などに基づく総合的な観点からみた危険性が高い感染症． →急性灰白髄炎（ポリオ），ジフテリア，結核，鳥インフルエンザ（H5N1），鳥インフルエンザ（H7N9），中東呼吸器症候群（MERS）*1，重症急性呼吸器症候群（SARS）*2 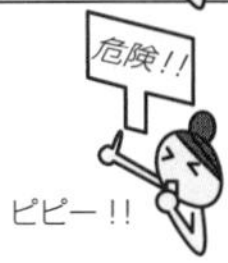 	全数把握（医師が届ける）
3類感染症		(5疾患) ●特定の職業への就業によって集団発生を起こしうる感染症 →腸管出血性大腸菌感染症，コレラ，細菌性赤痢，腸チフス，パラチフス 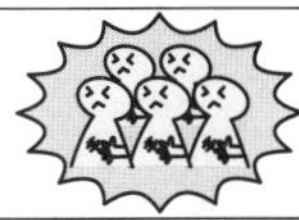	全数把握（医師が届ける）
4類感染症		(44疾患) ●動物，飲食物などの物件を介してヒトに感染し，国民の健康に影響を与えるおそれのある感染症（ヒト→ヒトの感染はない）． →黄熱，オウム病，狂犬病，デング熱，日本脳炎，マラリア，E型肝炎，A型肝炎，鳥インフルエンザ（H5N1及びH7N9を除く），ジカウイルス感染症など	全数把握（医師が届ける）
5類感染症	全数把握対象疾患	(24疾患) ●国が感染症の発生動向の調査を行い，発生・蔓延を防止すべき感染症． →クロイツフェルト・ヤコブ病，後天性免疫不全症候群（AIDS），バンコマイシン耐性黄色ブドウ球菌感染症，風疹，麻疹など	全数把握（医師が届ける）
5類感染症	定点把握対象疾患	小児科定点（10疾患）→RSウイルス感染症など	*3 定点把握
5類感染症	定点把握対象疾患	インフルエンザ定点（1疾患） →インフルエンザ（鳥インフルエンザ，新型インフルエンザ等感染症を除く）	*3 定点把握
5類感染症	定点把握対象疾患	眼科定点（2疾患）→急性出血性結膜炎，流行性角結膜炎	*3 定点把握
5類感染症	定点把握対象疾患	基幹病院定点（8疾患） →感染性胃腸炎（病原体がロタウイルスであるものに限る），クラミジア肺炎（オウム病を除く），細菌性髄膜炎，マイコプラズマ肺炎，無菌性髄膜炎 ペニシリン耐性肺炎球菌感染症，メチシリン耐性黄色ブドウ球菌感染症，薬剤耐性緑膿菌感染症	*3 定点把握
5類感染症	定点把握対象疾患	STD定点（4疾患）→性器クラミジア感染症など	*3 定点把握

（2021年9月現在）

＊1　病原体がベータコロナウイルス属MERSコロナウイルスであるものに限る
＊2　病原体がコロナウイルス属SARSコロナウイルスであるものに限る
＊3　指定届出機関の管理者が届け出る．

Chapter 9 感染症

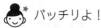

バッチリよ！
ところで，もし新型コロナウイルスと診断された場合はどうなるんだっけ？
これも対応が決まっているのよね．

ええ．次はその対応について説明するわね．

新型コロナウイルス感染症と診断された場合

新型コロナウイルスの検査が陽性だった場合の対応は症状がある場合とない場合で異なるの．厚生労働省からはこんな資料が示されているわ．

▼ **新型コロナウイルス感染症　陽性だった場合の療養解除について**

〈例〉

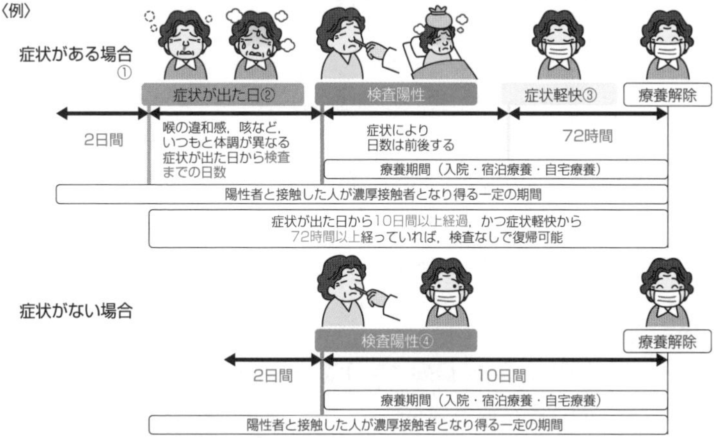

① 人工呼吸器等による治療を行わなかった場合．
② 症状が出始めた日とし，発症日が明らかでない場合には，陽性が確定した検体の採取日とする．
③ 解熱剤を使用せずに解熱しており，呼吸器症状が改善傾向である場合．
④ 陽性が確定した検体の採取日とする．

厚生労働省「新型コロナウイルス 陽性だった場合の療養解除について」を基に作成

陽性だったときは本人だけじゃなくて**濃厚接触者**も対応が必要なのよね．濃厚接触者ってどういう人が該当するの？

濃厚接触者は，陽性となった人と
「一定の期間」に接触があった人を指すわ．
一定の期間とは，症状がある人は症状出現の2日前から，
症状がない人は検体を採取した時の2日前から始まり，
どちらも療養解除となるまでの期間のことよ．
その期間に以下の条件に当てはまる人が，
濃厚接触者に該当するの．

▼ 新型コロナウイルス感染症の濃厚接触者 （2021年11月時点）

・同居している人
・長時間の接触（車内，航空機内等を含む．）
・適正な感染防護なしに陽性確定した患者を診察，看護・介護していた人
・陽性者の気道分泌液や体液などの汚染物質に直接触れた可能性が高い人
・マスクなしで陽性者と1m以内で15分以上接触があった場合

※ただしこれらはあくまで原則であり，状況を聞き取ったうえで保健所が総合的に判断する．

同居の家族が陽性になったら
濃厚接触者とみなされるのね．
その場合，どうしたらいいのかしら．

濃厚接触者は，
最終接触から14日間は発症する可能性があるから，
その間自宅待機となるわ．

感染者以外も本当に大変ね．
でも陽性になったときの対応はよく分かったわ．
ねえトマト，そろそろウイルス自体について
もっと知りたいわ！

OK．次は感染症のウイルスについて学びましょう．

感染症の経路と新型コロナウイルス

さて，「新型コロナウイルス（SARS-CoV-2）」について
学んでいきましょう．このウイルスは，
分類上かぜの原因になるコロナウイルスと
同じグループなのよ．

かぜと同じ分類！？

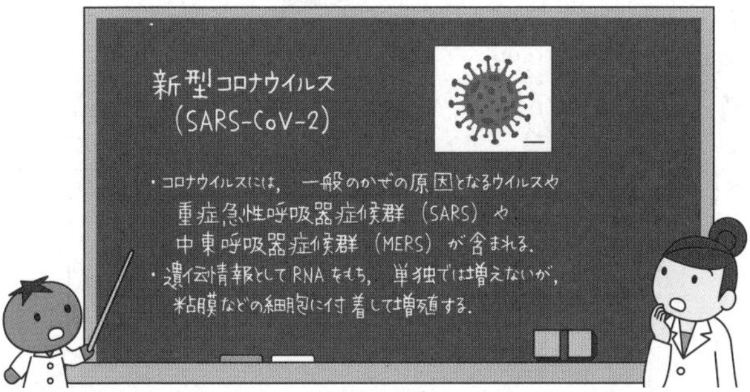
新型コロナウイルス
（SARS-CoV-2）
・コロナウイルスには，一般のかぜの原因となるウイルスや
重症急性呼吸器症候群（SARS）や
中東呼吸器症候群（MERS）が含まれる．
・遺伝情報としてRNAをもち，単独では増えないが，
粘膜などの細胞に付着して増殖する．

comment

症状としては，発熱，呼吸器症状（咳嗽，咽頭痛，鼻汁，鼻閉など），頭痛，倦怠感が多く，下痢や嘔吐などの消化器症状がみられることもあります．初期症状はインフルエンザや感冒に似ており，症状からの鑑別は比較的困難といえます．

意外だったかしら？
次に感染の仕組みだけど，
まずは感染・感染症という定義をおさえましょう．
そもそも感染というのは，病原体となるウイルスや細菌，
真菌などの微生物がヒトなどの宿主に侵入・定着して
増殖することで起こるの．

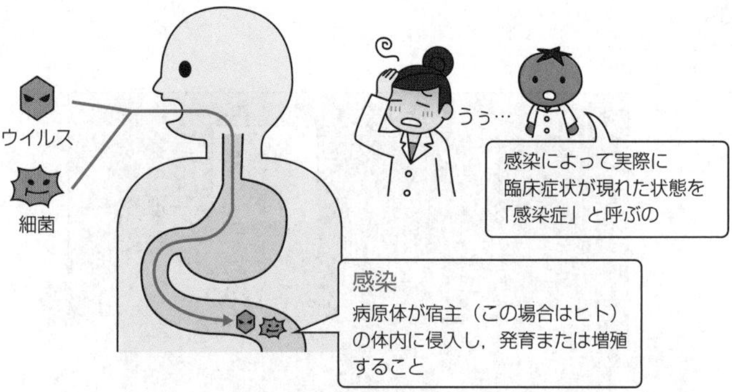

ウイルス
細菌
うぅ…
感染によって実際に
臨床症状が現れた状態を
「感染症」と呼ぶの
感染
病原体が宿主（この場合はヒト）
の体内に侵入し，発育または増殖
すること

うん．それからどうなるの？

細菌の場合は体内に侵入して生き残った後に，
細胞分裂を起こして増殖するの．
一方，ウイルスは自分自身では増殖能力をもたないから，
体内の細胞に感染して増殖するのよ．

▼ 細菌とウイルスの増殖

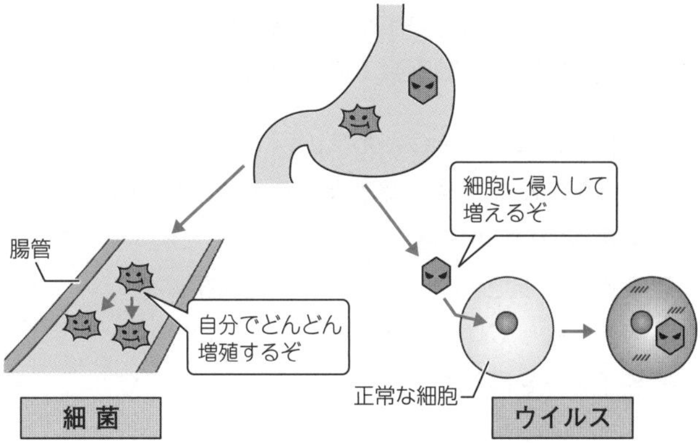

細菌とウイルスで増える仕組みが違うのね.

そうよ. 感染によって実際に臨床症状が現れた状態を,
感染症と呼ぶの.
そして感染が広がるときには**感染経路**が存在するのよ.

▼ 感染に必要な3つの要素

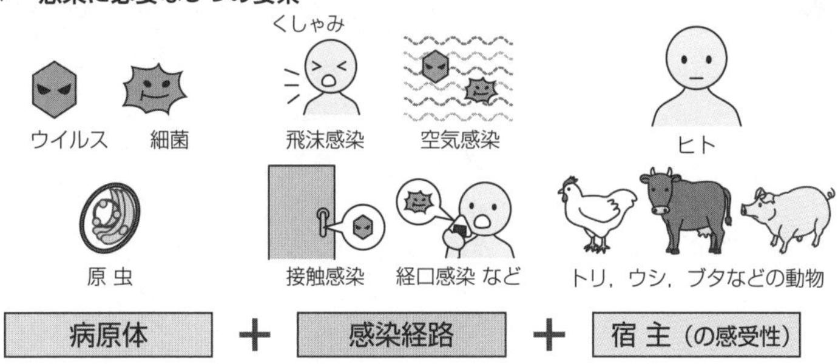

感染経路…….

あっ！　新型コロナウイルスの場合は，

主に**飛沫感染**や**接触感染**で感染が広がるのよね．

そうね．新型コロナウイルスの例でいうと，

病原体を含んだ飛沫を感染者のせきなどから吸い込んで

感染するのが飛沫感染，

感染者が触ったドアノブに付着した病原体を

別の人が触って体内に入れてしまうのが

接触感染になるわね．

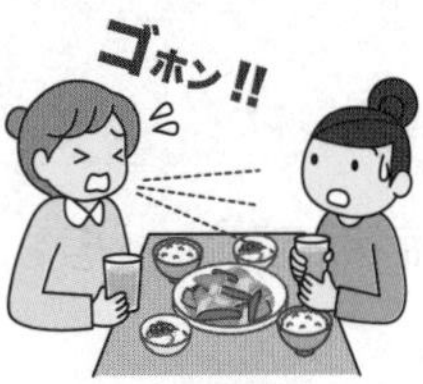

飛沫感染

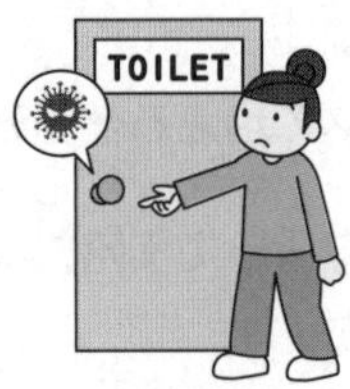

接触感染

なるほど！

WHOでも新型コロナウイルスの感染については
閉鎖された空間や近距離で多くの人と会話する環境に
リスクがあるとしているわ.
ほかの感染経路についてもここでおさえておきましょう.

▼ 感染経路

19044-1,3,5 21042-5

種類			概要	症例
水平感染	直接感染	接触感染	感染者（源）に直接接触して感染する.	性感染症（梅毒，クラミジア感染症など），狂犬病，破傷風
		飛沫感染	病原体を含む飛沫を吸い込み感染する.	インフルエンザ，風疹，マイコプラズマ肺炎，流行性耳下腺炎，百日咳
		空気感染	空気中を漂う微細な粒子により感染する.	結核，麻疹，水痘
	媒介感染	接触感染	環境や物品を介して感染する.	MRSA（メチシリン耐性黄色ブドウ球菌）感染症
		経口感染	食品や水を介して感染する.	食中毒
		血液感染	汚染された血液を含む注射器，輸血，針刺し事故などにより感染する.	B型肝炎，C型肝炎，HIV感染症
垂直感染		経胎盤感染	胎盤を介して病原体が胎盤の血液に混入し，感染する.	風疹，梅毒，HIV感染症
		産道感染	分娩時に，産道や母体血中にある病原体から感染する.	B型肝炎，HIV感染症，クラミジア感染症
		母乳感染	母乳を介して感染する.	HIV感染症，成人T細胞白血病

大きく水平感染と垂直感染に分けられるのか.
飛沫を吸い込んだり，汚染されたものに触ったりする以外にも
母体から児に感染する経路（垂直感染）もあるんだね.

その通りよ.
感染経路と感染症の関係は重要なので
ぜひ覚えておいてね. さて次は，
新型コロナウイルスの検査と治療について説明するわね.

comment

新型コロナウイルスは，発症の2日前から発症後7～10日あたりが他者に感染するリスクがあり，特に発症直前と直後がウイルス排出量が多いのが特徴です．また無症状の陽性者からも感染が広がるおそれがあるため，マスク無しでの長時間の会話や，3密（密閉・密集・密接）を避けることが感染拡大の防止に大切とされています．

新型コロナウイルスの検査と治療法

新型コロナウイルス感染症の判定では
PCR検査が有名よね．

そうね．
新型コロナウイルス感染症を診断する検査は，
体内にウイルスが存在し，
感染しているかを調べる検査なの．
今はPCR検査のほかに，**抗原定量検査**，
抗原定性検査などがあるわ．

鼻の中から検体を採取したりするのよね．

そうね．検体は鼻咽頭ぬぐい液や鼻腔ぬぐい液，
あとは唾液を用いるわ．
それぞれの検査の違いをまとめておきましょう．

▼ **新型コロナウイルスの検査**

	抗原検査（定性）	抗原検査（定量）	PCR検査
調べるもの	ウイルスを特徴づけるたんぱく質（抗原）	ウイルスを特徴づけるたんぱく質（抗原）	ウイルスを特徴づける遺伝子配列
精度	検出には一定量のウイルスが必要	抗原検査（定性）より少ない量のウイルスを検出できる	抗原検査（定性）より少ない量のウイルスを検出できる
検査実施場所	検体採取場所で判定可能	検査機器等を必要とする	検査機器等を必要とする
判定時間	約40分	約30分	数時間

検査については分かったわ.
それで，感染者に対しては
今どんな治療が行われているのかしら？

軽症の場合は自然に軽快することが多いんだけど，
そうでない場合には対症療法になるわ.

対症療法って具体的にはどんなことをするの？
酸素投与は聞いたことがあるけど…….

症状に応じてほかにも，
抗ウイルス薬やステロイド薬，免疫調整薬の投与を行うわ.
それでも改善しない場合は人工呼吸器などによる
集中治療を行うの（2021年11月時点）.

新型コロナウイルス自体に効く薬はまだないってこと？

いま世界中でさまざまな新薬の開発が進められているわ．
既存の薬の中で効果があるものを併用しつつ，
開発・認可された新薬を随時活用していっている段階ね．

▼ **新型コロナウイルスに使用する薬剤**

種類	名称	特徴
抗ウイルス薬	カシリビマブ／イムデビマブ	新たに開発された中和抗体薬．発症から時間の経っていない軽症例でウイルス量の減少や重症化を抑制する効果が示されている．重症化リスクの高い患者のみが適応となる．
	ソトロビマブ	
	レムデシビル	もとはエボラ出血熱の治療薬として開発中であった．
	ファビピラビル	もとはタミフル等が効かないような新型インフルエンザの流行に備えて国が備蓄する場合に限って承認された薬であり，一般には流通していない．副作用として催奇形性等が明らかになっている．
ステロイド薬	デキサメタゾン	重症感染症等に対して承認されている薬．
免疫抑制薬	バリシチニブ	もとは関節リウマチ等を対象として承認されている薬．
	トシリズマブ	もとは関節リウマチ等を対象として承認されている薬．

comment

2021年11月現在，新型コロナウイルスの増殖を抑えるための飲み薬「モルヌピラビル」がイギリスで承認されました．経口タイプの抗ウイルス薬の承認は，世界で初めてのケースとなります．

そういう状況だから，
予防と，重症化を防ぐためのワクチンが重要ってことよね．
ワクチンはいくつかの製薬会社から出されているものの接種が
進んでいるわよね．

そうね．新型コロナウイルスのワクチンとしては
現在この2種類が使用されているわ．

▼ **新型コロナウイルスのワクチン（2021年11月時点）**

種類	名称
mRNAワクチン	ウイルスのタンパク質をつくるもとになる情報の一部を注射し，この情報を元に体内でウイルスのタンパク質の一部がつくられ，それに対する抗体などをつくる．
ウイルスベクターワクチン	無毒または弱毒性のウイルスを情報のベクター（運び屋）にしている．

それにしても，なるべく早く，
効果的なワクチンや治療薬が普及するといいわね．
それまでは感染しないように
毎日の生活から気をつけていかなきゃ．

そうね．
新型コロナウイルスの感染を防ぐために
気をつけるべきポイントは，いろいろ示されているわよね．
「**新しい生活様式**」って聞いたことないかしら？
詳しくは感染症の先生に説明してもらいましょう．

lecture

新しい生活様式

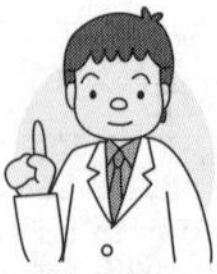

感染症専門医

新型コロナウイルス感染症の専門家会議では，感染拡大を食い止めるために徹底した「行動変容」の重要性が訴えられ，手洗いや身体的距離確保等の基本的な感染対策の実施，「3つの密」を徹底的に避けることなどが提案されてきました．それらをまとめたものが「新しい生活様式」です．

▼「新しい生活様式」の実践例

（1）一人ひとりの基本的感染対策

感染防止の3つの基本：①身体的距離の確保，②マスクの着用，③手洗い
□人との間隔は，できるだけ2m（最低1m）空ける．
□会話をする際は，可能な限り真正面を避ける．
□外出時や屋内でも会話をするとき，人との間隔が十分とれない場合は，症状がなくてもマスクを着用する．ただし，夏場は，熱中症に十分注意する．
□家に帰ったらまず手や顔を洗う．
人混みの多い場所に行った後は，できるだけすぐに着替える，シャワーを浴びる．
□手洗いは30秒程度かけて水と石けんで丁寧に洗う（手指消毒薬の使用も可）．
※高齢者や持病のあるような重症化リスクの高い人と会う際には，体調管理をより厳重にする．

移動に関する感染対策
□感染が流行している地域からの移動，感染が流行している地域への移動は控える．
□発症したときのため，誰とどこで会ったかをメモにする．接触確認アプリの活用も．
□地域の感染状況に注意する．

（2）日常生活を営む上での基本的生活様式

□まめに手洗い・手指消毒　□咳エチケットの徹底
□こまめに換気（エアコン併用で室温を28℃以下に）　□身体的距離の確保
□「3密」の回避（密集，密接，密閉）
□一人ひとりの健康状態に応じた運動や食事，禁煙等，適切な生活習慣の理解・実行
□毎朝の体温測定，健康チェック．発熱又は風邪の症状がある場合はムリせず自宅で療養

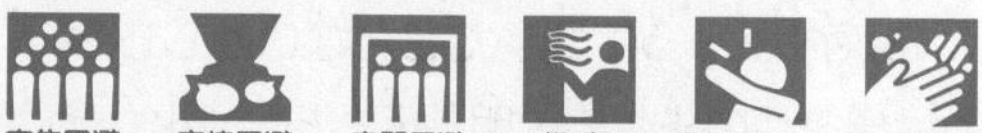

密集回避
密接回避
密閉回避
換 気
咳エチケット
手洗い

（3）日常生活の各場面別の生活様式

買い物
□通販も利用
□1人または少人数で，すいている時間に
□電子決済の利用
□計画をたてて素早く済ます
□サンプルなど展示品への接触は控えめに
□レジに並ぶときは，前後にスペース

娯楽，スポーツ等
□公園はすいた時間，場所を選ぶ
□筋トレやヨガは，十分に人との間隔をもしくは自宅で動画を活用
□ジョギングは少人数で
□すれ違うときは距離をとるマナー
□予約制を利用してゆったりと
□狭い部屋での長居は無用
□歌や応援は，十分な距離かオンライン

公共交通機関の利用
□会話は控えめに
□混んでいる時間帯は避けて
□徒歩や自転車も併用する

食事
□持ち帰りや出前，デリバリーも
□屋外空間で気持ちよく
□大皿は避けて，料理は個々に
□対面ではなく横並びで座ろう
□料理に集中，おしゃべりは控えめに
□お酌，グラスやお猪口の回し飲みは避けて

イベント等への参加
□接触確認アプリの活用を
□発熱や風邪の症状がある場合は参加しない

（4）働き方の新しいスタイル

□テレワークやローテーション勤務　□時差通勤でゆったりと　□オフィスはひろびろと
□会議はオンライン　□対面での打合せは換気とマスク

※業種ごとの感染拡大予防ガイドラインは，関係団体が別途作成

●手洗いとアルコール消毒

手や身の回りについた新型コロナウイルスは，人の口や鼻，眼から侵入して感染します．ですが，流水による15秒の手洗いだけでもその数は1/100に，さらに石鹸で10秒もみ洗いと流水をすることで1/10,000にまで減らすことができます．

またアルコール消毒液（濃度70～95%のエタノール）も有効です．消毒や除菌には，熱水，次亜塩素酸ナトリウム，アルコール消毒液を使用します．家庭では住宅用・台所用洗剤も有効です．

▼ 新型コロナウイルスに有効な消毒法

アルコール消毒	手洗いができないときなどに有効．アルコール濃度70%以上を推奨．
熱水	80℃の熱水に10分間さらす．食器や箸などの消毒に有効．
塩素系漂白剤（次亜塩素酸ナトリウム）	濃度を0.05%に薄めて拭くと消毒できる．危険なので手指消毒には使用しない．
家庭用洗剤	有効な成分の入った製品※を使用すればウイルス量を減らすことができると報告されている．

※有効な成分の入った製品リスト
https://www.nite.go.jp/information/osirasedetergentlist.html

食品に関して，生で食べる野菜や果実，鮮魚介類を含め，食品を介して感染した事例はこれまで報告されていません．ただし，配膳などを行うときは不特定多数の人と接触するため，感染が起こる可能性がないとはいえません．食器の取り扱いや消毒，また従事者の体調管理やこまめな手洗いの徹底が必要といえます．

あらためて，気をつけたいポイントが分かったわ．
やっぱり**こまめな手洗い・うがい**が基本よね！
状況も薬も日々変わっていくけど，
まずは自分が感染者にならないようにしないと！

そうね．
こんな時こそ栄養バランスの良い食生活を心がけて，
免疫力が落ちないようにするのも大切だね．

よく食べてよく寝て，適度に運動もして，
心穏やかに過ごすようにするわ．
なんだかお腹へってきたから，ご飯にしましょう！

ふふ，そうね．

結核

悲しいお話だったわ～.

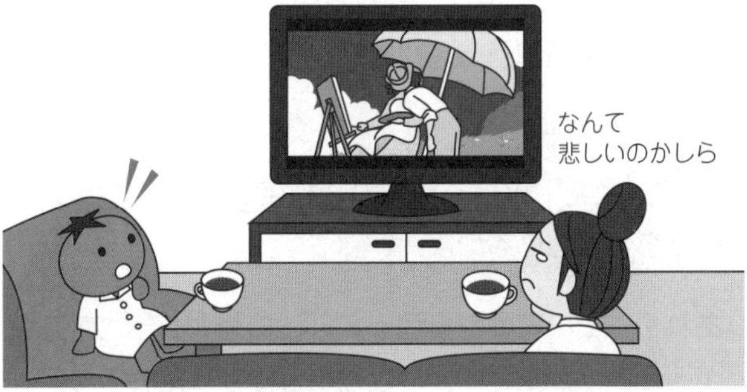

あらあら，どうしたの??

昔の映画を見てたんだけど，
ヒロインが結核で亡くなってしまったの.
昔の映画って，結核で人がなくなることが
多くないかしら?

すごい極論．でもたしかに，
結核はある時期までとても深刻な病気だったわ.

そうでしょ.
でも今は結核にかかる人って少なくなくなったのよね?

昔に比べたら，
罹患者も亡くなる人も大きく減ったけど，
実は**結核に罹患する人は近年また増え始めた**の．
2019年に新たに結核患者として登録された人の数は
14,000人以上いるのよ．

そんなに！

だから結核は
「**再興感染症**」という種類の感染症に
分けられてもいるのよ．17044-3

あれ？　その再興感染症って，この前教わった感染症法の，
１～５類とか指定感染症とかにはなかったわよね．

そうよ．感染症法とは別の分類ね．
これはWHOが示しているものなの．
新興感染症と**再興感染症**という
２つの分類を覚えておくといいわ．

▼ 新興感染症と再興感染症の定義

21042-3

	新興感染症	再興感染症
定義	新しく認識された感染症で， 局地的あるいは国際的に， 公衆衛生上問題となる感染症	発生が著しく減少した後に， 再び現れた感染症
例	SARS，レジオネラ症， 高病原性鳥インフルエンザ　など	結核，マラリア，ペスト， ジフテリア　など

'NEW,EMERGING AND RE-EMERGING INFECTIOUS DISEASES: PREVENTION AND CONTROL'.WHO,1996

へ～，一度減少したのに患者がまた現れたから
結核は再興感染症なのね．
そういえば，小さいころにツベルクリン反応検査や
BCGの注射を受けたわね．
あれって結核の予防のためだったわよね？

ええ．ツベルクリン反応検査で結核に対する免疫を
確認して，**結核菌への免疫**をつけるために
BCGを接種していたのよ．
ちなみに近年は，BCG接種前のツベルクリン反応検査は
省略されて，1歳未満の乳児に**定期予防接種として**
BCGの直接接種をしているの．

そうだったんだ！

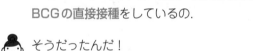

でもツベルクリン反応検査は，
今でも結核の検査に用いられているわ．あと最近では，
ツベルクリン反応検査で診断できない感染者の診断もできる
IGRA検査も活用されているのよ．

▼ 結核感染の診断方法

ツベルクリン反応検査

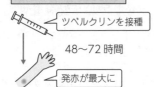

長径が 10mm 未満

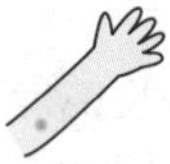

陰性
＝結核に対する免疫がない
⇨BCG 接種へ

※細胞性免疫が低下した場合でも陰性を示す場合があります

長径が 10mm 以上

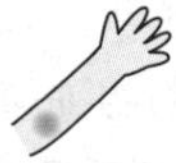

陽性
＝結核菌に感染している
＝BCG による免疫がすでにある
＝結核菌と類似の非結核性抗酸菌に感染している

インターフェロンγ遊離検査（IGRA 検査）

接触者の健康診断をはじめ，結核の感染診断に広く用いられる血液検査．下記の 2 種類がある．

- QFT（クオンティフェロン）
  特定のインターフェロンの量を測定
- T スポット
  特定のインターフェロンを産生する細胞数を測定

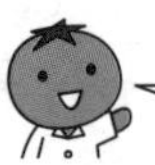

BCG およびほとんどの非結核性抗酸菌の影響を受けないため，ツベルクリン反応検査で診断できない感染者も診断できます．

※非結核抗酸菌：結核菌，らい菌以外の抗酸菌の総称

comment

1 歳を超えて任意予防接種として BCG を接種する場合には，医師の判断でツベルクリン反応検査を行う場合もあります．

そうなんだね．でも，不思議ね．
私たちは子どもの時にBCGワクチンを接種したし，
今はこうして検査方法が進化しているのよね．
なのにどうして，結核にかかる人が今もいるの？

実はBCGの効果がどれくらい持続するか，
はっきり分かっていないのよ．接種をしたとしても，
結核菌への免疫がいつの間にか弱まっている可能性があるの．

そうなんだ．
むかしBCGを接種していても，
結核にかかる可能性があるのね．

ええ．しかも，結核の初期症状は感冒に似ているから，
本人が結核と分からず，周りの人に感染させてしまう
場合もあるの．近年ではこんな感染の例があるわ．

▼ 近年起きた結核の集団感染の例

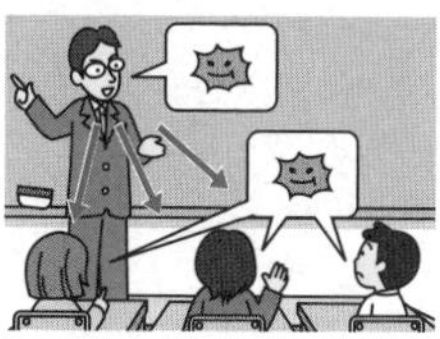

• 塾の先生が肺結核と診断．家族や同僚，塾の生徒，塾の生徒の保護者や友人にも感染（計 70 名以上が感染）

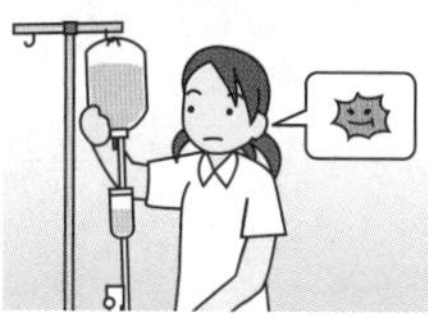

• 病院勤務の看護師が結核と診断．同僚，入院患者に感染（計 12 名が感染）

病院や塾，学校って同じ部屋に人が集まることが多いから，一気に広まってしまう可能性があるわよね．
新型コロナウイルス感染症でも，こういう
環境に感染リスクがあるっていってたものね．

そうね．結核について分かってもらえたようでよかったわ．

comment

DOTs（Directly Observed Treatment, Short Course）は，直訳すると「直接監視下の短期化学療法」という意味であり，結核の治療に推奨されています．結核の治療では，複数の薬を決められた期間に決められた量服用しなければなりません．不規則な服用をしたり途中で薬の服用を止めたりすると完治しないため，医療従事者の監視下で薬を確実に服用することが重要です．

人獣共通感染症

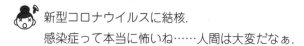

新型コロナウイルスに結核.
感染症って本当に怖いね……人間は大変だなぁ.

あら人間だけじゃなくて動物も感染症にかかるのよ.

あ，そうか．鳥インフルエンザとかもあるものね.

そう，そして動物がかかるだけじゃなくて,
動物からヒトに感染症が伝播することもあるわ.
ヒトとヒト以外の動物に同じ病原体が感染する疾患を
人獣共通感染症というの.

comment

WHOでは「脊椎動物とヒトとの間で自然に伝播する疾患あるいは感染症で，寄生虫症や細菌性食中毒を含む」と定義されています.

ヒトも動物も感染する病原体…….
どんな病気があるかしら.

たとえばBSE，**牛海綿状脳症**って聞いたことないかしら？

あ！　知ってるわ.
牛肉で特定の部位を食べると感染する可能性が
ある危険な感染症なのよね.
むかし大問題になっていたっけ.

そう．BSEはプリオンという粒子の変異によって起こる**プリオン病**の1つなの．
BSEに罹患した牛の特定部位を食べることによってヒトもプリオン病に罹患すると考えられているわ．
しかもプリオン病は，
いまだに治療方法がない病気なのよ．

恐ろしいわ．それに確か，発症すると進行が速いのよね．

ええ．発症から1～2年後には亡くなってしまうの．
ワクチンで予防することもできない怖い病気なのよ．

プリオン病以外の人獣共通感染症ってどんなケースがあるのかしら？

動物が原因になるものも多いけど，実は虫が原因の感染症も結構あるから覚えておいてほしいわ．
動物の体内に存在していた寄生虫が，動物と一緒に人間に食べられて，感染症の原因となることが多いの．

国試ひとくちメモ

特定危険部位：ヒトへの伝播を予防するため，日本ではプリオンが蓄積しやすい特定危険部位（30カ月齢超の頭部［舌・頬肉・皮は食用可］，脊髄，脊柱と全月齢の扁桃，回腸遠位部）は除去・焼却が義務づけられています．(18059-3)

▼ **寄生虫が原因となる主な感染症**　19044-4

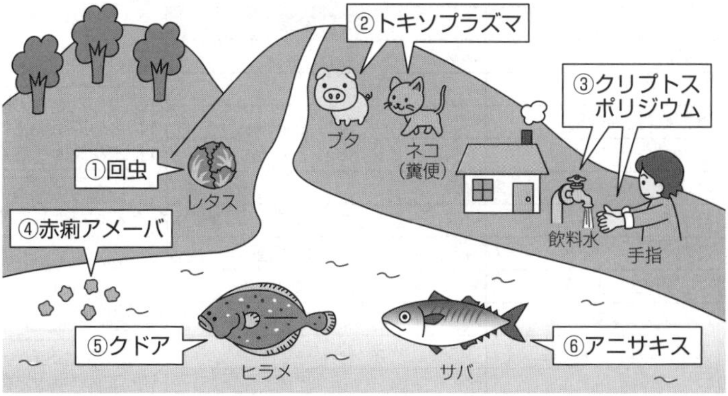

原因	どこに生息するか	感染した時の症状
①回虫	野菜などに虫卵が付着する.	小腸に寄生し下痢や腹痛を起こす.
②トキソプラズマ	ブタやネコに寄生する.	頭痛や関節炎を起こす.
③クリプトスポリジウム	水や植物中に寄生する.	水道水による集団感染が起こったこともある. 下痢や食欲低下をもたらす.
④赤痢アメーバ	生水や生野菜に存在する.	アメーバ赤痢の原因. 下痢や発熱を起こし, 重症例では死に至る.
⑤クドア	ヒラメなどの魚の筋肉に寄生する.	下痢や嘔吐を起こす.
⑥アニサキス	サバやイカなどの生鮮魚介類に幼虫の状態で寄生する.	幼虫が胃壁や腸壁に刺入すると激しい痛みを引き起こす.

あ！　アニサキスって, よくニュースになるわよね.
BSEやアニサキスの原因になる食品は
注意したいところね.

食品の摂取以外から感染するケースもあるわよ.
感染源である動物に咬(か)まれたり
触れたりして, 直接感染することもあるの.
人獣共通感症についても表でまとめておきましょう.

▼ **人獣共通感染症（動物由来感染症）**

	主な疾患	主な感染源
ペット・家畜から感染	ペスト	ネズミ
	ラッサ熱	ネズミ
	腎症候性出血熱	ネズミ
	レプトスピラ症	ネズミ，イヌ，ネコ
	ネコひっかき病	イヌ，ネコ
	狂犬病	イヌ，ネコ，コウモリ
	Q熱	イヌ，ネコ，その他の家畜
	クリプトコッカス症	イヌ，ネコ，ハトなどの鳥類
	トキソプラズマ症	ネコ（ほぼすべての哺乳類・鳥類）
	エキノコックス症（包虫症）	キツネ，イヌ
	ブルセラ症	ブタ，イヌ，ウシ，ヒツジ，クジラ
	日本脳炎	ブタ（増殖動物）
	オウム病	オウム，インコ
	野兎病	ウサギ，プレーリードッグ
	細菌性赤痢	サル（まれ）
食肉魚・乳製品から経口（摂食）感染	トキソプラズマ症	ニワトリ，ブタ
	サルモネラ症	ニワトリ
	有鉤条虫症	ブタ
	無鉤条虫症	ウシ
	アニサキス症	サバ，サケ，タラ，イカ，サンマ
	肝吸虫症	コイ，ハヤ，タナゴ，モロコ
	肺吸虫症	サワガニ，モクズガニ
	顎口虫症	ライギョ，ドジョウ，フナ，ナマズ

感染した動物の尿によって汚染された水が原因となる

犬以外から感染する可能性もある

Query fever（不明熱）が名前の由来

日本ではほぼ北海道（キツネの生息地）で発生

蚊を媒介して感染

鶏卵などから感染

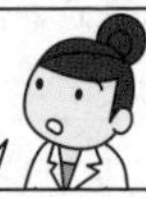

ブタがかかる感染症は，人間がかかることも多いみたい

comment

厚生労働省のホームページでは，動物由来感染症のハンドブックがダウンロードできるので，確認しておくとよいでしょう．なお4類感染症のすべてが，1～3類感染症もその多くが動物由来感染症です．

いろいろな経路で多くの感染症が
ヒトにも動物にも感染するんだね．

そうなの．感染症の治療に管理栄養士が
直接関わることはないけれど，
感染症が起こる原因や恐ろしさは知っておきましょう．
それと，身近な感染症である食中毒については，
給食のところ（6巻）で改めて詳しく説明するわ．

正しい知識をつけると，
必要以上に怖がる必要がなくなるし，
自分もレベルアップしたことが分かるから楽しい．
感染症の怖さをきちんと理解するようにします！

あなたのそういうところ，結構好きよ．
これからも一緒に学んでいきましょうね！

ありがとうトマト！

豆知識

日和見感染とMRSA

●日和見感染症

体力がなく，免疫機能が弱った状態（易感染状態）の患者（易感染宿主）は，感染症への防御力も落ちていることが多く，健常者では感染しないような弱毒微生物に感染することがあり，これを日和見感染といいます．易感染状態の例としては，がん患者，エイズ患者，免疫抑制剤投与中や放射線療法の患者などが挙げられます．また，日和見感染の原因菌として，緑膿菌やカンジダ，レジオネラ，単純ヘルペスなどがあります．

●院内感染とMRSA

医療施設は易感染状態の方が多く存在する環境といえます．そこで気をつけなければいけないのが院内感染です．院内感染とは，病院などの施設において新たに感染症に罹患することを指し，医療従事者や医療器具，見舞いの訪問客を媒介にして広がります．院内感染で特に問題になる菌としてはMRSA（メチシリン耐性黄色ブドウ球菌）があります．
黄色ブドウ球菌は人の皮膚や鼻腔，咽頭などにある菌であり，健康な人であれば無害な菌ですが，高齢者や易感染宿主では重症感染症の原因となります．以前は効果のあったメチシリンなどの薬剤への耐性を備えたことで，それらの薬が効かなくなってしまったのがMRSAです．バンコマイシンなどの薬は有効ですが，近年ではバンコマイシンに耐性を持つ菌も現れるなど，新薬と耐性菌のいたちごっこの状態といえます．

●標準予防策

患者及び医療従事者を感染から守るために，標準予防策という感染予防を行います．この対策では，疾患にかかわらずすべての患者の血液と体液，分泌液，排泄物，傷のある皮膚・粘膜を感染性のあるものとみなして，手袋やガウンなどを使用し手洗いを行って感染予防を行います．

健康な人には感染しないのに，
免疫が低下している患者には感染します．

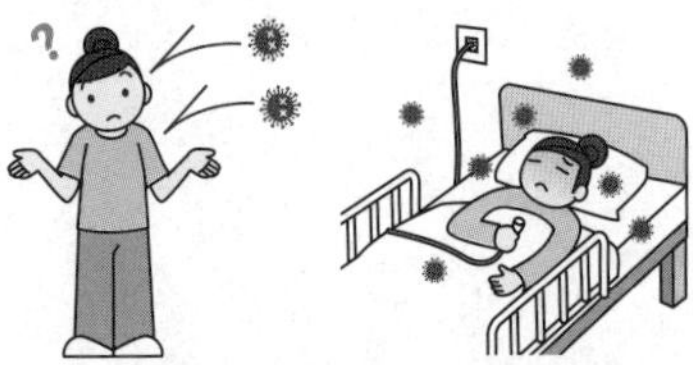

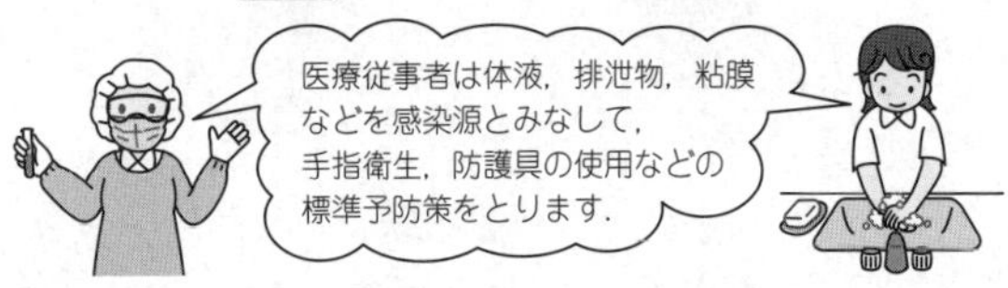

医療従事者は体液，排泄物，粘膜などを感染源とみなして，手指衛生，防護具の使用などの標準予防策をとります．

Check it out!

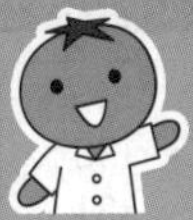

覚えられましたか？

この章の重要事項を赤シートで隠してチェック！

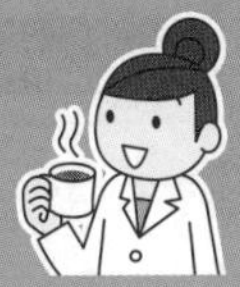

- ☐ 感染によって実際に臨床症状が現れた状態を感染症といい，発生予防や蔓延防止のための法律である感染症法が存在する．(p362)

- ☐ 感染症法において，感染症は１類～５類感染症，新型インフルエンザ等感染症，指定感染症，新感染症に分けられており，特に１類感染症は極めて危険性の高い感染症に分類される．(p364)

- ☐ 感染症を診断した医師は，最寄りの保健所長を経由して都道府県知事に届け出る義務がある．(p367)

- ☐ 感染経路には，感染者や物品などに接触することで感染する接触感染や，病原体を含む飛沫を吸い込み感染する飛沫感染，食品や水を介して感染する経口感染などがある．(p377)

- ☐ ヒトとヒト以外の動物に同じ病原体が感染する疾患を人獣共通感染症といい，プリオン病の１つである牛海綿状脳症（BSE）や生鮮魚介類を介して感染するアニサキス症などがある．(p391-394)

国試にチャレンジ

この章を読むと解けるようになる国試問題が別冊に収録されています．章の内容が理解できているか，チェックしてみましょう！

別冊 p.18 へ

QB・RBを活用しよう

この章と関連した問題集『クエスチョン・バンク』，参考書『レビューブック』のページを下記のQRコードで確認しましょう！

索 引

数字・欧文

あ

か

さ

た

な

は

ま

や

ら

栄養
なぜ？③
3版

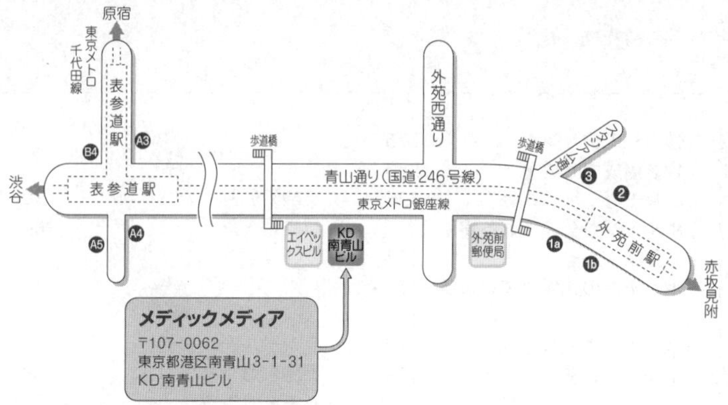

- 東京メトロ銀座線
  外苑前駅　1a出口から徒歩4分
- 東京メトロ銀座線・千代田線・半蔵門線
  表参道駅　A4出口から徒歩6分

栄養士・管理栄養士のための
なぜ？ どうして？ ③
人体の構造と機能／臨床栄養学②

2015年　4月 7日　第1版 発行
2018年　7月21日　第2版 発行
2021年　12月18日　第3版 発行

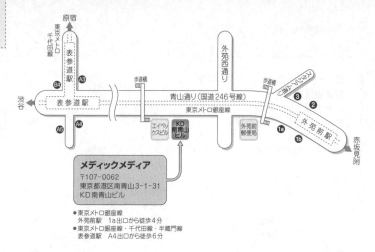

編　集　医療情報科学研究所
発行者　岡庭　豊
発行所　株式会社 メディックメディア
〒107-0062 東京都港区南青山3-1-31
KD南青山ビル
（営業） TEL 03-3746-0284
FAX 03-5772-8875
（編集） TEL 03-3746-0282
FAX 03-5772-8873
https://medicmedia.com/

印　刷　大日本印刷株式会社

ISBN978-4-89632-846-2

栄養士・管理栄養士のための

なぜ？どうして？

3

人体の構造と機能／臨床栄養学②

［付録］

Check it out!

― 国試にチャレンジ ―

MEDIC MEDIA

本冊子の使い方

STEP
1
お話を読む

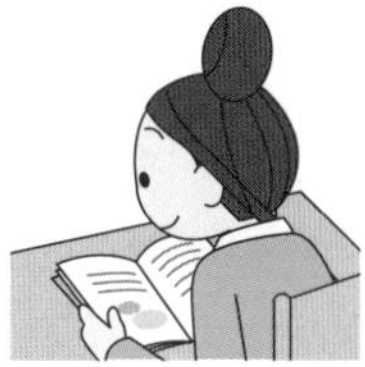

▼

STEP
2
章末の「覚えられましたか?」で
定着度を確認

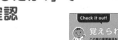

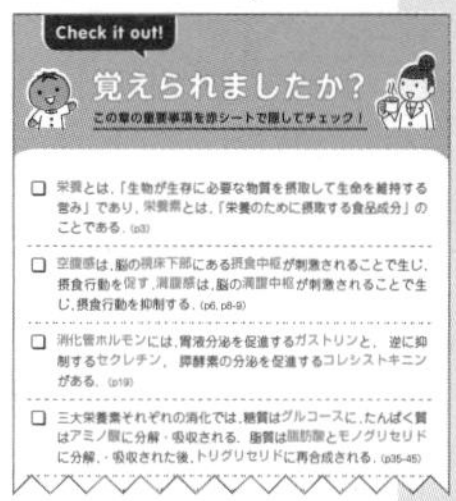
Check it out!
覚えられましたか?
この章の重要事項を赤シートで隠してチェック！

- ☐ 栄養とは，「生物が生存に必要な物質を摂取して生命を維持する営み」であり，栄養素とは，「栄養のために摂取する食品成分」のことである．(p3)
- ☐ 空腹感は，脳の視床下部にある摂食中枢が刺激されることで生じ，摂食行動を促す．満腹感は，脳の満腹中枢が刺激されることで生じ，摂食行動を抑制する．(p6, p8-9)
- ☐ 消化管ホルモンには，胃液分泌を促進するガストリンと，逆に抑制するセクレチン，膵酵素の分泌を促進するコレシストキニンがある．(p19)
- ☐ 三大栄養素それぞれの消化では，糖質はグルコースに，たんぱく質はアミノ酸に分解・吸収される．脂質は脂肪酸とモノグリセリドに分解・吸収された後，トリグリセリドに再合成される．(p35-45)

▼

STEP
3
この冊子で実際の国試に
チャレンジしてみよう

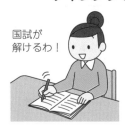

国試が
解けるわ！

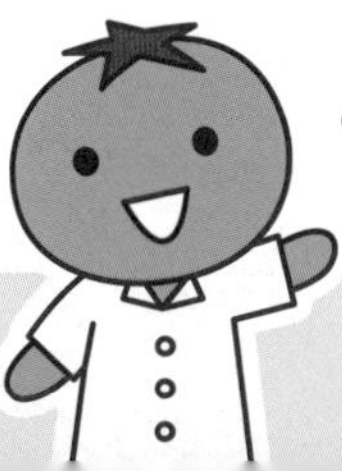
お話をしっかり読めば
国試が解けるようになります！

1章 | 1型糖尿病

1 20071

血糖とその調節に関する記述である．最も適当なのはどれか．1つ選べ．

(1) 筋肉グリコーゲンは，血糖維持に利用される．
(2) インスリンは，筋肉への血中グルコースの取り込みを抑制する．
(3) 健常者の血糖値は，食後約3時間で最高値となる．
(4) 糖新生は，筋肉で行われる．
(5) アドレナリンは，肝臓グリコーゲンの分解を促進する．

2 19076

血糖とその調節に関する記述である. 正しいのはどれか. 1つ選べ.

(1) アドレナリンは，血糖値を低下させる．
(2) グルココルチコイドは，血糖値を低下させる．
(3) チロキシンは，血糖値を低下させる．
(4) インスリンは，血中グルコースの脂肪組織への取り込みを促進する．
(5) 血糖値が低下すると，骨格筋におけるグルコース消費は促進される．

3 16139

10歳，女児．6歳で発症した1型糖尿病で，インスリン療法中である．身長140cm，体重35kg，HbA1c 6.5%．栄養管理に関する記述である．正しいのはどれか．1つ選べ．

(1) エネルギーの摂取量は，1,200kcal/日とする．
(2) たんぱく質の摂取量は，60g/日とする．
(3) 脂質の摂取量は，100g/日とする．
(4) 炭水化物の摂取量は，100g/日とする．
(5) 食物繊維の摂取量は，6g/日とする．

1 20071

×	(1)	筋肉のグリコーゲンは，主に筋肉のエネルギー源として利用され，血糖として放出されることはない.
×	(2)	インスリンは筋肉において，糖輸送担体GLUT4を介し，筋肉内へのグルコースの取り込みを促進する.
×	(3)	健常者の血糖値は，食後約60分で最高値となり，約2～3時間後には元のレベルに戻る.
×	(4)	糖新生は主に肝臓で行われる．筋肉はグルコース6-リン酸からグルコースを生成する際に必要なグルコース6-ホスファターゼをもたないため，糖新生はできない.
○	(5)	血糖値が低下すると，アドレナリンが分泌され，グリコーゲンの分解を促進するため，血糖値が維持される.

正解(5)

2 19076

×	(1)	アドレナリンは，主にグリコーゲンの分解を促進することにより，血糖値を上昇させる.
×	(2)	グルココルチコイドは，主に糖新生を促進することにより，血糖値を上昇させる.
×	(3)	チロキシン（甲状腺ホルモン）は，腸管における糖の吸収を促進することなどにより，血糖値を上昇させる.
○	(4)	インスリンは，脂肪細胞や骨格筋などにおいて，血中グルコースの細胞内への取り込みを促進し，血糖値を低下させる.
×	(5)	血糖値が低下すると，インスリン分泌が抑制され，骨格筋へのグルコースの取り込みが低下し，グルコース消費は抑制される.

正解(4)

3 16139

×	(1)	誤り．10歳の女児のエネルギー摂取量として，1,200kcal/日は少なすぎる．小児の1型糖尿病では，推奨エネルギー摂取量を『日本人の食事摂取基準』を参考にする．身長・体重標準曲線（日本小児内分泌学会）によると，体重，身長とも10歳7カ月相当なので，食事摂取基準に準じて，エネルギー量は身体活動レベルⅠの1,850kcal/日と考える.
○	(2)	たんぱく質の摂取量は，エネルギー産生栄養素バランスから算出する．目標量は，総エネルギーの13～20%であるため，60～93g/日となる．目標量下限値であるが，同年齢女児の推奨量である50gより多いので，正解と考える.
×	(3)	脂質の摂取量は，エネルギー産生栄養素バランスから算出する．目標量は，総エネルギーの20～30%であるため，41～62g/日となる．100g/日は多すぎるため，誤り.
×	(4)	炭水化物の摂取量は，エネルギー産生栄養素バランスから算出する．目標量は，総エネルギーの50～65%であるため，231～301g/日となる．100g/日は少なすぎるため，誤り.
×	(5)	10～11歳女性の食物繊維の目標量は13g/日以上であり，6g/日は少なすぎるため，誤り.

正解(2)

2章 2型糖尿病の成り立ちと治療

1 20007改

最近のわが国の糖尿病に関する記述である．正しいのはどれか．1つ選べ．

(1) 国民健康・栄養調査では，「糖尿病が強く疑われる者」の数は約4,000万人である．

(2) 国民健康・栄養調査では，「糖尿病が強く疑われる者」の割合は，70歳以上は50歳代より高い．

(3) 国民健康・栄養調査では，「糖尿病が強く疑われる者」のうち治療を受けている者の割合は90%以上である．

(4) 患者調査では，患者数は女性の方が男性より多い．

(5) 人口動態統計では，死因順位は10位以内である．

2 21068

遺伝形質に関する記述である．最も適当なのはどれか．1つ選べ．

(1) 遺伝子多型は，遺伝子変異の発生頻度が集団の1%未満である．

(2) 遺伝子多型は，食習慣の影響を受けて生じる．

(3) 遺伝子多型の出現頻度は，人種による差異がない．

(4) β_3アドレナリン受容体遺伝子の変異は，肥満のリスクを高める．

(5) 倹約（節約）遺伝子は，積極的にエネルギーを消費するように変異した遺伝子である．

3 16070改

遺伝子多型と倹約（節約）遺伝子に関する記述である．正しいのはどれか．1つ選べ．

(1) フェニルケトン尿症は，遺伝子多型によって発症する．

(2) 遺伝子多型の出現頻度には，人種差は存在しない．

(3) 倹約（節約）遺伝子とは，体脂肪の蓄積しやすい体質を生む遺伝子である．

(4) 倹約（節約）遺伝子仮説を唱えたのは，リネン（Lynen F）である．

1 20007改

×	(1)	糖尿病の実態を重点項目として実施した「平成28年国民健康・栄養調査結果の概要」によると，「糖尿病が強く疑われる者」，および「糖尿病の可能性を否定できない者」の推計人数は，いずれも約1,000万人と推計されている．
○	(2)	「令和元年国民健康・栄養調査結果の概要」によると，「糖尿病が強く疑われる者」の割合は，70歳以上では男性26.4%，女性19.6%であるのに対し，50歳代では男性17.8%，女性5.9%と，男女ともに70歳以上の方が高い．
×	(3)	糖尿病の実態を重点項目として実施した「平成28年国民健康・栄養調査結果の概要」によると，「糖尿病が強く疑われる者」で治療を受けている者の割合は，20歳以上の男女計（総数）で76.6%（男性78.7%，女性74.1%）である．
×	(4)	「平成29年患者調査」によると，糖尿病の総患者数は，女性1,442千人に対し，男性1,848千人であり，男性の方が高い．
×	(5)	「平成元年人口動態統計」において，糖尿病による死亡者数は死亡総数のうちの約1.0%であり，10位以内には入っていない．

正解(2)

2 21068

×	(1)	遺伝子多型は，遺伝子変異の発生頻度が集団の1%以上のものをいう．
×	(2)	遺伝子多型は，生まれもって有するものである．食習慣など後天性の影響で生じるものではない．
×	(3)	遺伝子多型の出現頻度は，人種により差があることが知られている．
○	(4)	β_3アドレナリン受容体遺伝子は，脂肪分解に関わる遺伝子である．W64R多型といわれる遺伝子多型をもつ人は，1日のエネルギー消費量が200kcalほど低くなるといわれており，太りやすい体質となる．この多型は日本人に多い．
×	(5)	倹約（節約）遺伝子は，エネルギー消費を最小限に節約するために変異したと考えられる遺伝子の総称である．

正解(4)

3 16070改

×	(1)	フェニルケトン尿症は単一遺伝子疾患（ある1つの遺伝子の異常により発症する病気）であり，遺伝子多型によって発症するものではない．
×	(2)	さまざまな遺伝子多型について，その出現頻度には人種差があることが知られている．
○	(3)	文章通り．
×	(4)	倹約（節約）遺伝子仮説を唱えたのは，米国の学者ニール（Neel JV）である．

正解(3)

3章 ２型糖尿病の悪化防止

1 20120改

糖尿病治療に関する記述である．誤っているのはどれか．1つ選べ．

(1) 糖尿病食事療法のための食品交換表を用いて，栄養食事指導を行う．
(2) 有酸素運動は，インスリン抵抗性を改善する．
(3) α-グルコシダーゼ阻害薬は，肝臓での糖新生を抑制する．
(4) 超速効型インスリン注射は，食後高血糖を改善する．

2 21116

糖尿病食事療法のための食品交換表に関する記述である．最も適当なのはどれか．1つ選べ．

(1) 4つの表に分類されている．
(2) 1単位は，100kcalである．
(3) 1日の指示単位（指示エネルギー）の配分例には，炭水化物エネルギー比率40，35，30％Eの3段階が示されている．
(4) かぼちゃは，表2に含まれる．
(5) チーズは，表3に含まれる．

3 17125

糖尿病治療薬とその作用の組合せである．誤っているのはどれか．1つ選べ．

(1) ビグアナイド薬・・・肝臓での糖新生の抑制
(2) チアゾリジン薬・・・消化管での糖吸収の抑制
(3) スルホニル尿素薬（SU薬）・・・インスリン分泌の促進
(4) DPP-4阻害薬・・・インクレチン分解の抑制
(5) SGLT2阻害薬・・・腎臓での糖再吸収の抑制

1 20120改

○	(1)	糖尿病の食事療法は食品交換表を用いて栄養食事指導する.
○	(2)	運動には有酸素運動と無酸素運動があるが，有酸素運動の方が，よりインスリン抵抗性の改善効果が高い.
×	(3)	αグルコシダーゼ阻害薬は二糖類分解酵素を阻害することにより，腸管からのグルコースの吸収を抑制する．なお，肝臓での糖新生を抑制する血糖降下薬は，ビグアナイド薬である.
○	(4)	超速効型インスリンは投与後短時間で血中濃度が上昇するため，食後高血糖の改善に適している.

正解(3)

2 21116

×	(1)	食品交換表では栄養素が似ている食品ごとに，食品を6つの表と調味料に分類している.
×	(2)	食品交換表では80kcalを1単位とする.
×	(3)	糖尿病の食事療法では，指示エネルギーの50～60%を炭水化物から摂取するように指導する．食品交換表では炭水化物のエネルギー比率をそれぞれ60%，55%，50%とした際の配分例が示されている.
×	(4)	かぼちゃは野菜であるが，炭水化物が多いため，穀類と同じ表1に含まれる.
○	(5)	一般に乳製品は表4に含まれるが，チーズはたんぱく質が多いため，肉や魚と同じ表3に含まれている.

正解(5)

3 17125

○	(1)	ビグアナイド薬は，肝臓での糖新生および小腸での糖吸収を抑制することで，血糖上昇を抑制する.
×	(2)	チアゾリジン薬は，末梢組織でのインスリン抵抗性を改善することで，血糖上昇を抑制する.
○	(3)	スルホニル尿素薬は，膵臓からのインスリン分泌を促し，血糖上昇を抑制する.
○	(4)	DPP-4阻害薬は，インスリン分泌を促進するインクレチンの分解を抑制することで，血糖上昇を抑制する.
○	(5)	SGLT2阻害薬は，腎尿細管での糖の再吸収を抑制し，血糖低下をもたらす.

正解(2)

4章 ホルモンのはたらきと甲状腺疾患

1 21032

ホルモンと分泌部位の組合せである．最も適当なのはどれか．1つ選べ．

(1) 成長ホルモン・・・・・・視床下部
(2) オキシトシン・・・・・・下垂体後葉
(3) プロラクチン・・・・・・甲状腺
(4) ノルアドレナリン・・・・副腎皮質
(5) アルドステロン・・・・・副腎髄質

2 19134

バセドウ病に関する記述である．正しいのはどれか．1つ選べ．

(1) 基礎代謝量が低下する．
(2) 腸管蠕動運動が減弱する．
(3) 血清甲状腺刺激ホルモン（TSH）値が上昇する．
(4) 血清遊離トリヨードサイロニン（FT_3）値が上昇する．
(5) 血清総コレステロール値が上昇する．

3 17135

甲状腺疾患の病態と栄養管理に関する記述である．正しいのはどれか．1つ選べ．

(1) バセドウ病では，甲状腺刺激ホルモン（TSH）受容体抗体が陽性となる．
(2) バセドウ病では，エネルギー摂取量を制限する．
(3) バセドウ病では，水分摂取量を制限する．
(4) 橋本病では，甲状腺刺激ホルモンが低下する．
(5) 橋本病では，たんぱく質摂取量を制限する．

1 21032

× (1) 成長ホルモンは，下垂体前葉から分泌される．
○ (2) 正しい組合せ．
× (3) プロラクチンは，下垂体前葉から分泌される．
× (4) ノルアドレナリンは，副腎髄質から分泌される．
× (5) アルドステロンは副腎皮質から分泌される．

正解(2)

2 19134

× (1) バセドウ病では，基礎代謝量は上昇し，体重減少や食欲亢進，体温上昇などが起こる．
× (2) バセドウ病では，腸管蠕動運動が増強し，軟便や下痢となる．
× (3) バセドウ病では，ネガティブフィードバックにより，血清甲状腺刺激ホルモン（TSH）値が低下する．
○ (4) 文章通り．バセドウ病では，血清遊離トリヨードサイロニン（FT_3）値，血清遊離サイロキシン（FT_4）ともに上昇する．
× (5) バセドウ病では，血清総コレステロール値が低下する．

正解(4)

3 17135

○ (1) 文章通り．バセドウ病では，免疫異常により生成された甲状腺刺激ホルモン受容体抗体が，甲状腺の細胞を刺激して，甲状腺腫と甲状腺ホルモンの過剰分泌を引き起こす．
× (2) バセドウ病では，代謝が亢進するため，十分なエネルギーを摂取する．
× (3) バセドウ病では，発汗が亢進するため，水分を十分摂取する．
× (4) 橋本病は，甲状腺の自己免疫疾患である．自己免疫により，甲状腺が破壊されて，甲状腺ホルモンの分泌が低下すると，ネガティブフィードバック機構により甲状腺刺激ホルモンの分泌が増加する．
× (5) 橋本病では，特にたんぱく質摂取量の制限は行わない．

正解(1)

5章 腎臓の構造と機能／ネフローゼ症候群

1 21031

腎・尿路系の構造と機能に関する記述である．最も適当なのはどれか．1つ選べ．

(1) 糸球体を流れる血液は，静脈血である．
(2) ボーマン嚢は，糸球体の中にある．
(3) 尿細管は，腎盂から膀胱までの尿路である．
(4) 原尿は，膀胱に溜まる尿である．
(5) 尿の浸透圧の変動は，血漿の浸透圧の変動より大きい．

2 19033

腎臓の構造と機能に関する記述である．正しいのはどれか．1つ選べ．

(1) 原尿は，尿細管で生成される．
(2) 糸球体に流入する血液は，静脈血である．
(3) アルドステロンは，カリウムの再吸収を促進する．
(4) バソプレシンは，水の再吸収を促進する．
(5) 糸球体濾過量は，腎血流量の約90％である．

3 18030

腎と尿路系の構造と機能に関する記述である．正しいのはどれか．1つ選べ．

(1) 尿細管は，糸球体とボーマン嚢で構成される．
(2) 原尿中のグルコースは，50％以上が尿中へ排泄される．
(3) ナトリウムの再吸収は，アルドステロンにより低下する．
(4) レニンの分泌は，循環血液量が低下すると亢進する．
(5) 腎不全が進行すると，代謝性アルカローシスになる．

1 21031

×	(1)	糸球体に流れるのは動脈血である．
×	(2)	ボーマン嚢は糸球体を包んでいる．糸球体とボーマン嚢が腎小体を構成する．
×	(3)	解剖学的には尿細管は近位尿細管・ヘンレループ・遠位尿細管を構成し，集合管に合流する．腎盂から膀胱までは尿管によって接続される．
×	(4)	原尿は糸球体でろ過された血漿をいう．
○	(5)	文章通り．血漿浸透圧は280～290mOsm/kg・H_2Oと厳密にコントロールされている．一方で，尿浸透圧は，およそ50～1,300mOsm/kg・H_2Oの範囲で変動する．

正解(5)

2 19033

×	(1)	原尿は，腎臓に流れ込んできた血液が，糸球体で濾過されることで生成される．
×	(2)	糸球体に流入する血液は，動脈血である．糸球体に入る血管は輸入細動脈であり，出て行く血管は輸出細動脈である．
×	(3)	アルドステロンは，腎尿細管（遠位尿細管と集合管）に作用し，ナトリウムの再吸収と，カリウムおよび酸の分泌を促進する．
○	(4)	文章通り．バソプレシンは，集合管に作用し，水の再吸収を促進する．
×	(5)	腎血流量は，心拍出量（成人で4～5L/分）の約20～25％であり，約800～1200mL/分とされる．糸球体濾過量（eGFR）は，健常人では100mL/分/1.73m^2前後である．つまり，腎血流量の約10％が糸球体濾過量となる．

正解(4)

3 18030

×	(1)	糸球体とボーマン嚢で構成されるのは，腎小体である．なお，尿細管は糸球体と集合管をつないでおり，近位尿細管，ヘンレループ，遠位尿細管で構成される．
×	(2)	原尿中のグルコースやアミノ酸，電解質は，ほとんどが近位尿細管で再吸収される．
×	(3)	アルドステロンは，遠位尿細管に作用してナトリウムの再吸収を促進する．
○	(4)	文章通り．循環血液量が低下すると血圧が低下するため，血圧上昇にはたらくレニンの分泌が亢進する．逆に，血圧が上昇すると，レニンの分泌は低下する．
×	(5)	腎不全が進行すると，腎機能の低下に伴い，体内に有機酸（酸）が貯留するため，代謝性アシドーシスになる．

正解(4)

6章 | 慢性腎臓病（CKD）

1 21125

CKD患者に対するたんぱく質制限（0.8～1.0g/kg標準体重/日）に関する記述である．最も適当なのはどれか．1つ選べ．

(1) 糸球体過剰濾過を防ぐ効果がある．
(2) 重症度分類ステージG1の患者に適用される．
(3) エネルギー摂取量を20kcal/kg標準体重/日とする．
(4) アミノ酸スコアの低い食品を利用する．
(5) 制限に伴い，カリウムの摂取量が増加する．

2 20129

CKD（慢性腎臓病）の栄養アセスメントに関する記述である．最も適当なのはどれか．1つ選べ．

(1) 推算糸球体濾過量（eGFR）の算出には，血清クレアチニン値を用いる．
(2) 重症度分類には，尿潜血を用いる．
(3) たんぱく質摂取量の推定には，1日尿中尿酸排泄量を用いる．
(4) ビタミンD活性化障害の評価には，血清カリウム値を用いる．
(5) エリスロポエチン産生障害の評価には，血清マグネシウム値を用いる．

3 18134

CKD（慢性腎臓病）における成人の栄養管理に関する記述である．正しいのはどれか．1つ選べ．

(1) ステージ1では，カリウムの摂取量を制限する．
(2) ステージ2では，たんぱく質の摂取量を制限する．
(3) ステージ3では，食塩摂取量を7g/日とする．
(4) ステージ4では，エネルギー摂取量を25～35kcal/kg標準体重/日とする．
(5) ステージ5では，たんぱく質摂取量を0.6g/kg標準体重/日未満とする．

1 21125

○	(1)	腎機能が低下しネフロンが減少すると個々の糸球体が過剰濾過を行い，腎機能を保つ．しかし糸球体過剰濾過で糸球体障害が生じ，GFR低下が促進する．過剰なたんぱく質摂取は，糸球体過剰濾過をもたらすことが知られている．
×	(2)	CKDステージG1における食事療法では，たんぱく質制限は行わない．ただし，過剰な摂取をしないこととする．
×	(3)	CKDの食事療法基準によると，エネルギー量は25～35kcal/kg標準体重/日に設定されている．
×	(4)	たんぱく質制限時には，アミノ酸スコアや消化吸収率が高い食品が有利とされている．
×	(5)	たんぱく質制限を行う場合は，たんぱく質の制限に伴い，カリウムの制限になるため，摂取量は減少する．

正解(1)

2 20129

○	(1)	文章通り．eGFRの算出には血清クレアチニン・年齢・性別を用いる．
×	(2)	慢性腎臓病の重症度分類ではeGFRの値とたんぱく尿量を用いる．
×	(3)	たんぱく質摂取量の推定はMaroniの式を用いるのが標準的である．Maroniの式では1日尿中尿素窒素排泄量と体重をもとに摂取量を求める．
×	(4)	ビタミンD活性の評価には血中1,25（OH）$_2$D（活性型ビタミンD）濃度を用いる．
×	(5)	血清エリスロポエチンは測定可能であり，産生障害の指標として用いられている．

正解(1)

3 18134

×	(1)	ステージ1では，カリウムの摂取量は制限しない．カリウム制限は，ステージ3b以降で行われる．
×	(2)	ステージ2では，たんぱく質は過剰な摂取をしないことが推奨されているが，制限する必要はない．
×	(3)	慢性腎臓病の食塩制限は，どのステージでも3g以上6g未満/日が基本である．
○	(4)	文章通り．透析を行わない慢性腎臓病では，エネルギー摂取量は25～35kcal/kg標準体重/日とされている．低たんぱく食を実施する場合には，糖質や脂質でエネルギーを補う必要がある．
×	(5)	ステージ5では，たんぱく質摂取量は0.6～0.8g/kg標準体重/日とされ，極端な低たんぱく食は推奨されていない．

正解(4)

7章 | 透析療法

1 19133

63歳，女性．身長155cm，標準体重53kg．週3回の血液透析療法を受けている．ドライウエイト49kg．透析前血清カリウム値5.8mEq/L．この患者の1日当たり目標栄養量の組合せである．正しいのはどれか．1つ選べ．

	エネルギー量 (kcal/kg標準体重/日)	たんぱく質量 (g/kg標準体重/日)	カリウム量 (mg/日)
(1)	25	1.2	制限なし
(2)	30	1.0	2,000以下
(3)	30	1.5	1,500以下
(4)	35	0.6	2,000以下
(5)	35	1.0	制限なし

2 20130

52歳，女性．身長150cm，体重52kg（標準体重50kg）．血清カリウム値6.0mEq/L．腹膜透析を開始した．この患者の栄養管理に関する記述である．最も適当なのはどれか．1つ選べ．

(1) エネルギーの摂取量は，40kcal/kg標準体重/日とする．
(2) たんぱく質の摂取量は，0.6g/kg標準体重/日とする．
(3) カリウムの摂取量は，3,000mg/日とする．
(4) リンの摂取量は，1,500mg/日とする．
(5) 水分の摂取量は，前日尿量に除水量を加えた量とする．

3 21113

水分出納において，体内に入る水分量として計算する項目である．最も適当なのはどれか．1つ選べ．

(1) 滲出液量　(2) 代謝水量　(3) 不感蒸泄量
(4) 発汗量　(5) 便に含まれる量

1 19133

×	(1), (3)〜(5)	選択肢(2)の解説を参照.
○	(2)	血液透析（週3回）では，エネルギー量が30〜35kcal/kg標準体重/日，たんぱく質量が0.9〜1.2g/kg標準体重/日，カリウム量が2,000mg/日以下とする．なお，食塩量は6g/日未満，水分量はできるだけ少なく，リン量はたんぱく質（g）×15mg/日以下とされている.

正解(2)

2 20130

×	(1)	腹膜透析においてエネルギーの摂取量は，30〜35kcal/kg標準体重/日とする.
×	(2)	腹膜透析においてたんぱく質の摂取量は，0.9〜1.2g/kg標準体重/日とする.
×	(3)	本症例のように血清カリウム値が6.0mEq/Lと高値の場合には，血液透析の場合と同様に制限する.
×	(4)	腹膜透析においてリンの摂取量は，たんぱく質（g）×15mg/日以下とする．本症例では，たんぱく質摂取量が45〜60g/日であるため，リン摂取量は675〜900mg/日とする.
○	(5)	文章通り．腹膜透析において，水分摂取量は前日尿量に除水量を加えた量とする.

正解(5)

3 21113

×	(1)	上皮が欠損した箇所から滲み出す組織間液である.
○	(2)	正しい．体内に入る水分は，食物中の水分＋飲水＋代謝水である．代謝水は，糖質，たんぱく質，脂質が燃焼したときに発生する水分である.
×	(3)	呼気，皮膚から排泄される水分である（汗を除く）.
×	(4)	皮膚表面から排泄される水分である.
×	(5)	消化管中の水分で再吸収されず，排泄される水分である.

正解(2)

8章 骨代謝とビタミン，ミネラル

1 19038

骨に関する記述である．正しいのはどれか．1つ選べ．

(1) 骨の主な無機質成分は，炭酸カルシウムである．
(2) 骨端軟骨は，骨端の関節面を覆う．
(3) 骨への力学的負荷は，骨量を増加させる．
(4) 骨芽細胞は，骨吸収を行う．
(5) ビスホスホネート薬は，骨吸収を促進する．

2 18080

血液中のカルシウム濃度の変化とその応答に関する記述である．正しいのはどれか．1つ選べ．

(1) カルシウム濃度が低下すると，カルシトニンの分泌が高まる．
(2) カルシウム濃度が低下すると，活性型ビタミンDの産生が高まる．
(3) カルシウム濃度が低下すると，腎臓におけるカルシウムの再吸収が抑制される．
(4) カルシウム濃度が上昇すると，副甲状腺ホルモン（PTH）の分泌が促進される．
(5) カルシウム濃度が上昇すると，骨吸収が促進される．

3 17033

腎臓での水・電解質調節に関する記述である．正しいのはどれか．1つ選べ．

(1) バソプレシンは，水の再吸収を抑制する．
(2) カルシトニンは，カルシウムの再吸収を促進する．
(3) 副甲状腺ホルモン（PTH）は，リンの再吸収を抑制する．
(4) 心房性ナトリウム利尿ペプチド（ANP）は，ナトリウムの再吸収を促進する．
(5) アルドステロンは，カリウムの排泄を抑制する．

1 19038

×	(1)	骨の主な無機質成分は，リン酸カルシウムである．
×	(2)	骨端軟骨は，骨端と骨幹の間にある軟骨で，骨を伸ばす作用がある．骨端の関節面を覆う軟骨は，関節軟骨である．
○	(3)	文章通り．
×	(4)	骨芽細胞は，骨形成を行う．一方で，骨吸収を行うのは，破骨細胞である．
×	(5)	ビスホスホネート薬は，破骨細胞の活動を抑制し，骨吸収を抑制する．したがって，骨粗鬆症の治療に用いられる．

正解(3)

2 18080

○	(2)	文章通り．カルシウム濃度の維持は非常に大事であるため，低下時/上昇時には以下の①～③のようなはたらきかけにより，正常範囲に戻すしくみがある．カルシウム濃度が低下したときには，濃度を上げるために，①活性型ビタミンDの産生を高めることで，腸管からのカルシウム吸収を促進したり，②腎臓でのカルシウム再吸収を促進させる．また，③副甲状腺ホルモン（PTH）の分泌を促進させ，骨からのCa^{2+}放出を促進させる．逆に，カルシウム濃度が上昇したときにはカルシトニンという骨からのCa^{2+}放出（骨吸収）を抑制するホルモンを分泌させたりして，濃度低下を図る．

正解(2)

3 17033

×	(1)	バソプレシンは，主に集合管に作用し，水の再吸収を促進する．
×	(2)	カルシトニンは，腎臓からのカルシウム排泄を促進し，血中カルシウム濃度を低下させる．
○	(3)	文章通り．副甲状腺ホルモンは，腎臓におけるリンの再吸収を抑制し，リンの排泄を増加させる．
×	(4)	心房性ナトリウム利尿ペプチドは，腎臓におけるナトリウム排泄を促進する．
×	(5)	アルドステロンは，ナトリウムの再吸収およびカリウムの排泄を促進する．

正解(3)

9章 | 感染症

1 21042

感染症に関する記述である．最も適当なのはどれか．1つ選べ．

(1) ニューモシスチス肺炎は，ウイルス感染症である．
(2) ツツガムシ病は，日和見感染症である．
(3) 再興感染症は，同一患者に繰り返し発症する感染症である．
(4) 不顕性感染は，原因となる病原体が不明の感染症である．
(5) 垂直感染は，母体から児へ伝播する感染様式である．

2 17011

感染症法により就業制限が課せられる疾病である．誤っているのはどれか．1つ選べ．

(1) 結核　(2) エボラ出血熱　(3) 腸管出血性大腸菌感染症
(4) 細菌性赤痢　(5) 後天性免疫不全症候群

3 17044

感染症に関する記述である．正しいのはどれか．1つ選べ．

(1) 大腸菌は，グラム陽性菌である．
(2) 麻疹の感染経路は，経口感染である．
(3) 結核は，再興感染症である．
(4) 重症急性呼吸器症候群（SARS）の病原体は，真菌である．
(5) 梅毒の病原体は，クラミジアである．

1 21042

×	(1)	ニューモシスチス肺炎は，真菌による感染症である．
×	(2)	ツツガムシ病はリケッチアによる感染症で，ダニの一種であるツツガムシに吸着されることで感染し，免疫機能が低下していない人でも起こるため日和見感染症ではない．
×	(3)	再興感染症とは，すでに認知されていた感染症ではあるものの，過去に公衆衛生上問題となるほど流行しなかったものや，一旦は下火になったが近年再び出現，増加している感染症である．
×	(4)	不顕性感染とは，病原体が宿主に感染しても症候の出現しないものをいう．
○	(5)	文章通り．

正解(5)

2 17011

○	(1)	結核は2類感染症であり，就業制限がある．
○	(2)	エボラ出血熱は，1類感染症であり，原則入院となることから，そもそも就業できない．
○	(3)	腸管出血性大腸菌感染症は，3類感染症であり，職種により就業制限がある．
○	(4)	細菌性赤痢は，3類感染症であり，職種により就業制限がある．
×	(5)	後天性免疫不全症候群（エイズ）は，5類感染症である．「感染症法」では，就業に限らず，特に措置は定められていない．

正解(5)

3 17044

×	(1)	大腸菌は，グラム陰性菌である．
×	(2)	麻疹の主たる感染経路は，空気感染である．
○	(3)	文章通り．
×	(4)	重症急性呼吸器症候群の病原体は，SARSコロナウイルスである．
×	(5)	梅毒の病原体は，梅毒トレポネーマである．

正解(3)

MEMO

MEDIC MEDIA

なぜ？どうして？③［付録］Check it out!　［分売不可］